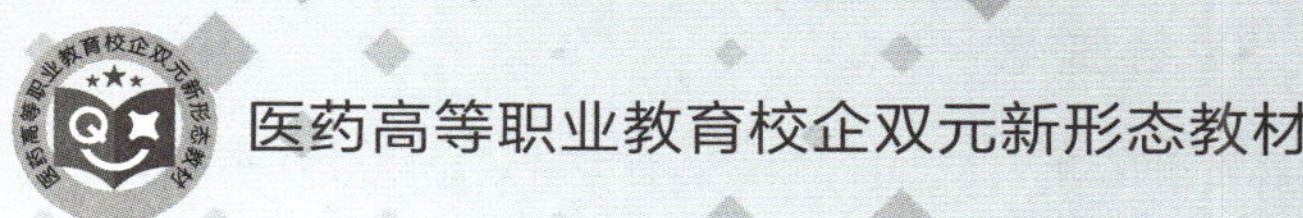

医药高等职业教育校企双元新形态教材

临床检验基础

（供检验技术专业用）

主　　编　王富英　欧阳惠君

副 主 编　魏桂芬　卢伟明　李汉平　江雪红

编　　者　（以姓氏笔画为序）

王　楠（广东省第二中医院）

王富英（惠州卫生职业技术学院）

毛敏杰（中山大学肿瘤防治中心）

卢伟明（广东省妇幼保健院）

江雪红（惠州卫生职业技术学院）

杨芳芳（广州卫生职业技术学院）

李汉平（广东省人民医院）

张建新（惠州市第一人民医院）

欧阳惠君（惠州卫生职业技术学院）

卓淑发（惠州卫生职业技术学院）

胡立成（惠州卫生职业技术学院）

钟潇帆（惠州市第一妇幼保健院）

董　慧（惠州卫生职业技术学院）

覃树杰（罗定市人民医院）

樊　兴（惠州卫生职业技术学院）

魏桂芬（广州卫生职业技术学院）

编写秘书　余群娇

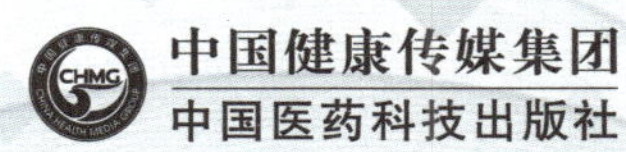

中国健康传媒集团

中国医药科技出版社

内容提要

本教材是为适应我国职业教育高质量发展而编写的“医药高等职业教育校企双元新形态教材”之一，系依据医学检验技术专业人才培养方案及教学大纲编写而成。全书归类为5大模块，包含11个项目，49个任务，涵盖临床检验基础项目。本教材为书网融合教材，即纸质教材有机融合电子教材、教学配套资源（PPT、微课、视频、图片等），题库系统等，使教学资源更加立体化、多样化。

本教材主要供高等职业院校检验技术专业师生使用。

图书在版编目（CIP）数据

临床检验基础 / 王富英，欧阳惠君主编 . —北京：中国医药科技出版社，2023.7

医药高等职业教育校企双元新形态教材

ISBN 978-7-5214-3749-2

Ⅰ.①临…　Ⅱ.①王…②欧…　Ⅲ.①临床医学—医学检验—高等职业教育—教材　Ⅳ.①R446.1

中国国家版本馆CIP数据核字（2023）第135754号

美术编辑　陈君杞

版式设计　南博文化

出版　**中国健康传媒集团** | 中国医药科技出版社

地址　北京市海淀区文慧园北路甲22号

邮编　100082

电话　发行：010-62227427　邮购：010-62236938

网址　www.cmstp.com

规格　787×1092mm 1/16

印张　18

字数　400千字

版次　2023年7月第1版

印次　2023年7月第1次印刷

印刷　三河市万龙印装有限公司

经销　全国各地新华书店

书号　ISBN 978-7-5214-3749-2

定价　79.00元

数字化教材编委会

主　　编　王富英　欧阳惠君

副主编　魏桂芬　卢伟明　李汉平　江雪红

编　　者　（以姓氏笔画为序）

王　楠（广东省第二中医院）
王富英（惠州卫生职业技术学院）
毛敏杰（中山大学肿瘤防治中心）
卢伟明（广东省妇幼保健院）
江雪红（惠州卫生职业技术学院）
杨芳芳（广州卫生职业技术学院）
李汉平（广东省人民医院）
张建新（惠州市第一人民医院）
欧阳惠君（惠州卫生职业技术学院）
卓淑发（惠州卫生职业技术学院）
胡立成（惠州卫生职业技术学院）
钟潇帆（惠州市第一妇幼保健院）
董　慧（惠州卫生职业技术学院）
覃树杰（罗定市人民医院）
樊　兴（惠州卫生职业技术学院）
魏桂芬（广州卫生职业技术学院）

编写秘书　余群娇

前　言

党的二十大报告指出，要办好人民满意的教育，全面贯彻党的教育方针，落实立德树人根本任务，培养德智体美劳全面发展的社会主义建设者和接班人。教材是教学的载体，高质量教材在传播知识和技能的同时，对于践行社会主义核心价值观，深化爱国主义、集体主义、社会主义教育，着力培养担当民族复兴大任的时代新人发挥巨大作用。

《临床检验基础》是为适应我国职业教育高质量发展而编写的“医药高等职业教育校企双元新形态教材”之一。本教材是以医学检验技术专业人才培养方案及教学大纲为依据，以综合职业能力培养为目标，以典型工作任务为载体，以学生为中心，以职业能力清单为基础。其是一线教师与医院检验科专业技术人员合作，共同开发编写的符合医学检验技术专业人才培养需求的教材。

教材编写以“强化课程思政，体现立德树人”“体现职教精神，突出必需够用”“坚持校企结合，注重双元育人”“体现行业发展，体现教材内容”为指导思想，同时建立配套数字化资源，丰富教学。

（1）强化课程思政，体现立德树人：把立德树人贯穿、落实到教材建设全过程的各方面、各环节。

（2）体现职教精神，突出必需够用：以人才培养目标为依据，以岗位需求为导向，进一步优化精简内容，以必需够用为原则，培养满足岗位需求、教学需求和社会需求的高素质技能型人才。

（3）坚持校企结合，注重双元育人：本教材融入行业人员参与编写，强化以岗位需求为导向的理实教学，注重理论知识与岗位需求相结合，对接职业标准和岗位要求。

（4）体现行业发展，体现教材内容：教材内容根据行业发展要求调整结构、更新内容。

（5）建设立体教材，丰富教学资源：依托“医药大学堂”在线学习平台搭建与教材配套的数字化资源（数字教材、教学课件、图片、视频、动画及练习题等），丰富多样化、立体化教学资源，并提升教学手段，促进师生互动，满足教学管理需要，为提高教育教学水平和质量提供支撑。

本教材编写全面整合临床检验基础的检验项目，并根据实际教学内容重新调整归类为四大模块，包含11个项目，49个任务。以临床任务为导向，开设任务清单，分解任务技能点，详细列出任务指导书，内附任务反馈表。本教材可供检验技术专业师生使用。

本教材在编写过程中，各位编者的辛苦付出保证了教材的顺利出版，同时得到了各编者所在单位及专家的大力支持和帮助，在此一并表示感谢。

参与教材编写的编者长期从事检验及教学工作，具有丰富的经验。她们的辛勤敬业、严谨治学，为编好教材打下了坚实的基础，但受编者水平所限，难免存在疏漏和不足之处，恳请使用本教材的同仁和学生提出宝贵意见，以便修订完善。

编　者

2023年7月

目 录

模块一　血液检验技术

模块二　尿液一般检验技术

模块三　粪便一般检验技术

模块四 体腔液检验技术

模块五 分泌物检验技术

模块一　血液检验技术

项目一　血液标本采集

学习目标

1. 掌握　不同类型的血液标本采集方法，血液标本保存、运送与处理方法。

2. 学会皮肤采血法、静脉采血法、动脉采血法的操作要点及无菌技术，具有正确的无菌观念及对患者的爱心、耐心、细心、责任心。

情境导入

情境描述　患者，男，4岁。因发热、头痛治疗后复诊。检验科收到诊疗通知单如下。

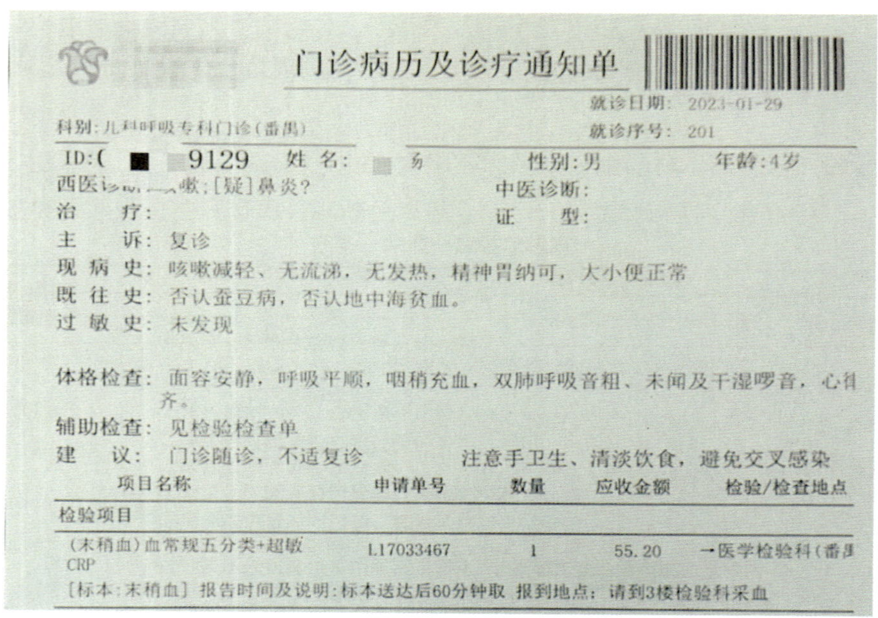

门诊病历及诊疗通知单

就诊日期：2023-01-29

科别：儿科呼吸专科门诊（番禺）　就诊序号：201

ID:(■ 9129　姓　名：　性别：男　年龄：4岁

西医诊[illegible]嗽；[疑]鼻炎？　中医诊断：

治　疗：　证　型：

主　诉：复诊

现病史：咳嗽减轻、无流涕，无发热，精神胃纳可，大小便正常

既往史：否认蚕豆病，否认地中海贫血。

过敏史：未发现

体格检查：面容安静，呼吸平顺，咽稍充血，双肺呼吸音粗、未闻及干湿啰音，心律齐。

辅助检查：见检验检查单

建　议：门诊随诊，不适复诊　注意手卫生、清淡饮食，避免交叉感染

项目名称	申请单号	数量	应收金额	检验/检查地点
检验项目				
（末稍血）血常规五分类+超敏CRP	L17033467	1	55.20	一医学检验科（番禺

［标本：末稍血］报告时间及说明：标本送达后60分钟取　报到地点：请到3楼检验科采血

讨论　检验科实习生接到诊疗通知单后该如何执行？

任务一　了解血液生理，学会不同血液标本采集

PPT

一、任务技能点

（1）血液标本类型

（2）血液标本采集与处理

二、任务导入

了解血液生理，完成“情境导入”中病例标本的采集。

三、任务指导书

（一）血液标本类型

1. 全血

（1）静脉全血　来自静脉的全血标本应用最广泛，常用的采血部位有肘前静脉、腕静脉，婴幼儿和新生儿可采用颈静脉和股静脉。

（2）动脉全血　主要用于血气分析，采血部位有桡动脉、股动脉、肱动脉和足背动脉。

（3）末梢全血　适用于仅需微量血液的检验项目，采血部位有指端、耳垂，小儿有时可选择拇指或足跟。

2. 血浆　于血液中加入抗凝剂，阻止血液凝固，经离心后分离出的上层液体即血浆（plasma），主要用于化学成分测定和凝血项目检测等。由于不必等候血液凝固即可分离出血浆，可以节约时间，有利于急诊检查时代替血清应用。

3. 血清　血液离体凝固后分离出来的液体即血清（serum）。血清与血浆相比较，主要是缺乏纤维蛋白原，某些凝血因子也发生了改变。血清主要用于化学和免疫学等检测。

（二）血液标本采集

血液标本的采集方法按采集部位可分为皮肤采血法、静脉采血法和动脉采血法。

1. 皮肤采血法　皮肤采血法获得的血液标本是微动脉血、微静脉血和毛细血管血混合的末梢全血，主要用于需要微量血液的检验项目，如血液一般检查及床旁检测的项目。

1）采血针皮肤采血法

（1）器材　一次性采血针、微量吸管、消毒用品等。

（2）部位　世界卫生组织（WHO）推荐采血部位以左手环指或中指指尖的内侧为宜，婴幼儿可选择拇指或足跟。凡局部有水肿、炎症、发绀或冻疮等病变的不可作为穿刺部位；严重烧伤患者可选择皮肤完整处。耳垂采血疼痛感较轻，但血液循环较差，受气温影响较大，结果不稳定；手指采血操作方便，可获得较多血量，检验结果较恒定，但有时痛感较重，检验结果与静脉血比较仍有差异，有条件时尽可能采集静脉血。

（3）操作步骤　①轻轻按摩采血部位（左手环指指腹内侧），使局部组织自然充血。②用75%乙醇棉球消毒皮肤，待干燥后，紧捏采血部位两侧。③右手持一次性采血针迅速刺入，深度以2~3mm为宜，血液自然流出或稍加挤压后流出。第1滴血液因混入组织液，多弃去不用，或根据检验项目内容要求决定是否使用。④采血结束后，用无菌干棉签压住采血部位以止血。

（4）注意事项　①采血时要严格消毒和生物安全防范。②取血时可稍加挤压，但切忌用力挤压，以免混入过多组织液。③采血要迅速，防止流出的血液发生凝固。④采用手工法进行多项常规检验时，血液标本采集顺序为血小板计数、红细胞计数、血红蛋白测定、白细胞计数及白细胞分类计数。

2）激光皮肤采血法　激光皮肤采血法属于非接触式采血法，激光采血器在极短时间内发出一束特定波长的激光束，接触皮肤后瞬间在采血部位产生高温，使皮肤气化形成一个0.4~0.8mm的微孔，血液自微孔流出。

（1）器材　激光采血器、一次性激光防护罩、微量吸管、消毒用品等。

（2）部位　手指（其他要求同采血针皮肤采血法）。

（3）操作步骤　①按摩采血部位，使局部组织自然充血。②消毒皮肤后，将激光手柄垂直置于一次性防护罩上方，垂直对准、紧贴采血部位，按下“触发键”。③将防护罩推出，血液自行流出或稍加挤压后流出，及时采集标本。

（4）注意事项　①禁止在易燃易爆性气体环境中使用激光采血器。②使用过程中，禁止用肉眼观看激光窗口，或将激光窗口对准采血部位以外的位置。③采血时防护罩要紧贴采血部位，不能倾斜或悬空，以免影响血液标本采集效果。④激光采血器的透镜使用一段时间后会有挥发物附着于表面，一般工作50次后需要清洁1次。

2.静脉采血法　静脉采血法是临床上广泛应用的采血方法，所采集的静脉血能准确反映全身循环血液的真实情况。其因不易受气温和末梢循环变化的影响而更具有代表性。静脉采血法按采血方式可分为普通采血法和真空采血法。微课1

1）普通采血法

（1）器材　试管、注射器、消毒用品、压脉带、垫枕和无菌棉签等。

（2）静脉　一般选择肘正中静脉，受检者的手臂伸直置于垫枕上，暴露穿刺部位，选择容易固定、明显可见的静脉。

（3）操作步骤　①消毒：用碘酊和乙醇（或碘伏）消毒静脉穿刺区域。②扎压脉带：在穿刺点上端扎压脉带，并嘱其握紧拳头，使静脉充盈暴露。③穿刺：左手拇指绷紧皮肤并固定静脉穿刺部位，右手持针沿静脉走向，使针头与皮肤成30^c角迅速刺入皮肤，然后放低注射器（针头与皮肤成5°角）向前刺破血管壁进入静脉腔，见有回血后再将针头沿血管方向前进少许，以免采血针头滑出，但不可用力深刺，防止穿透血管壁而造成血肿。④松开压脉带。⑤抽血：右手固定注射器，缓慢抽动注射器内芯至所需血量后，嘱受检者放松拳头，用消毒干棉签按压穿刺点，迅速拔出针头，继续按压穿刺点数分钟。⑥放血：取下针头，将血液缓慢注入试管中。

（4）注意事项　①根据检验项目、所需采血量，选择适宜的注射器和试管。②严格执行无菌操作。③严禁从输液、输血的针头内抽取血标本。④采血时严禁将针栓往回推，以免注射器中的空气进入血液循环而形成气栓。⑤采血时不宜过度用力，以免血液产生泡沫而造成溶血。

2）真空采血法　真空采血法又称为负压采血法，具有剂量准确、传送方便、封闭无尘、标识醒目、刻度清晰、容易保存、一次进针多管采血等优点，采血量由采血管内负压大小来控制。

（1）器材　真空采血系统由双向采血针、采血管组成（图1-1-1）。

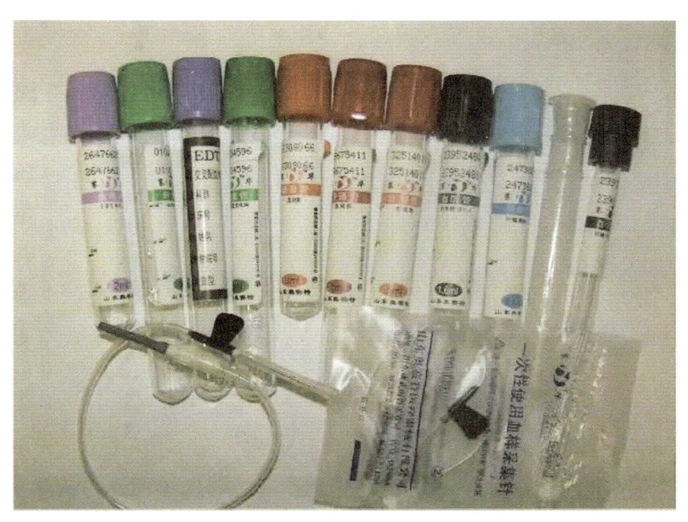

图1-1-1　双向采血针、采血管

（2）静脉选择和消毒　同普通静脉采血法。

（3）采血　①软接式双向采血针的采血：在穿刺点上端扎压脉带，并嘱其握紧拳头，使静脉充盈暴露；拔除穿刺针的护套，左手固定血管，右手拇指和示指持穿刺针，沿静脉走向使针头与皮肤成30°角迅速刺入皮肤，再向前（针头与皮肤成5°角）刺破血管壁进入静脉腔；见回血后，将胶塞穿刺针（双向针的另一端用软橡皮乳胶套着）直接刺入真空采血管头盖的中央，血液被自动吸入采血管内；如需多管采血，将刺塞针拔出再刺入另一个真空采血管即可；采血完毕，嘱受检者松拳，用消毒干棉签按压穿刺点，迅速拔出针头，继续按压穿刺点数分钟。②硬接式双向采血针的采血：静脉穿刺同上；将真空采血管推入硬接式双向采血针的刺塞针端中，静脉血自动流入采血管内；拔下采血管后，再拔出穿刺针头，用消毒干棉签按压穿刺点。

（4）注意事项　①使用前切勿松动采血管的胶塞头盖，以免改变采血管内负压，导致采血量不准确。②刺塞针软橡皮乳胶套的作用是包裹、封闭刺塞针头，当针头刺入采血管后，乳胶套卷起，采血完毕，去除采血管，乳胶套弹性回复，封闭刺塞针头，防止软管内血液继续流出而污染环境。③采血后按照生物安全防护的要求处理废弃的采血针，避免误伤或污染环境。

3.动脉采血法

（1）器材　2ml或5ml注射器、1000U/ml无菌肝素生理盐水溶液、橡皮塞、消毒用品等。

（2）选择动脉　多选用桡动脉（最方便）、股动脉、肱动脉。

（3）采血　以血气分析标本为例，常规消毒穿刺点及其附近皮肤、检验人员的左手示指和中指，以左手绷紧皮肤，右手持注射器，用左手示指和中指触摸动脉搏动最明显处，并固定，以30°~45°进针。动脉血压力较高，血液会自动注入针筒内，至2ml后拔出针头，用消毒干棉签按压采血处（穿刺点）止血10~15分钟，立即用软木塞或橡皮塞封闭针头，以隔绝空气，搓动注射器，使血液和肝素混匀。

（4）注意事项　①用于血气分析的标本，采集后先立即封闭针头斜面，再混匀标本。②标本采集后立即送检，否则应将标本置于2~6℃保存，但不应超过2小时。③采血完毕，拔出针头后，用消毒干棉签用力按压采血处止血，以防形成血肿。

四、课后讨论

1.所选采血部位有何要求？

2.进行多项检查时，如何安排采集血液标本的顺序？

3.如何保证无菌操作？

4.为什么要擦去第一滴血？

5.如何保证取血量的准确？

6.婴幼儿采血不配合，如何解决？

五、任务反馈

填写如下学生自评表。

任务：血液标本采集

评价项目	评价标准	分值	得分
采血针皮肤采血法	准确快速一次性完成皮肤采血	40	
真空（静脉）采血法	准确快速一次性完成真空采血	40	
学习态度	学习态度端正	5	
协调能力	能针对出现的问题进行沟通协调并解决	5	
职业素质	操作严谨，实事求是	5	
生物安全意识	无菌操作意识强、医疗垃圾处理正确	5	
合计		100	

目标检测

参考答案

1. WHO推荐的成人末梢采血部位为（　　）

A. 耳垂　　B. 环指尖的内侧　　C. 脚趾　　D. 中指或无名指尖的内侧　　E. 足跟

2. 婴儿毛细血管采血的部位以（　　）为宜

A. 耳垂　　B. 指尖　　C. 脚趾　　D. 足跟　　E. 头皮

3. 关于毛细血管采血法的描述，下列正确的是（　　）

A. 用90%乙醇消毒皮肤　　B. 皮肤刺入深度以2~3mm为宜　　C. 用注射针头刺入皮肤　　D. 如血流不畅可在四周用力挤压　　E. 取血时不必擦去第一滴血

4. 皮肤采血法进行多项检查，采血时应首先做的检查是（　　）

A. 红细胞计数　　B. 白细胞计数　　C. 血红蛋白测定　　D. 血小板计数　　E. 血型鉴定

5. 成人静脉采血时，通常采血的部位是（　　）

A. 手背静脉　　B. 内踝静脉

C. 颈外静脉　　D. 肘部静脉

E. 股静脉

6. 下列静脉采血步骤中，错误的是（　　）

A. 穿刺时针头斜面向上

B. 扎止血带→穿刺→抽血→解除止血带

C. 抽血完毕后，立即将血液通过针头沿管壁缓缓注入容器内

D. 核对编号

E. 采血完毕后，应立即冲洗注射器

7. 静脉采血时，易造成溶血的原因可能是（　　）

A. 采血器皿不清洁、不干燥　　B. 穿刺不顺利，损伤组织过多

C. 血液注入容器时未取下针头　　D. 过分振荡

E. 以上均是

8. 关于真空采血法的叙述，错误的是（　　）

A. 根据实验要求选择相应的真空采血管　　B. 容易发生溶血现象

C. 为封闭式采血技术　　D. 可避免对医护人员的感染

E. 采血量由真空负压严格控制

任务二　认识不同真空采血管，学会不同血液标本处理

一、任务技能点

（1）真空采血管种类和主要用途

（2）血液标本添加剂和分离

（3）血液标本处理

二、任务导入

认识不同真空采血管，学会处理不同的血液标本。

三、任务指导书

（一）真空采血管种类和主要用途（表1-1-1）

表 1-1-1　真空采血管的种类及主要用途

采血管帽颜色	添加剂	操作步骤	主要用途
红色（玻璃管）	无促凝剂	采血后不需混匀	生成血清，生化/免疫学试验
红色（塑料管）	促凝剂	采血后立即颠倒混匀5~8次	生成血清，生化/免疫学试验
金黄色	促凝剂/分离胶	采血后立即颠倒混匀5~8次	生成血清，生化/免疫学试验
绿色	肝素锂、肝素钠	采血后立即颠倒混匀5~8次	生成血浆，生化试验
浅绿色	肝素锂/分离胶	采血后立即颠倒混匀5~8次	生成血浆，生化试验
紫色	EDTA-K_3或K_2	采血后立即颠倒混匀5~8次	血常规试验
蓝色	枸橼酸钠:血液=1∶9	采血后立即颠倒混匀3~4次	凝血试验
黑色	枸橼酸钠:血液=1∶4	采血后立即颠倒混匀5~8次	红细胞沉降率试验
灰色 灰色	葡萄糖酵解抑制剂（氟化钠或草酸钾）	采血后立即颠倒混匀5~8次	血糖检测 血糖试验

（二）血液标本添加剂和分离

使用全血和血浆标本时，需要加入抗凝剂（anticoagulant）去除或抑制某种凝血因子的活性，以阻止血液凝固。为了快速获得血清，可在血液标本中加入促凝剂。常用添加剂的主要用途和特点见表1-1-2。

表 1-1-2　常用添加剂的主要用途与特点

添加剂	作用	主要用途	注意事项
乙二胺四乙酸盐	与血液中Ca^{2+}结合成螯合物，阻止血液凝固	全血细胞计数、离心法HCT测定	抗凝剂用量与血液的比例要准确
枸橼酸盐	与血液中Ca^{2+}结合，阻止血液凝固	血沉、凝血试验、血液保养液	抗凝剂浓度、体积和血液的比例要准确
肝素	加强抗凝血酶Ⅲ灭活丝氨酸蛋白酶，阻止凝血酶形成	快速生化检验、血气分析、红细胞渗透脆性试验	电极法测血钾与血清结果有差异，不适合血常规检查
草酸盐	与血液中Ca^{2+}形成草酸钙沉淀	草酸钾干粉常用于血浆标本抗凝	容易造成钾离子污染；现已少用
促凝剂	激活凝血过程，加速血液凝固	缩短血清分离时间，特别适用于急诊生化检验	常用促凝剂有凝血酶、蛇毒、硅石粉、硅碳素等
分离胶	高黏度凝胶在血清和血块间形成隔层，达到分离血细胞和血清的目的	快速分离出血清标本；有利于标本冷藏保存	分离胶的质量影响分离效果和检验质量

特殊情况下可采用物理方法获得抗凝血液标本，如将血液注入有玻璃珠的器皿中，并不停转动，使纤维蛋白缠绕于玻璃珠上，从而阻止血液凝固，此方法常用于血液培养基的羊血采集。另外，也可用竹签搅拌去除纤维蛋白，以达到物理抗凝的目的，此方法主要用于易受抗凝剂影响的血液标本抗凝，如用于狼疮细胞检查等。血液标本采集后应及时离心分离血清或血浆。分离血清时，可先将其置于室温或37℃水浴箱内，待血块部分收缩，出现少许血清时再离心分离。

（三）血液标本运送

血液标本的运送可采用人工运送、轨道传送或气压管道运送等，需遵循以下3个运送原则。

1.唯一标识原则 采集后的血液标本具有唯一标识，采用条形码系统能很好保证标本的唯一性，也可以通过编号、标本容器上手工标注患者姓名等方式保证标本的唯一性。

2.生物安全原则 使用可反复消毒的专用容器运送标本，特殊标本应采用有特殊标识字样（如剧毒、烈性传染等）的容器密封运送。气压管道运送必须使用真空采血管，并确保管盖牢固。

3.及时运送原则 血液标本离体后会迅速发生许多变化，要求及时运送标本至实验室，如血氨（密闭送检）、红细胞沉降率、血气分析（密闭送检）、酸性磷酸酶、乳酸等标本需要立即送检。

血液标本在运送过程中还需注意：①血液标本管必须加塞、管口向上、垂直放置，以减少管中内容物振动，防止标本蒸发、污染和外溅等。②避免剧烈震荡，导致标本溶血。③避免光线敏感的分析物暴露在人造光或太阳光照射下。④根据保存温度要求可置冰瓶或冷藏箱内运送。

（四）血液标本签收

实验室应制定血液标本签收的标准操作文件，收到血液标本后应进行签收，并记录签收时间等相关信息，对不合格标本应拒收。标本拒收常见的原因有：①标本容器上无标识、申请单与标本标识不一致；②血液采集容器错误；③标本污染、容器破损；④标本运送条件不当；⑤抗凝标本出现凝固；⑥中度以上溶血；⑦采血量不足等。标本拒收可造成检验费用增高和时间的浪费，还可能延误诊治甚至危害患者，因此，对所有涉及标本采集的人员，都必须在标本采集、运送和处理各个环节进行全面规范的培训。

对于某些特殊的标本，如标识不明确、标本不稳定、不便重新采集的标本或属于紧急情况下的标本，实验室可先处理标本，但不发送检验报告，直至申请医生或标本采集人员承担鉴别和接收的责任，或提供适当的信息。

（五）血液标本保存

不能及时检验及分析的血液标本应作适当的保存。

1.保存原则　考虑到不同检验项目、不同标本保存的时间和条件不同，一些被测物在保存期内可能会发生变异，保存原则是在有效的保存期内确保被检物质不会发生明显改变。

2.保存条件　按温度要求分为室温保存、冷藏保存、冷冻保存。

（1）全血标本保存　血液分析仪测定采用的抗凝全血宜室温保存，不宜存放在2~8℃冰箱中，低温可使血液成分和细胞形态发生变化。即使室温保存，也不宜超过6小时，最多不超过8小时。

（2）分离后标本保存　分离后的血清或血浆标本根据保存时间长短可分为：①保存1周的标本，置于4℃冰箱内保存。②保存1个月的标本，置于−20℃冰箱内保存。③保存3个月以上的标本，置于−70℃冰箱内保存。

（3）保存注意事项　①建立保存的规章制度，专人专管，敏感或重要标本可加锁保管。②保存期间应密闭，以免水分挥发而使标本浓缩。③冷冻的标本不宜反复冻融，必要时可分装多管保存。解冻的标本要彻底融化并混匀后再使用。④应建立标本存放信息管理系统，监控每个检测样本的有效存放，可通过患者信息快速定位找到样本的存放位置。

（六）血液标本检测后处理

根据《实验室生物安全通用要求》（GB19489—2004），实验室废弃物管理的目的如下：①将操作、收集、运输及处理废弃物的危险减至最小。②将其对环境的有害作用减至最小。因此，检测后废弃的血液标本应由专人负责处理，根据《医疗废物管理条例》采用专用的容器包装，由专人送到指定的消毒地点集中处理，一般由专门机构采用焚烧的方法处理检测后的血液标本和废弃物。

四、课后讨论

1.血液标本常用的抗凝剂有哪些？

2.枸橼酸钠在凝血试验和血沉试验中与血液的比例各为多少？

3.肝素的抗凝血原理是什么？

五、任务反馈

填写如下学生自评表。

任务：认识不同真空采血管，学会不同血液标本处理

评价项目	评价标准	分值	得分
血液标本添加剂种类及用途	熟练掌握血液标本添加剂的种类及用途	40	
不同种类真空采血管使用范围	熟练掌握不同种类真空采血管的使用范围	40	
学习态度	学习态度端正	5	
协调能力	能针对出现的问题进行沟通协调并解决	5	
职业素质	操作严谨，实事求是	5	
生物安全意识	无菌操作意识强，医疗垃圾处理正确	5	
合计		100	

目标检测

参考答案

1. 关于抗凝概念，下列最确切的是（　　）

A. 除掉或抑制血液中某些凝血因子　　B. 结合钙离子

C. 减少纤维蛋白原　　D. 加入抗凝血活酶

E. 加入抗凝血酶

2. 枸橼酸三钠的抗凝原理是（　　）

A. 除去纤维蛋白　　B. 阻止血小板聚集

C. 除去球蛋白　　D. 阻止凝血酶形成

E. 能与血液中的钙离子形成配位化合物

3. 可用于血液保养液的抗凝剂是（　　）

A. EDTA-K_2　　B. 双草酸盐

C. 草酸钠　　D. 枸橼酸钠

E. 草酸钾

4. 凝血象检查时，抗凝剂最好用（　　）

A. EDTA-K_2　　B. 105mmol/L 枸橼酸钠

C. 肝素　　D. 109mmol/L 枸橼酸钠

E. 草酸钠

5. 不与 Ca^{2+} 作用，但能阻止血液凝固的抗凝剂是（　　）

A. EDTA-Na_2　　B. EDTA-K_2

C. 肝素　　D. 枸橼酸钠

E. 草酸盐

6. 肝素抗凝主要是加强（　　）的作用

A. 抗凝血酶Ⅲ　　B. 抗凝血酶Ⅱ

C. 抗凝血酶Ⅰ　　D. 抗凝血酶Ⅳ

E. 抗凝血酶Ⅴ

书网融合……

微课1

重点小结

习题

项目二　白细胞检验技术

学习目标

1. 掌握　血涂片的制备方法、瑞氏染色原理、染色方法及注意事项；外周血各种白细胞的正常形态。

2. 学会白细胞显微镜计数法；学会制备一张良好的血涂片、独立完成血白细胞分类计数（DLC）；学会识别外周血正常白细胞及异常白细胞形态。

3. 具备正确的无菌观念及对患者的爱心、耐心、细心、责任心。

情境导入

情境描述　患者，男，69岁。因发热入院，急诊夜班急查血常规，白细胞增高达 $18.68 \times 10^9/L$，具体结果如下。

医院血液常规检验报告单

1/1

姓　名：　　送检科室：内科　　送检医生：　　采样时间：

性　别：男　　标本编号：　　样本状态：正常　　开单时间：

年　龄：69岁　　样本类型：血液　　仪器：BC-5380迈瑞全自动血球分析仪

床　号：　　住院/门诊号：　　条码号：　　检验备注：

简称	检验项目	结果	提示	单位	参考范围	简称	检验项目	结果	提示	单位	参考范围
WBC	白细胞数	18.68	↑	10^9/L	4~10	MCV	平均红细胞体积	90.3		fL	80~100
NEUT%	中性粒细胞百分比	83.0	↑	%	50~70	MCH	平均红细胞血红蛋白含	30.1		pg	27~34
LYMPH%	淋巴细胞百分比	5.5	↓	%	20~40	MCHC	平均红细胞血红蛋白浓	333		g/L	320~360
MONO%	单核细胞百分比	9.8		%	3~12	RDW-CV	红细胞分布宽度变异系	15.3		%	11~16
Eo%	嗜酸性粒细胞百分比	1.1		%	0.5~5	RDW-SD	红细胞分布宽度标准差	55.9		fL	35~59
Baso%	嗜碱性粒细胞百分比	0.6		%	0~1	PLT	血小板数目	250		10^9/L	100~300
Neut#	中性粒细胞绝对值	15.50	↑	10^9/L	1.8~8.89	MPV	平均血小板体积	9.0		fL	6.5~12
LYMPH#	淋巴细胞绝对值	10.3	↑	10^9/L	0.8~4	PDW	血小板分布宽度	16.7		%	8~18.1
MONO#	单核细胞绝对值	1.85	↑	10^9/L	0.25~0.95	PCT	血小板压积	0.225		%	0.17~0.39
Eo#	嗜酸性粒细胞绝对值	0.21		10^9/L	0.01~0.59	ABO	ABO血型鉴定	O型			
Baso#	嗜碱性粒细胞绝对值	0.11		10^9/L	0~0.1	RH	RH血型鉴定	阳性(+)			
RBC	红细胞数	1.83	↓	10^12/L	4~5.5	bCRP	超敏C反应蛋白	75.69	↑	mg/L	0~5
HGB	血红蛋白浓度	55	↓	g/L	120~160						
HCT	红细胞压积	16.5	↓	%	37~68						

本报告仅对此样本负责。结果仅供医生参考，如果对结果有疑问，请在出报告后7天内与检验科联系

检验者：　　审核者：　　报告时间：

讨论　请问对此结果如何进行复核？

任务一　白细胞计数 微课2

PPT

一、任务技能点

（一）改良牛鲍细胞计数板的结构和使用

（1）计数板的结构
（2）计数板的使用
（3）计数板使用的质量控制与评价

（二）白细胞计数

（1）检测原理
（2）操作步骤
（3）方法评价
（4）质量控制
（5）参考区间
（6）临床应用

二、任务导入

根据以上案例，学会如何对白细胞数量进行手工复核。

三、任务指导书

（一）改良牛鲍细胞计数板的结构和使用

1.计数板的结构

（1）结构　改良牛鲍细胞计数板（Neubauer hemocytometer）为优质厚玻璃制成。每块计数板由“H”形凹槽分为两个相同的计数室，计数室两侧各有一条支持柱，较计数室平面高出0.10mm。将特制的专用盖玻片覆盖其上，形成高0.10mm的计数室（图1–2–1）。

（2）区域划分　计数室内划有长、宽各3.0mm的方格（图1–2–2），平均分为9个大方格，每个大方格面积为1.0mm^2，容积为0.1mm^3（μl）。在这9个大方格中，中央大方格用双线分成25个中方格，其中位于正中及四角的5个中方格是红细胞和血小板计数区域。位于四角的4个大方格（用单线划分为16个中方格）是白细胞计数区域。

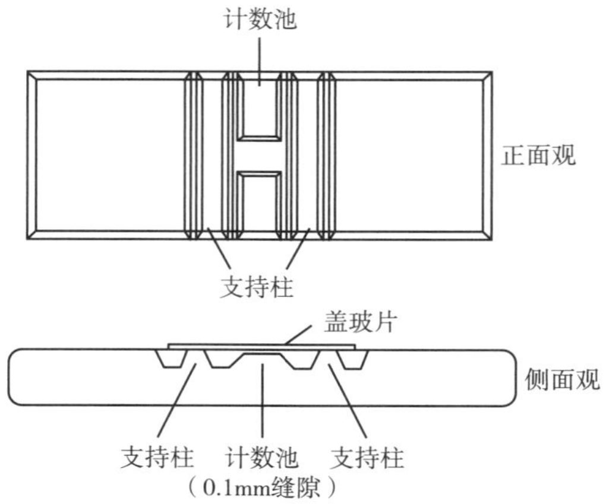

图 1-2-1 改良牛鲍计数板结构图

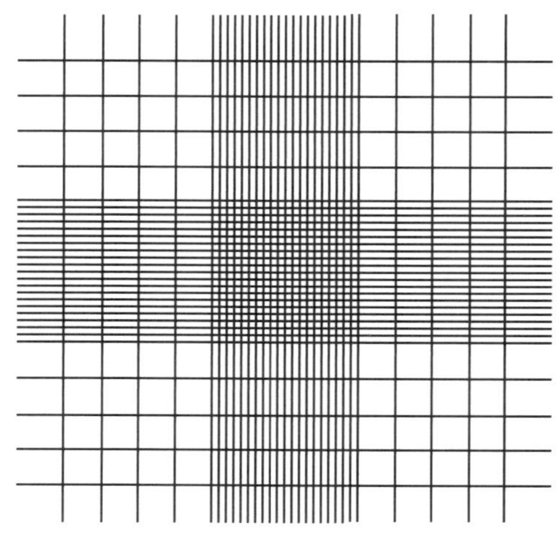

图 1-2-2 计数池模式图

（3）盖玻片 改良牛鲍细胞计数板使用特制的长方形盖玻片，长25mm，宽20mm，厚0.6mm。

2.计数板的使用

（1）准备计数板 取洁净的血细胞计数板平置于实验台上，采用推式法从计数板下缘向前平推盖玻片，将其盖在计数室上。

（2）稀释血液 取试管，标记，加血细胞稀释液如白细胞稀释液0.38ml，再加抗凝血20μl，混匀备用。

（3）充池 充分混匀稀释液，用微量吸管将稀释血液滴入盖玻片与计数板交界处，让液体顺其间隙充入计数室。

（4）静置 静置2~3分钟，待细胞下沉。

（5）显微镜计数　先用低倍镜观察整个计数板的结构（大、中、小方格），同时观察血细胞分布是否均匀。在低倍镜下观察白细胞计数范围，在高倍镜下观察红细胞（血小板）计数范围（图1-2-3）。

（6）计数原则　应遵循一定的路径进行计数（图1-2-3），以免重复或遗漏。对压线的细胞，依照“数上不数下，数左不数右”的原则（图1-2-4），记录所数4个大方格的白细胞数或5个中方格的红细胞（血小板）数。

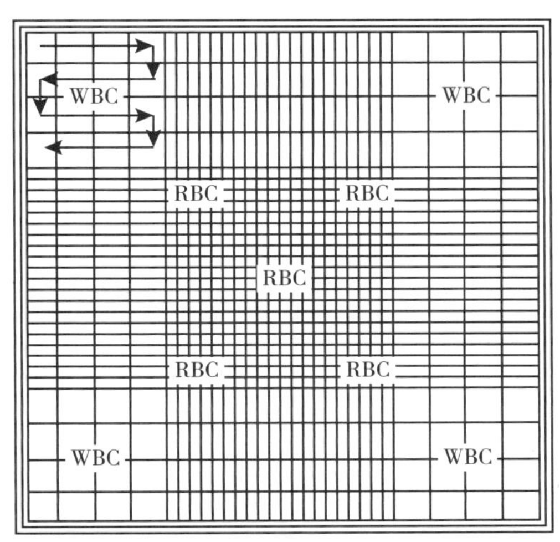

图1-2-3　白细胞、红细胞计数区域和计数顺序

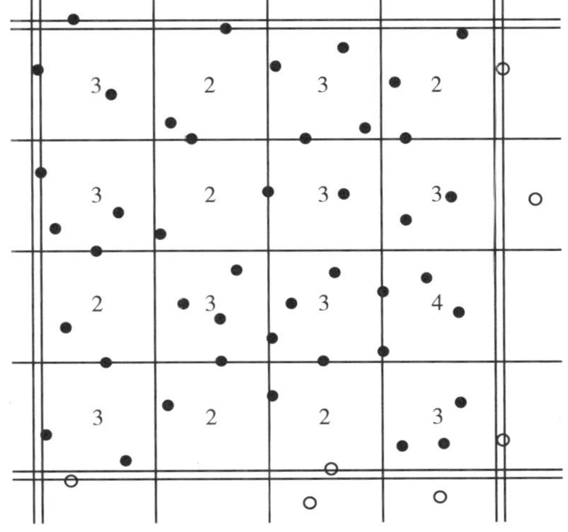

图1-2-4　细胞计数原则

3.计数板使用的质量控制与评价

（1）计数板

1）计数板合格性鉴定　计数板启用前及使用后每隔1年都要进行鉴定，要求计数室的玻面光滑、透明、划线清晰，划线面积准确，以防计数板不合格或磨损而影响计数结果的准确性。①盖玻片检查：包括厚度和平整度，要求盖玻片应具有一定的重量，平整、光滑、无裂痕，厚薄均匀一致。厚度检查使用千分尺对盖玻片的厚度进行多点测定，最少测9个区，每区测2点，要求区域间厚度差<2μm；平整度检查使用平面平晶仪检查盖玻片两表面的干涉条纹，其条纹细密均匀或微弯曲为符合要求。也可将洁净的盖玻片紧贴于干燥的平面玻璃上，若能吸附一定时间不脱落，落下时呈弧线旋转，表示盖玻片平整、厚薄均匀；合格的盖玻片放置在计数室表面后，与支持柱紧密接触的部位可见到彩虹。②计数室深度：将微米级千分尺尾部垂直架在计数板两柱上，移动尾部微米千分尺，多点测量计数池的高度误差应在±2%（±2μm）以内。③计数室划线：采用严格校正的目镜测微计测量计数室的边长，每个大方格边长的误差应小于1%。

2）保证计数板和盖玻片清洁　操作中勿让手指接触计数板表面，以防污染，致使充液时产生气泡。如使用血液充液，计数板和盖玻片使用后应依次用95%乙醇、蒸馏水棉球擦拭，最后用清洁纱布拭净。千万勿用粗糙织物擦拭，以免磨损计数板上的刻度。

3）加盖玻片　WHO推荐采用推式法，此法较盖式法更能保证充液的高度为0.1mm。当盖玻片盖在计数板上时，若两层玻璃之间见到彩色条带，说明计数板和盖玻片清洁良好，否则应重新清洁计数板和盖玻片。

（2）充液

1）平放计数板，充液前应适当用力、快速振荡细胞悬液30秒，使其充分混匀，但不能产生过多气泡，以免影响充液和准确计数，也要防止剧烈振荡，以免破坏细胞。

2）一次完成充液，如充液过少、过多、有气泡或出现任何碎片，应拭净计数板及盖玻片后重新操作。

3）充液后不能移动盖玻片。

（3）静置计数板　白细胞和红细胞计数一般需静置沉淀2~3分钟，血小板计数应沉淀10~15分钟，同时需注意保湿，沉淀时间过长会因稀释液挥发造成计数结果不准确。

（4）计数

1）计数板中细胞如果严重分布不均，应重新充液计数。白细胞总数在正常范围内时，各大方格的细胞数不得相差8个以上。两次重复计数误差：白细胞不超过10%，红细胞不超过5%。

2）计数细胞时应遵循计数原则，并注意与非细胞成分相区别。

（5）计数误差

1）技术误差（technical error）　由于操作不规范或使用器材不准确造成的误差称为技术误差。这类误差通过主观努力可以避免或显著减小，属系统误差（表1-2-1）。

表 1-2-1　血细胞计数常见的技术误差与原因

计数误差	原因
采血部位不当	采血局部皮肤冻疮、发绀、水肿、感染等，使标本失去代表性
稀释倍数不准确	①稀释液或（和）标本量不准确 ②吸管内有气泡 ③未擦去吸管外多余血液 ④血液加入稀释液后，吸管带出部分稀释血液 ⑤稀释液放置时间过长，挥发浓缩
血液凝固	过分挤压采血部位（组织液过多）、采血动作缓慢等造成血液凝固
充液不当	混合的血液未混匀、充液过多或过少、充液不连续、计数室内有气泡、充液后盖玻片移动、操作平台不平等均可造成细胞分布不均
稀释的血液混合不均	充液前振荡不充分，但过分振荡产生过多的气泡，也可造成混合不均
白细胞增多	当白细胞数量>100×10⁹/L时，可对红细胞计数结果产生影响

续表

计数误差	原因
有核红细胞增多	外周血出现较多有核红细胞时，可对白细胞计数结果产生影响，须校正： $$校正后白细胞数（L）=\frac{100}{100+有核红细胞数}\times 校正白细胞数$$ （有核红细胞是分类100个白细胞时所见到的有核红细胞）
冷凝集素和球蛋白	冷凝集素和球蛋白增高可造成红细胞聚集，影响计数结果
误认	不能准确辨认细胞，如将污染的酵母菌或其他杂质等误认为血细胞
仪器不准	稀释用吸管、微量吸管或计数池未经校正、盖玻片不平整光滑等

2）固有误差（inherent error） 包括计数域误差、计数室误差和吸管误差。①计数域误差（field error）：即便是操作熟练者，使用同一稀释液多次充液计数，其结果也存在一定的差异。这种由于每次充液后血细胞在计数室分布不可能完全相同所造成的误差，称为计数域误差或分布误差，属于偶然误差。根据统计学原理，血细胞在计数室内分布的不均一性符合泊松分布（Poisson distribution），其标准差公式$s=\sqrt{m}$（m为细胞多次计数的均值）：$CV=\frac{s}{m}\times 100\%$，计数域误差变异系数（$CV$）与细胞计数的数量成反比，细胞计数数量越多，计数范围越广，误差越小；反之，误差越大。②计数室误差和吸管误差：即计数室和吸管的使用次数。同一稀释血液采用多支吸管稀释，在多个计数板内计数，较同一稀释液在同一计数板进行多次计数所得的结果更接近真值。

（二）白细胞计数

白细胞计数（white blood cell count，WBC）即测定单位体积外周血中各种白细胞的总数。白细胞计数结果仅反映循环池中的粒细胞数量。白细胞计数有手工法（显微镜计数法）和仪器法两种，本任务主要介绍手工法。

1. 检测原理

（1）手工法　将全血用稀酸溶液稀释一定倍数，使红细胞破坏后，充入牛鲍细胞计数板内，在普通光学显微镜下计数一定范围内的白细胞数，经换算求出每升血液内的白细胞总数。

（2）仪器法　见血液分析仪部分。

2. 操作步骤　手工法具体操作步骤如下。①加稀释液：取小试管1支，加入白细胞稀释液0.38ml。②采血和稀释：准确采集末梢血或吸取新鲜静脉抗凝血20μl，擦去管尖外部余血。将吸管插入小试管中稀释液的底部，轻轻放出血液，并吸取上层白细胞稀释液清洗吸管2~3次，立即混匀。③充池：准备计数板，充分混匀细胞悬液充池，室温静置2~3分钟待细胞下沉。④计数：低倍镜下计数四角4个大方格内的白细胞数量。⑤计算：每升中白细胞数$=\frac{N}{4}\times 10\times 20\times 10^{6}=\frac{N}{20}\times 10^{9}$（N为四角4个大方格内的白细胞总数）。

3. 方法评价

（1）显微镜计数法　设备简单、费用低廉；费时、重复性较差。适用于基层医疗单位和分散检测。

（2）血液分析仪法　操作简便，效率高，重复性好；仪器较贵，准确性取决于仪器的性能及工作状态。适用于大批量的标本集中检测。

4. 质量控制

（1）采血时间的影响　外周血中的白细胞仅有一半随血液循环流动（循环池），另一半黏附于血管壁（边缘池），两者保持着动态平衡。但在许多因素影响下，如剧烈运动、情绪激动、严寒、暴热等，两个池中的白细胞可重新分配。由于白细胞计数检查的仅为循环池中的白细胞，即便正常情况下，同一个人在上、下午的白细胞计数结果可呈较大幅度的波动。因此，为使检测结果便于比较和动态分析，最好固定采血时间，例如每次检查均在上午8点左右。

（2）计数误差　白细胞显微镜计数的误差主要有技术误差和固有误差两大类。

（3）有核红细胞的影响　在正常情况下，血液中不会出现有核红细胞。在某些疾病如溶血性贫血时，外周血中可出现大量有核红细胞，它不能被白细胞稀释液破坏，计数时与白细胞一同被计数而使白细胞计数结果偏高。因此，当血液中出现较多有核红细胞时，必须将其扣除。校正公式如下：

$$\text{校正后白细胞数（L）} = x \cdot \frac{100}{100+y}$$

式中，x为校正前白细胞数；y为在白细胞分类计数时，计数100个白细胞的同时计数到的有核红细胞数。

例如，校正前白细胞数为10×10^9/L，在做白细胞分类计数时计数100个白细胞的同时数得的有核红细胞数为30个，则校正后白细胞数为7.7×10^9/L。

（4）经验控制　以血涂片中所见白细胞的多少粗略核对白细胞计数结果有无大的误差。在血涂片厚薄适宜的情况下，显微镜下所见白细胞的多少与白细胞总数的关系见表1–2–2，如不符，需复查。

表 1–2–2　血涂片白细胞密度与白细胞总数的关系

每高倍镜视野白细胞数	白细胞总数（$\times 10^9$/L）
2~4	4~7
4~6	7~9
6~10	10~12
10~12	13~18

5. 参考区间　成人：（4.0~10.0）$\times 10^9$/L；儿童：（5~12）$\times 10^9$/L；6个月~2岁：（11~12）$\times 10^9$/L；新生儿：（15~20）$\times 10^9$/L。

6.临床应用 白细胞总数高于参考区间的上限称白细胞增多，低于参考区间的下限称白细胞减少。白细胞总数增多或减少主要受中性粒细胞数量的影响，其临床意义见白细胞分类计数。

四、课后讨论

1.改良牛鲍计数板的计数池具体结构有哪些？
2.细胞计数的原则是什么？
3.说明白细胞计数的计算公式。
4.怎样避免计数误差？
5.正常成人的白细胞数参考区间是什么？

五、任务反馈

填写如下学生自评表。

任务：白细胞计数

评价项目	评价标准	分值	得分
加稀释液	准确快速吸取白细胞稀释液	10	
采血和稀释	准确吸取血液，稀释时不冲混稀释液	25	
充池	一次性快速充池，不少液不溢出，充池均匀	25	
计数	找准计数位置，正确辨认白细胞	20	
计算	熟练掌握白细胞计算公式	20	
学习态度	学习态度端正	5	
协调能力	能针对出现的问题进行沟通协调并解决	5	
职业素质	操作严谨，实事求是	5	
生物安全意识	无菌操作意识强，医疗垃圾处理正确	5	
合计		100	

目标检测

参考答案

1.下列关于计数池结构的叙述中，下列错误的是（　　）

A. 计数池分成九个大方格

B. 四角四个大方格分为16个中方格，作白细胞计数用

C. 计数红细胞的大方格有400个小方格

D. 每大方格的体积为0.1微升

E. 中央大方格中的中方格的容积为0.02微升

2. 关于NEubauEr计数板的盖玻片，描述错误的是（　　）

A. 为特制的专用盖玻片　　B. 可用一般的盖玻片代替

C. 本身应有一定重量　　D. 高倍镜下检查无裂隙

E. 要求表面平整光滑

3. 白细胞显微镜计数法的稀释液主要为（　　）

A. 1%的氢氧化钠溶液中加入10g/L结晶紫3滴

B. 2%的冰醋酸溶液中加入10g/L亚甲蓝3滴

C. 等渗的生理盐水溶液中加入10g/L结晶紫3滴

D. 伊红–丙酮稀释液溶液

E. 乙醇–伊红稀释液溶液

4. 手工法白细胞计数，通常加稀释液量是（　　）

A. 0.25ml　　B. 0.38ml

C. 0.35ml　　D. 1.99ml

E. 0.01ml

5. 显微镜法计数白细胞时，通常加外周血（　　）

A. 40μl　　B. 0μl

C. 20μl　　D. 10μl

E. 50μl

6. 白细胞显微镜计数时，外周血通常被稀释（　　）

A. 10倍　　B. 20倍

C. 40倍　　D. 100倍

E. 200倍

7. 白细胞数小于2×10^9/L，下列方法中错误的是（　　）

A. 重新采血复查　　B. 取血量20μl改为40μl

C. 可数8个大方格白细胞数结果除以2　　D. 结合分类涂片细胞分布综合判断

E. 增加稀释倍数重新计数

8. 若患者的白细胞数太低，为减少计数误差，采用显微镜计数法计数8个大方格内白细胞数N为100个，则经换算求得该患者的白细胞数为（　　）

A. 5×10^9/L　　B. 10×10^9/L

C. 15×10^9/L　　D. 2.5×10^9/L

E. 20×10^9/L

9. 下列不属于技术性误差的是（　　）

A. 采血吸血不顺利　　B. 充液前混匀不充分

C. 充液不当　　D. 稀释倍数不准确

E. 细胞在计数池内分布不同

任务二　血涂片制备

PPT

一、任务技能点

血涂片的两种制备方法有如下两种。

（1）手工推片法

（2）仪器推片法

二、任务导入

请根据“情境导入”中的案例，进行血常规推片复检。

三、任务指导书 微课3

血涂片的显微镜检查是血液细胞学检查的基本方法，尤其是对各种血液的诊断具有重要的价值。而血涂片制备是血液学检查的重要技能之一。一张良好的血涂片，厚薄要适宜，头体尾要分明，细胞分布要均匀，血膜边缘要整齐，并留有一定的空隙。手工推片法用血量少、操作简单，是广泛应用的方法。

1. 实验器材　载玻片、推玻片、吸耳球、铅笔（记号笔）。

2. 载玻片的清洁　制备血涂片使用的载玻片要有很好的清洁度。载玻片在使用前，必须仔细清洗，并用乙醇或软布清洁。新载玻片常有游离碱质，应用铬酸清洗液或10%盐酸浸泡24小时，然后再彻底清洗。已用过的载玻片可在含有适量肥皂水或合成洗涤剂的水中煮沸20分钟，用热水将肥皂和血膜洗去，再用自来水反复冲洗，擦干或烤干后备用。

3. 实验方法与步骤

1）手工推片法

（1）薄血膜推片法

①取血

a. 静脉血：用EDTA·K_2抗凝1~2小时内的标本，使用玻棒、血红蛋白吸管等在距载玻片一端1.5cm处加1滴抗凝血，直径约4mm。

b.末梢血：选择左手中指或环指，先采红细胞、白细胞计数，再采血1滴置洁净载玻片上，距离一端1.5cm处，用于血涂片制备。

②推片　左手平执载玻片，右手持推片从后向前移动接近血滴，待使血液沿推片边缘向两边扩散开，将推片与载玻片保持30°~45°，用均匀速度向前将血液推成厚薄适宜的血涂片。所有血液必须在推片到达末端前用完。贫血患者推片速度要快。

一张良好的血涂片应呈舌状，头、体、尾分明，厚薄适宜，边缘整齐，细胞分布均匀；四周留有空隙，并具备一定的面积（长约4cm）（图1–2–5）。

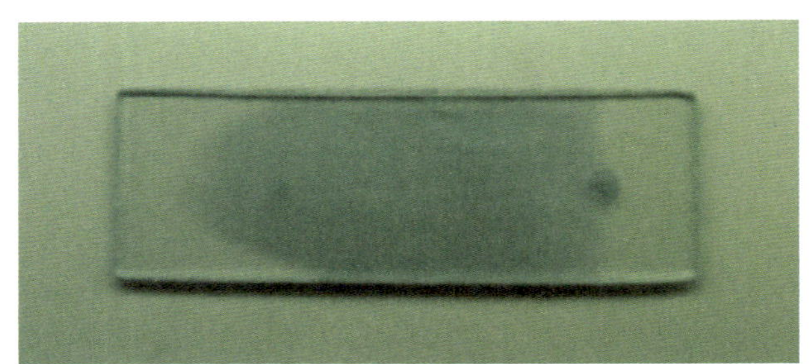

图 1–2–5　制备良好的血涂片

③干片

a.空气干燥：将推好的血涂片在空气中晃动，使其迅速干燥。

b.加热干燥：握住涂片，在距离酒精灯火焰上方50mm处晃动，但不能直接对着火焰。使其干燥。

④标记

a.在载玻片的一端用记号笔编号，注明患者姓名或门诊/住院号。

b.在干燥的血涂片头部用铅笔编号，注明患者姓名或门诊/住院号。

（2）厚血膜涂片法

取新鲜血液1滴于载玻片的中央，用推片的一角将血滴由内向外旋转涂布，制成厚薄均匀、直径约1.5cm的圆形血膜，待自然干燥后，滴加数滴蒸馏水，使红细胞溶解，脱去血红蛋白，倾去水，血涂片干燥后即可染色，并用显微镜检查。本方法特别适合检查疟原虫、微丝蚴等。

2）自动涂片法　目前有许多型号的自动血液分析仪，配备有血涂片仪和染色仪，可以按照检验人员的指令执行自动送片、取血、推片、标记和染色等任务。

4.方法学评价　良好的血涂片是血细胞形态学检查的前提。血涂片制备的方法学评价见表1–2–3。

表 1-2-3 血涂片制备的方法学评价

方法	评价
薄血膜推片法	①用血量少、操作简单，是应用最广泛的方法 ②某些抗凝剂可使血细胞形态发生变化，分类时应注意鉴别
厚血膜涂片法	疟原虫、微丝蚴等检查的阳性检出率高
自动涂片法	①可获得细胞分布均匀、形态完好的血涂片 ②尚未普遍推广

5. 质量保证 薄血膜推片法的质量保证项目与要求见表1-2-4，血涂片质量问题及可能的原因见表1-2-5。

表 1-2-4 薄血膜推片法的质量保证项目与要求

项目	要求
载玻片	中性、洁净、无油腻
制备血涂片	①良好的血涂片“标准”为血膜由厚到薄逐渐过渡、厚薄适宜，头、体、尾分明，细胞分布均匀，两侧留有空隙，边缘整齐 ②血膜厚度、长度与血滴的大小、推片与载玻片之间的角度、推片速度及HCT有关 ③血滴大、角度大、推片速度快则血膜厚；反之，则血膜薄 ④HCT增高时，血液黏度较高，宜保持较小的角度，可得满意血涂片；相反，HCT低于正常时，血液较稀，则应用较大的角度和较快的推片速度，才可获得满意的血涂片
染色	血涂片应在1小时内完成染色，或在1小时内用无水甲醇固定后染色

表 1-2-5 血涂片的质量问题及可能出现的原因

血涂片的质量问题	可能的原因
不规则间断（图1-2-6）和尾部过长	推片污染、推片速度不均匀、载玻片污染
有空泡（空洞）	载玻片被油脂污染
血膜过长或过短	推片角度不佳或血滴太小
血膜无尾部	血滴太大
两侧无空隙	片太宽或血滴展开太宽
血膜太厚	血滴大、血液黏度高、推片角度大、推片速度快

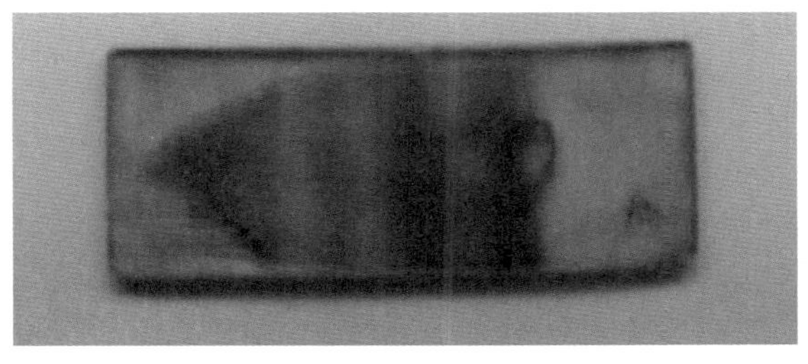

图 1-2-6 血涂片不规则间断

四、课后讨论

1. 制作血片时，推片与载玻片应保持的角度为多少？
2. 血涂片制备不理想的表现及其原因有哪些？

五、任务反馈

填写如下学生自评表。

任务：血涂片制备

评价项目	评价标准	分值	得分
玻片准备	中性、洁净、无油腻	5	
取血	新鲜末梢血或EDTA·K_2抗凝1~2小时内的血液	5	
滴血	距载玻片一端1.5cm处	5	
推片	①左手平执载玻片，右手持推片 ②从后向前，匀速推片 ③扩散开血滴后再推 ④推片与载玻片成30°~45°夹角	35	
良好血涂片辨认	呈舌形；头、体、尾分明，厚薄适宜 边缘整齐，细胞分布均匀 四周留有空隙，并具备一定的面积	30	
学习态度	学习态度端正	5	
协调能力	能针对出现的问题进行沟通协调并解决	5	
职业素质	操作严谨，实事求是	5	
生物安全意识	无菌操作意识强，医疗垃圾处理正确	5	
合计		100	

目标检测

参考答案

A型题

1. 手工推片时，载玻片与推片夹角一般为（　　）
   A. 15°~20°　　B. 20°~30°
   C. 30°~45°　　D. 45°~60°
   E. 均不正确
2. 为去除新载玻片上的游离碱，应（　　）
   A. 用铬酸清洗液或10%盐酸　　B. 蒸馏水清洗

C. 直接烘干　　D. 氢氧化钙清洗

E. 无法判断

3. 一张良好的血涂片应符合的条件有（　　）

A. 呈舌状，头、体、尾分明　　B. 厚薄适宜，边缘整齐

C. 细胞分布均匀　　D. 四周留有空隙，并具备一定的面积

E. 以上均正确

B型题

（4~5题共用备用答案）

A. 枸橼酸钠　　B. EDTA–Na_2

C. EDTA–K_2　　D. 肝素钠

E. 双草酸盐

4. 凝血因子和血小板功能检测选用的抗凝剂最好是（　　）

5. 各种生化分析的血液抗凝选用的抗凝剂最好是（　　）

（6~9题共用）

A. 血膜呈断续的搓板状　　B. 血膜厚薄不变

C. 血膜厚　　D. 血膜过薄

E. 血膜边缘呈毛刷状

6. 推片时用力不均匀则（　　）

7. 推片速度太快则（　　）

8. 推片边缘不光滑则（　　）

9. 推片速度太慢则（　　）

任务三　瑞氏染色

一、任务技能点

（1）瑞氏染色的原理

（2）瑞氏染色的操作

二、任务导入

请对任务2中制备好的血涂片进行瑞氏染色。

三、任务指导书

（一）染料

1. 碱性染料 亚甲蓝、天青、苏木素等有色部分为阳离子，与细胞内的酸性成分，如DNA、RNA、特异的中性颗粒基质、某些细胞质蛋白等结合，主要用于细胞核染色。

2. 酸性染料 为阴离子染料，主要有伊红Y（eosin Y）和伊红B（eosin B），其有色部分为阴离子，与细胞的碱性成分如血红蛋白、嗜酸性颗粒及细胞质中的某些蛋白质等结合并染色。

3. 复合染料 阴离子染料伊红Y和伊红B特别适合与亚甲蓝、天青等作对比染色。两类染料混合，同时具有阴离子型、阳离子型的染料称复合染料。细胞染色后可获得红蓝分明、色泽艳丽的染色效果，如Wright染色、Giemsa染色。

（二）染色方法

1. Wright染色法

（1）染色原理 物理吸附与化学亲和作用：血涂片染色过程既有物理吸附作用，又有化学亲和作用。血细胞内不同结构所含有的化学成分不同，对各种染料的亲和力也不同。

碱性物质：与伊红结合染成红色，该物质称为嗜酸性物质，如血红蛋白及嗜酸性颗粒等。

酸性物质：与亚甲蓝结合而染成蓝紫色，该物质称为嗜碱性物质，如淋巴细胞胞质及嗜碱性颗粒等。

中性颗粒：呈等电状态，与伊红、亚甲蓝均结合，染成淡紫红色，为中性物质。

细胞核：主要由DNA和碱性强的组蛋白等组成，后者与伊红结合染成红色，但因细胞核中含有少量的弱酸性物质，与亚甲蓝作用染成蓝色，因含量太少，蓝色反应极弱，故细胞核被染成紫红色。

红细胞：①原始红细胞和早幼红细胞胞质含有较多的酸性物质，与亚甲蓝亲和力强，故染成较浓厚蓝色。②晚幼红细胞和网织红细胞含有酸性物质和碱性物质，既能与亚甲蓝结合，又能与伊红结合，故染成红蓝色或灰红色。③成熟红细胞的酸性物质完全消失，只与伊红结合，则染成橙红色。

（2）pH的影响 血细胞多种成分属于蛋白质。蛋白质为两性电解质，所带电荷随着溶液的pH而定。因此，血细胞染色对染液的pH十分敏感。染色时常用缓冲液（pH 6.4~6.8）来调节染色时的pH，以达到满意的染色效果。当染色时的pH小于蛋白质的等电点pI，蛋白质所带正电荷增多，易与伊红结合，染色结果偏红。反之，染色时的pH大于蛋白质的等电点pI，蛋白质所带负电荷增多，易与亚甲蓝或天青结合，染色结果偏蓝。

（3）试剂 Wright染液由伊红和亚甲蓝溶解于甲醇而成。甲醇的作用是①溶解伊红和亚甲蓝。②具有很强的脱水作用，可以固定红细胞形态，提高对染料的吸附作用，增强染色效果。

制备：Wright染料1.0g、甲醇（分析纯AR）600ml、甘油15ml。将全部染料放入清洁干燥的乳钵中，先加少许甲醇慢慢研磨，使染料充分溶解，再加少许甲醇混匀，然后将溶解的部分倒入洁净的棕色瓶内。乳钵内剩余未溶解的染料，再加少许甲醇细研，如此反复多次研磨，直至染料全部溶解，甲醇用完为止，再加15ml甘油密封保存。甘油可防止甲醇挥发，同时也可使细胞着色清晰。

磷酸盐缓冲液（pH 6.8）：磷酸二氢钾（KH_2PO_4）0.3g、磷酸氢二钠（Na_2HPO_4）0.2g、蒸馏水加至1000ml。配好后用磷酸盐溶液校正pH，塞紧瓶口储存。也可以配成10倍浓缩的储存液，应用时再稀释。

（4）染色　标记血涂片：在已制备好的血涂片一端用蜡笔编号。

加Wright染液：待血涂片干透后，用蜡笔在血涂片两端各划一条直线，以防染色时染液外溢。然后将血涂片平放于染色架上，滴加染液3~5滴。

加缓冲液：约1分钟后，滴加等量或稍多的缓冲液，轻轻摇动血涂片或用吸耳球对准血涂片加液处轻吹，使染液与缓冲液充分混合。

冲洗染液：染色5~10分钟后，用流动的蒸馏水从血涂片一端冲去染液。待血涂片干燥后，进行显微镜检查。

判断染色结果：正常情况下，良好的染色效果为：①血膜外观为淡紫红色。②低倍镜下，细胞分布均匀，结构清晰，着色良好。③红细胞呈粉红色，无染料沉渣，血细胞无人为形态变化。④白细胞胞质能显示各类细胞的特有色彩。白细胞核呈紫红色，染色质（chromatin）和副染色质（parachromatin）清晰，粗细松紧可辨。

2. Giemsa染色法

（1）染色原理　与Wright染色法基本相同。Giemsa染色法加强了天青的作用，提高了噻嗪类染料的效果。

（2）试剂　Giemsa染料1.0g、甘油66ml、甲醇66ml。将Giemsa染料1.0g全部倒入盛有66ml甘油的圆锥烧瓶内，在56℃的水浴锅中加热90~120分钟，使染料与甘油充分溶解混匀，然后加入60℃预热的甲醇，充分摇匀后放棕色瓶内，室温下静置7天，过滤后再使用。染液放置越久，其染色效果越好。

（3）染色　标记：在已制备的血涂片的一端用蜡笔编号。

固定：将干燥的血涂片用甲醇固定3~5分钟。

染色：将固定的血涂片置于被pH6.4~6.8磷酸盐缓冲液稀释10~20倍的Giemsa染液中，浸染10~30分钟，取出后用流水冲洗，干燥后备用。

3. Wright-Giemsa染色法　Wright-Giemsa染色法结合了Wright染色法和Giemsa染色法的优点。在Wright染液配方的基础上，每1.0g Wright染料添加0.3g Giemsa染料。染色步骤与Wright染色法相同。

（三）方法学评价

血涂片染色的方法学评价见表1-2-6。

表 1-2-6　血涂片染色的方法学评价

方法	评价
Wright染色法	最常用的染色法，尤其对胞质成分及中性颗粒等染色可获得满意的染色效果，但对细胞核的染色不如Giemsa染色法
Giemsa染色法	细胞核和寄生虫着色较好，结构显示更清晰，而胞质和中性颗粒则着色较差
Wright-Giemsa染色法	广泛使用的方法。所使用的缓冲液与Wright染色法相同。该法对血细胞胞核、胞质和胞质内颗粒均着色鲜艳，对比鲜明

（四）质量保证

染色的深浅与血涂片中细胞数量、血膜厚度、染色时间、染液浓度、pH密切相关。Wright染色的质量保证见表1-2-7。血涂片染色不佳的原因及纠正措施见表1-2-8。

表 1-2-7　Wright 染色的质量保证

项目	质量保证
染液质量	新配染色液的染色效果较差，放置时间越长亚甲蓝转变为天青越多，染色效果越好
时间与浓度	染液浓度低、室温低、细胞多、有核细胞多，则染色时间要长；反之，则染色时间要短
染色过程	血涂片应水平放置；染液不能过少，以免蒸发后染料沉淀；加染液后可用吸耳球轻吹，让染液覆盖全部血膜；加缓冲液后要让缓冲液和染液充分混合，两者比例为1：（1~1.5）
冲洗染液	①用流水将染液与缓冲液冲去，而不能先倒掉染液后再用流水冲洗，以免染料沉着于血涂片上，干扰检查 ②水流不宜太快，水压不宜过高 ③避免水流垂直冲到血膜上而导致血膜脱落 ④冲洗时间不能过长，以免脱色
脱色与复染	①染色过深：可用甲醇或Wright染液适当脱色，也可用清水冲洗或浸泡一定时间 ②染色过浅：可以复染，复染时应先加缓冲液，后加染液，或加染液与缓冲液的混合液，不可先加染液

表 1-2-8　血涂片染色不佳的原因及纠正措施

染色效果	原因	纠正措施
染色偏蓝	血膜偏厚、冲洗时间过短、冲洗用水的pH过高、染色时间长、贮存的染液暴露于阳光下	用含1%硼酸的95%乙醇溶液冲洗2次，再用中性蒸馏水冲洗，待干燥后显微镜检查
染色偏红	冲洗时间过长、冲洗用水的pH过低、贮存染液质量不佳、血涂片干燥前加封片	规范操作，中性蒸馏水、染液质量要好
染色偏浅	染色时间过短、冲洗时间过长	复染，先加缓冲液再加染液，或加染液与缓冲液的混合液，不可先加染液
染料沉积	染料沉淀、染液未过滤、血涂片被污染	用甲醇冲洗2次，并立即用水冲掉甲醇，待干燥后复染
蓝色背景	固定不当、血涂片未固定而贮存过久、使用肝素抗凝剂	注意血涂片的固定，使用EDTA抗凝静脉血

四、课后讨论

1. 请简述瑞氏染色的原理。
2. 请分析血涂片染色不佳的原因及纠正措施。

五、任务反馈

填写如下学生自评表。

任务：瑞氏染色

评价项目	评价标准	分值	得分
采血	采血操作熟练、规范	10	
推片	推片操作熟练、规范；血膜性状舌状、长度适宜、厚薄适宜	10	
干燥	正确干燥血涂片	10	
标记	用标记笔正确标记血涂片	10	
染色	确定染色范围；（滴加染液、计时、加缓冲液、混匀、冲洗）；干燥	40	
学习态度	学习态度端正	5	
协调能力	能针对出现的问题进行沟通协调并解决	5	
职业素质	操作严谨，实事求是	5	
生物安全意识	无菌操作意识强，医疗垃圾处理正确	5	
合计		100	

目标检测

参考答案

1. Wright染料是一种复合染料，其组成是（　　）
   A. 酸性伊红和碱性美蓝　　B. 碱性品红和碱性美蓝
   C. 甲基红和亚甲蓝　　D. 伊红和糊精
   E. 碱性伊红和酸性美蓝
2. 瑞特染色法的染色作用是（　　）
   A. 物理吸附　　B. 化学亲合
   C. 物理吸附和化学亲合　　D. 化学结合
   E. 物理性结合
3. 关于细胞成分的特性，正确的说法是（　　）
   A. Hb为碱性物质　　B. 中性颗粒为酸性物质

C. 细胞核蛋白为碱性物质

D. 嗜酸性颗粒为酸性物质

E. 淋巴细胞胞质为嗜酸性物质

4. 关于瑞氏染色后细胞着色情况，错误的叙述是（　　）

A. 中性颗粒为淡紫红色

B. 淋巴细胞胞质为蓝色

C. 单核细胞胞质为灰蓝色

D. 嗜酸性颗粒为橘红色

E. 嗜碱性颗粒为紫红色

5. 常用于固定血液涂片的固定液是（　　）

A. 甲醇

B. 75%酒精

C. 乙酸

D. 福尔马林

E. 乙醇

6. 瑞特染色最佳pH染色环境是（　　）

A. 5.4~5.8

B. 6.4~6.8

C. 7.4~8.4

D. 8.4~8.8

E. 9.4~9.8

7. 血片瑞特染色加缓冲液的主要目的是（　　）

A. 稀释染液，不致染色太深

B. 使细胞受色均匀

C. 改变细胞所带电荷，促进染色进行

D. 促进细胞着色，提高染色效果

E. 保证细胞受色时有恒定的最佳pH条件

8. 关于瑞特染色的步骤，下列正确的是（　　）

A. 血膜固定

B. 加瑞特染液，冲洗，再加缓冲液，冲洗待干

C. 加瑞特染液，立即再加等量缓冲液，待染一段时间后，倒去染液，冲洗待干

D. 加瑞特染液作用一定时间，再加等量缓冲液染作用一定时间，冲去染液，待干

E. A+D

9. 关于瑞特染色，错误的说法是（　　）

A. 室温越高，染色时间越短

B. 先倒去染液，再用流水冲洗

C. 细胞数量越多，染色时间越长

D. 染液浓度越高，染色时间越短

E. 用缓慢的流水冲去染液

10. 瑞特染色时，血片着色偏红，调整染色的方法是（　　）

A. 增高缓冲液pH

B. 降低缓冲液pH

C. 与缓冲液pH无关

D. 首先应更换染色液

E. 再稀释缓冲液

任务四　外周血白细胞形态

PPT

一、任务技能点

（1）血涂片的观察

（2）白细胞正常形态以及异常形态的辨认

二、任务导入

请对任务3中染好的血片进行白细胞形态的显微镜下检查，并做出检查报告指导。

三、任务指导书

由于各种白细胞的功能不同，其数量及形态变化所引起的临床意义也不同。在病理情况下，除白细胞总数和各类白细胞比例发生变化外，有时白细胞的形态也会发生改变，因此外周血白细胞形态检查具有重要意义。血涂片经Wright染色或Wright–Giemsa染色后在光学显微镜下检查，是血细胞形态检查的基本方法，临床应用极其广泛。

白细胞不是一个均一的细胞群。根据其形态、功能和来源部位可以分为三大类，即粒细胞、单核细胞和淋巴细胞。其中粒细胞又可根据胞质中颗粒的染色性质不同，分为中性粒细胞、嗜酸性粒细胞和嗜碱性粒细胞三种。

（一）外周血正常白细胞形态

外周血正常白细胞形态见图1–2–7。

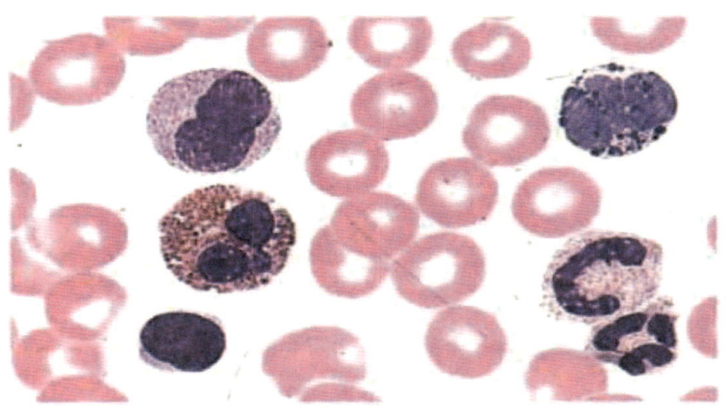

图1–2–7　外周血正常白细胞形态

1. 中性粒细胞 按照细胞核形态分为中性杆状核粒细胞和中性分叶核粒细胞。

中性杆状核粒细胞：胞体圆形，直径10~15μm，胞核呈杆状，染色质粗糙，深紫红色，胞质粉红色，含较多细小、均匀的紫红色颗粒（图1-2-8）。

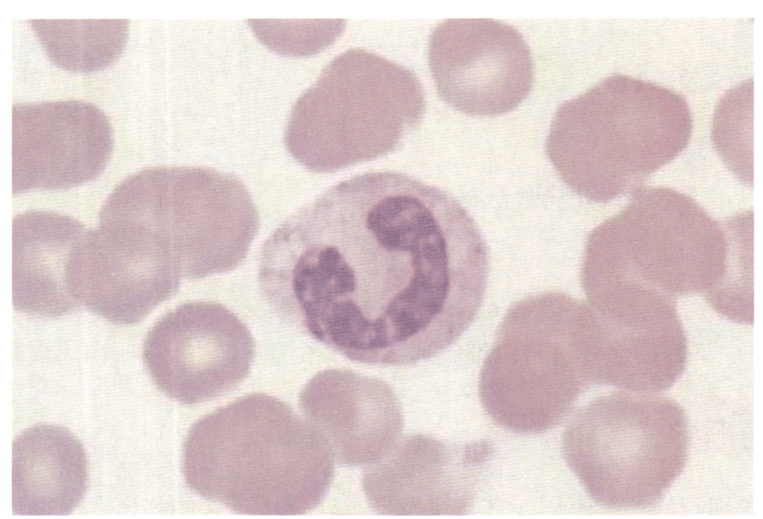

图1-2-8 中性杆状核粒细胞

中性分叶核粒细胞：胞体圆形，直径10~15μm，胞核呈分叶状，染色质粗糙，深紫红色，胞质粉红色，含较多细小、均匀的紫红色颗粒（图1-2-9）。

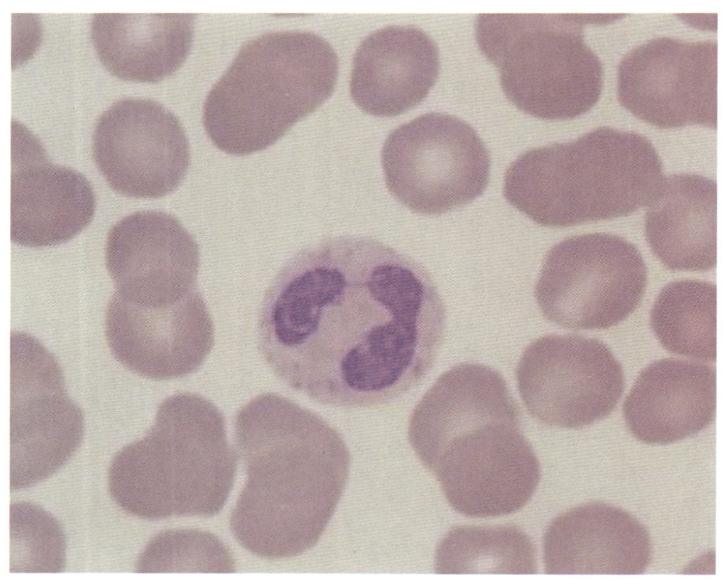

图1-2-9 中性分叶核粒细胞

2. 嗜酸性粒细胞 胞体圆形，直径13~15μm，胞核多分叶、眼镜形，核染色质粗糙，深紫红色胞质着色不清，充满粗大、整齐、均匀、排列紧密、有立体感的橘黄色颗粒（图1-2-10）。

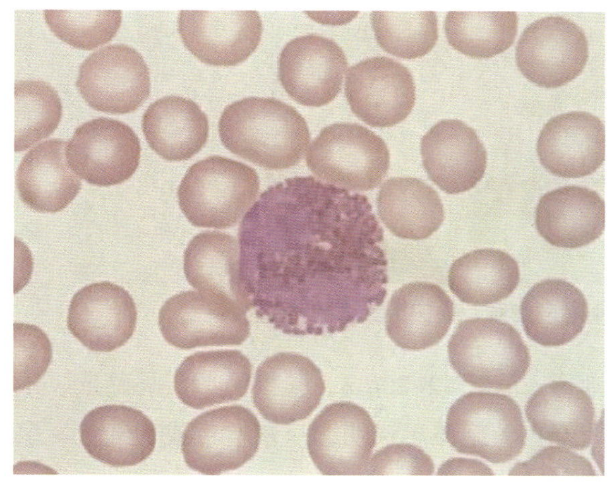
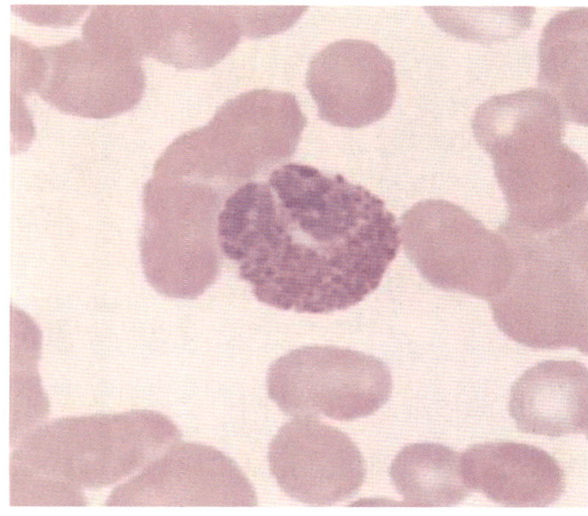

图 1-2-10　嗜酸性粒细胞

3. 嗜碱性粒细胞　胞体圆形，直径10~12μm，胞核形态因颗粒覆盖而模糊不清，染色质粗糙，深紫红色，胞质着色不清，含少量大小不均匀、排列不整齐的紫黑色颗粒，常覆盖细胞核及细胞边缘（图1-2-11）。

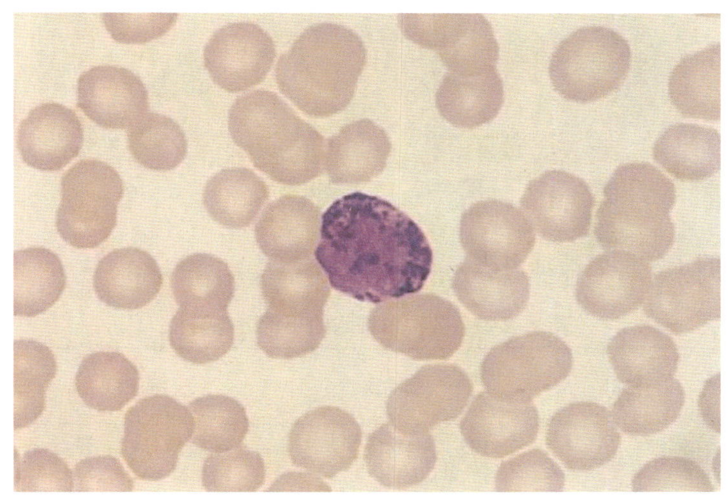

图 1-2-11　嗜碱性粒细胞

4. 淋巴细胞　胞体圆形、椭圆形，直径6~15μm，胞核圆形、椭圆形、肾形，染色质粗糙成块状，深紫红色，胞质透明、淡蓝色，可有少量粗大、大小不均的紫红色颗粒（图1-2-12）。

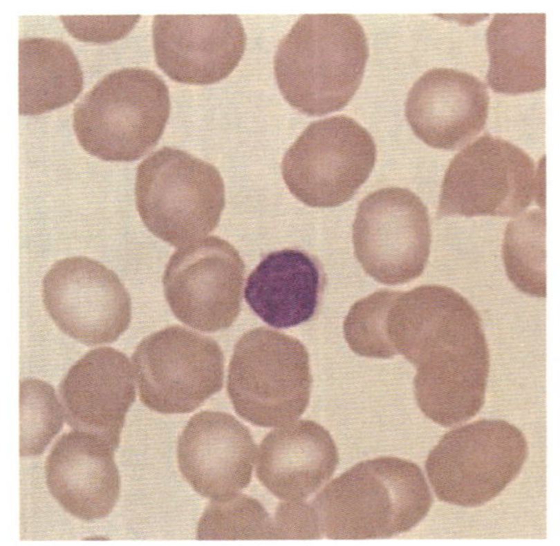
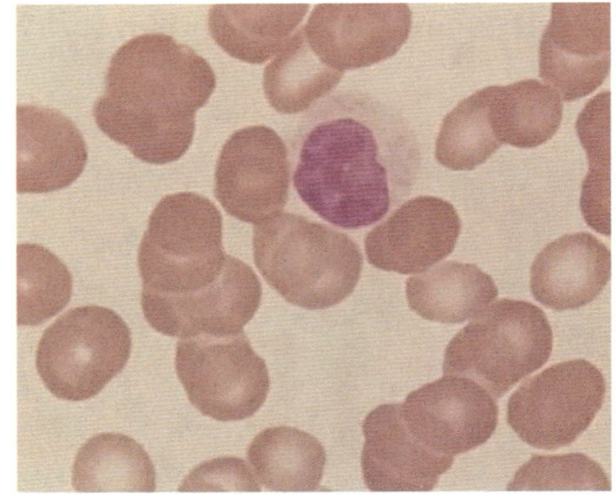

图 1-2-12　淋巴细胞（作图为小淋巴细胞，右图为大淋巴细胞）

5. 单核细胞　胞体圆形、椭圆形、不规则形，直径12~20μm，胞核肾形、马蹄形、不规则形，有扭曲折叠，染色质疏松网状，淡紫红色，胞质半透明，呈灰蓝色或灰红色，呈毛玻璃样，含细小、灰尘样紫红色颗粒（图1-2-13）。

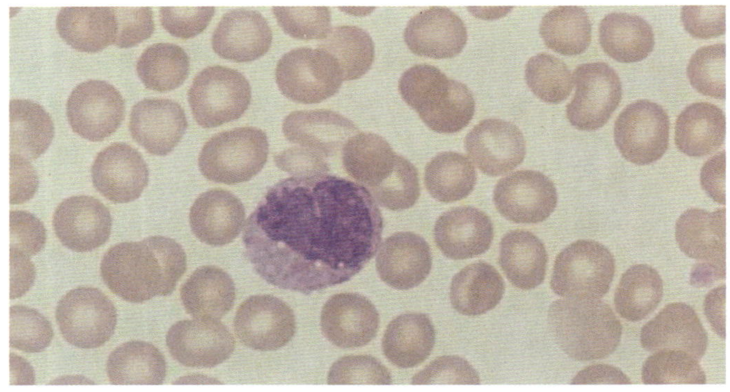

图 1-2-13　单核细胞

各种白细胞的正常形态特征见表1-2-9。

表 1-2-9　各种白细胞的正常形态特征

细胞	直径（μm）	形态	细胞质	细胞核	染色质
中性杆状核粒细胞	10~15	圆形	粉红色，颗粒量多、细小、均匀、紫红色	弯曲呈杆状、带状、腊肠样	粗糙，深紫红色
中性分叶核粒细胞	10~15	圆形	粉红色，颗粒量多、细小、均匀、紫红色	分2~5叶，以3叶核为主	粗糙，深紫红色
嗜酸性粒细胞	13~15	圆形	着色不清，橘黄色颗粒、粗大、整齐排列、均匀充满胞质	多分2叶，眼镜形	粗糙，深紫红色
嗜碱性粒细胞	10~12	圆形	着色不清，紫黑色颗粒、量少、大小不均、排列杂乱、可盖于核上	因颗粒遮盖而胞核不清晰	粗糙，深紫红色

续表

细胞	直径（μm）	形态	细胞质	细胞核	染色质
单核细胞	12~20	圆形、椭圆形或不规则形	半透明，灰蓝色或灰红色，颗粒细小、尘土样紫红色	肾形、山字形、马蹄形、扭曲折叠不规则形	疏松网状，淡紫红色，有膨胀和立体起伏感
淋巴细胞	6~15	圆形或椭圆形	透明、淡蓝色、多无颗粒，大淋巴细胞可有少量粗大、不均匀紫红色颗粒	圆形、椭圆形、肾形	深紫红色，粗糙成块，核外缘光滑

（二）外周血异常白细胞形态

1. 中性粒细胞异常形态

（1）中性粒毒性变化

大小不均：中性粒细胞的体积大小相差悬殊。

中毒颗粒：细胞浆内有粗大、着色深染的颗粒，常见于严重感染及大面积烧伤（图1–2–14）。

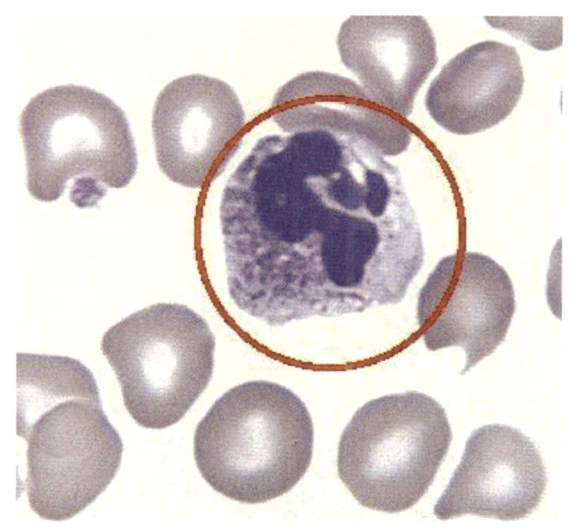

图 1–2–14　中毒颗粒

空泡形成：中性粒细胞内出现一个或数个空泡，是细胞受损后细胞质发生脂肪变性的结果。最常见于严重感染，特别是败血症。

杜勒小体（Dohle body）：细胞浆内显蓝色云雾状，梨形或者圆形，单个或多个，常位于细胞边缘。是中性粒细胞胞质因毒性性变而保留的嗜碱性区杜勒小体是核质发育不平衡的表现。常见于严重感染。

退行性变：细胞发生胞体肿大，结构模糊，边缘不清晰，核固缩肿胀、溶解等现象，见于衰老或病变细胞。

中性粒细胞核象变化：正常情况下，外周血中性粒细胞以分叶核为主，胞核常分为2~5叶。杆状核与分叶核的比例为1∶13。

核左移：外周血中性杆状核细胞增多或出现晚幼粒、中幼粒甚至早幼粒的现象。最常见于急性化脓性感染，急性中毒、急性溶血时也可见到。核左移程度与感染的严重程度和机体的抵抗力密切相关。

核左移根据其程度可分为轻、中、重三级。①轻度核左移：仅见杆状核粒细胞>6%。②中度核左移：杆状核粒细胞>10%并有少数晚幼粒、中幼粒细胞。③重度核左移（类白血病反应）：杆状核粒细胞>25%，出现更幼稚的粒细胞如早幼粒甚至原粒细胞，常伴有明显的中毒颗粒、空泡、核变性等改变。

核右移：外周血中性分叶核粒细胞增多，并以5叶以上的中性粒细胞大于3%的现象。核右移常伴有白细胞总数的减少，属造血功能衰退的表现。

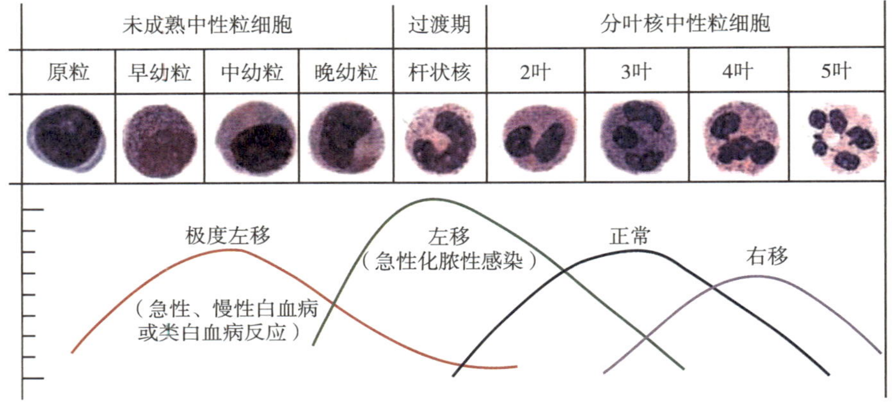

图 1-2-15　外周血白细胞核象变化

（2）中性粒细胞的其他异常形态

巨多核中性粒细胞：成熟中性粒细胞胞体增大，核分叶过多，常为5~9叶，甚至10叶以上，各叶大小差别很大，核染色质疏松（图1-2-16）。常见于巨幼细胞贫血或应用抗代谢药物治疗后。

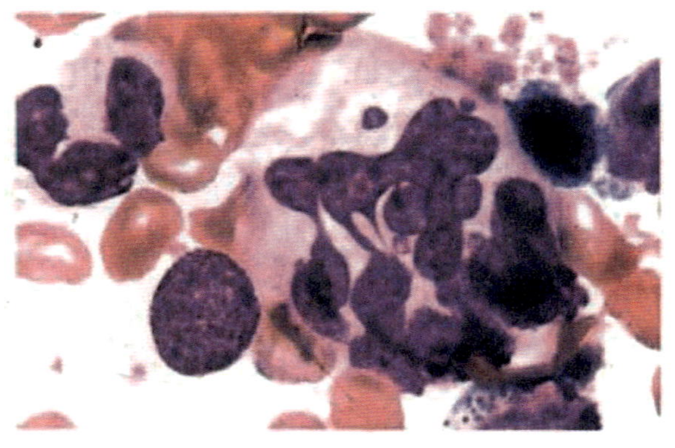

图 1-2-16　巨多核中性粒细胞

棒状小体：为白细胞胞质中出现的紫红色细杆状物质，一个或数个，长1~6μm（图图1-2-17）。出现数个棒状小体呈束状排列的细胞称为faggot细胞。棒状小体一旦出现即可拟诊为急性白血病，并有助于鉴别急性白血病的类型。急性粒细胞白血病和急性单核细胞白血病可见到棒状小体，而急性淋巴细胞白血病则无。

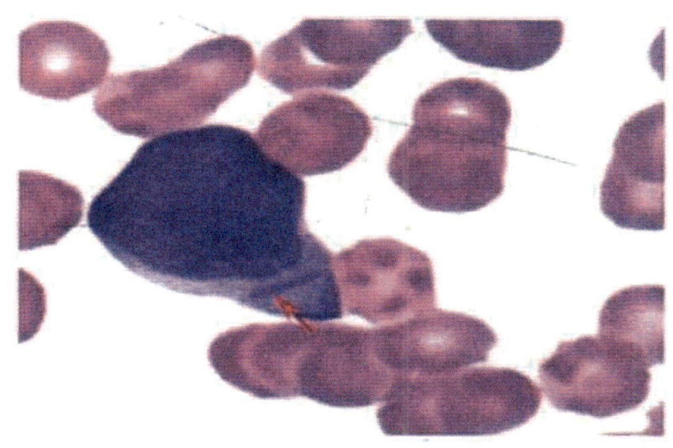

图 1-2-17　棒状小体

2. 淋巴细胞的异常形态　异常淋巴细胞是由病毒或者药物引起的形态变异淋巴细胞，在显微镜下可以看到其细胞体积变大，细胞核体积也增大，细胞颜色加深，出现空泡等。临床上有泡沫型、不规则型、幼稚型三种类型。

Ⅰ型（空泡型）：亦称浆细胞型，最为常见。其胞体比正常淋巴细胞稍大，多为圆形；核呈圆形、椭圆形、肾形或不规则形，染色质呈粗网状或不规则聚集呈粗糙的块状；胞质较丰富，深蓝色，一般无颗粒，含空泡或因具有多数小空泡而呈泡沫状。

Ⅱ型（不规则型）：亦称单核细胞型。胞体较Ⅰ型细胞明显增大，外形不规则，似单核细胞；核圆形或不规则，染色质不如Ⅰ型致密；胞质丰富，淡蓝或蓝色，有透明感，边缘处蓝色较深，可有少数嗜天青颗粒，一般无空泡。

Ⅲ型（幼稚型）：亦称未成熟细胞型。胞体较大，核大呈圆形或椭圆形；染色质呈细致网状，可有1~2个核仁；胞质量较少呈深蓝色，多无颗粒，偶有小空泡。

四、课后讨论

1. 白细胞形态镜下检查观察部位是哪里？

2. 白细胞形态学检查的复检规则是什么？

3. 画出白细胞的正常形态。

4. 画出白细胞的异常形态。

五、任务反馈

填写如下学生自评表。

任务：外周血白细胞形态检查

任务	外周血白细胞形态检查		
评价项目	评价标准	分值	得分
血涂片制备	涂片头体尾分明、厚薄均匀	15	
血涂片染色	染色清晰、细胞形态显示良好	15	
观察部位	选择细胞分布均匀、染色效果好的部位；一般在体尾交接处或片头至片尾的3/4区域	15	
观察细胞	镜下辨认外周血白细胞形态	30	
学习态度	学习态度端正	10	
协调能力	能针对出现的问题进行沟通协调、并解决	5	
职业素质	操作严谨，实事求是	5	
生物安全意识	无菌操作意识强、医疗垃圾处理正确	5	
合计		100	

目标检测

参考答案

1. 在瑞特染色血片中，细胞中等大小，胞核着色较浅，胞质量较少，呈淡红色，内含少量大小不一、排列不整的紫黑色颗粒，则可能是（　　）

A. 中性粒细胞　　B. 嗜碱性粒细胞

C. 嗜酸性粒细胞　　D. 大淋巴细胞

E. 单核细胞

2. 正常情况下，血涂片经染色后中性粒细胞核象最多见的是（　　）

A. 杆状核　　B. 二叶核

C. 三叶核　　D. 四叶核

E. 五叶核

3. 外周血中，中性分叶核粒细胞增多，同时分5叶核以上的细胞>3%者称（　　）

A. 核左移　　B. 核右移

C. 核变性　　D. 核棘突

E. 杜氏小体

4. 下列中性粒细胞毒性变化最常见的是（　　）

A. 中毒颗粒　　B. 空泡

C. 杜勒小体　　D. 退行性变

E. 核棘突

5. 不属于中性粒细胞中毒改变的是（　　）

A. 空泡变性　　B. H-J小体

C. 核固缩　　D. 中毒颗粒

E. 大小不均

6. DohlE小体主要由（　　）组成

A. RNA　　B. 变性脂蛋白

C. 变性珠蛋白　　D. 铁蛋白

E. 溶血性贫血

7. 下列物质与白细胞无关的是（　　）

A. LEC　　B. 中毒颗粒

C. 杜氏小体　　D. 特异性颗粒

E. 卡波环

8. 异型淋巴细胞可分为（　　）型

A. 1　　B. 2

C. 3　　D. 4

E. 5

任务五　白细胞分类计数

PPT

一、任务技能点

白细胞分类计数的操作及临床意义

二、任务导入

请根据“情境导入”中案例，将任务3制备好的血涂片进行观察并行白细胞分类计数。

三、任务指导书

外周血液白细胞（leukocyte）起源于骨髓的造血干细胞（hematopoietic stem cell，HSC），在骨髓多种造血生长因子的调控下，最终分化、发育、成熟并释放到外周血液。白细胞包括粒细胞（granulocyte，GRAN）、淋巴细胞（lymphocyte，L）和单核细胞（monocyte，M）

三大类。其中粒细胞又分为中性粒细胞（neutrophil，N）、嗜酸性粒细胞（eosinophil，E）和嗜碱性粒细胞（basophil，B）。而中性粒细胞因胞核的分叶情况不同又分为中性分叶核粒细胞（neutrophilic granvlocyte seqmented form）和中性杆状核粒细胞（neutrophilic granulocyte band form）。

目前，对粒细胞的生成、分化、成熟和释放的动力学过程了解较明确。根据细胞动力学的原理，可将粒细胞分化、发育和成熟的过程划分为干细胞池（stem cell pool）、分裂池（mitotic pool）、成熟池（maturation pool）、贮存池（storage pool）、循环池（circulating pool）和边缘池（marginal pool）。贮存池的杆状核及分叶核粒细胞仅有约1/20释放到外周血液中，大部分保存在贮存池内，以便不断地补充损耗及应激需要。

成熟粒细胞进入血液后约50%运行于血循环之中，构成循环池；另有50%则附着于血管内壁而形成边缘池。因此，白细胞计数结果仅反映了循环池的粒细胞数量变化。边缘池及循环池粒细胞之间保持着动态平衡，生理性特别是病理性因素可打破这种平衡，导致白细胞计数结果呈大幅度波动，并影响各种类型白细胞的比例。

白细胞分类计数（differential leukocyte count，DLC）是在显微镜下观察染色后血涂片上白细胞的形态，并进行分类计数，以求得各种白细胞的比值（百分率）和绝对值。由于不同类型的白细胞具有不同的生理功能，不同因素可导致其数量或形态发生变化。因此，直接了解白细胞形态或分类的变化，比了解白细胞总数更能反映机体的生理或病理状态。

白细胞分类计数的目的在于：①观察白细胞增多症、白细胞减少症、感染、中毒、恶性肿瘤、白血病或其他血液系统疾病的白细胞变化情况。②评估红细胞和血小板形态。

1. 检测原理　白细胞分类计数的方法有显微镜法和血液分析仪法。

显微镜法的检测原理是：将血液制备成血涂片，经Wright染色后，在油镜下根据白细胞形态特点逐个分类计数白细胞（一般计数100~200个），并观察其形态变化，然后求得各种白细胞的比值（百分率）。根据白细胞计数的结果，求得每升血液中各种白细胞的绝对值（绝对值=白细胞计数值 × 该种白细胞分类计数的百分率）。

2. 白细胞分类计数的方法学评价见表1-2-10。

表1-2-10　白细胞分类计数的方法学评价

方法	优点	缺点
显微镜法	①DLC的参考方法 ②分类较准确，能及时发现各种细胞形态的病理变化	费时，受血涂片质量和检验人员经验等影响，精密度较差。不适用于大量健康人群的筛检
血液分析仪法	①DLC筛检的首选方法 ②检测速度快，分析细胞多，重复性好，准确性高，易标准化 ③报告形式多样，有异常结果报警，提示诊断方向 ④可与全自动推片染片机连接	不能准确识别细胞类别和病理变化，只能作筛检，异常标本必须采用显微镜法复查

3. 质量保证

（1）计数误差　白细胞分类计数的计数误差与评价见表1–2–11。白细胞总数与分类白细胞数量的关系见表1–2–12。

（2）注意事项　白细胞分类计数的注意事项见表1–2–13。

表 1–2–11　白细胞分类计数的计数误差与评价

项目	误差与评价
血涂片制备	合格血涂片的血膜为楔形，约3cm × 2cm，表面光滑，两侧留有<0.3cm的空隙，中间有恰当大小（1.0~1.5cm）的阅片区
血涂片染色	染色后的细胞色彩鲜明，能显示出各种细胞特有的色彩，胞核结构和胞质颗粒清楚
观察部位	白细胞在血涂片中分布不均匀，应选择细胞分布均匀、染色效果好的部位（一般在体尾交界处或片头至片尾的3/4区域）进行分类 ①体部：主要是体积较小、密度较大的淋巴细胞 ②尾部和两侧：主要是体积较大、密度较小的单核细胞和粒细胞；异常大的细胞也常分布在尾部
分类的规律	①按照一定方向有规律地移动视野，一般以“城墙式”进行，避免重复、遗漏、主观选择视野 ②应避免分类血涂片边缘的细胞（血涂片边缘的大细胞偏多，无代表性）
分类细胞数量	DLC的准确性与分类计数的细胞数量有关，被计数的白细胞占白细胞总数的比例越大，误差越小。一般分类计数100~200个白细胞，其数量可根据白细胞总数而定

表 1–2–12　白细胞总数与分类白细胞数量的关系

白细胞总数（$\times 10^9$/L）	应分类白细胞数量（个）
3~15	100（1张血涂片）
>15	200（1张血涂片）
<3	50~100（2张血涂片）

表 1–2–13　白细胞分类计数的注意事项

项目	注意事项
观察全片	低倍镜观察血涂片，以判断其染色质量及细胞分布情况，并注意血涂片边缘及尾部有无异常细胞及寄生虫等
幼稚细胞	①分类计数中若发现异常或幼稚白细胞，应逐个分类计数和报告，并计入100个白细胞中 ②分类计数中见到幼稚红细胞，应逐个计数，但不计入100个白细胞内，而以分类100个白细胞时见到幼稚红细胞的数量来报告（X ∶ 100），并注明其所属阶段
其他细胞	注意观察成熟红细胞和血小板的形态、染色及其分布情况

（3）质量考核与评价　由于手工制备的血涂片上细胞分布不均匀，分类计数结果变化较大，很难对每张血涂片进行严格的质量控制。目前，尚缺乏统一的质量保证方法与措施，关键在于熟练操作技术、严格控制各个操作环节，尽量减少误差。

按照美国临床和实验室标准协会（CLSI）H20–A标准，检验人员必须对每张血涂片做

200个白细胞的分类计数，然后计算计数百分率的标准误，再计算95%可信限或采用现有的提供的白细胞分类计数95%可信区间，判断结果是否在可信限内。若结果不在可信区间内，表示标本处理过程或操作存在错误（如标本标识误差、制备血涂片不佳、检查区域不当或细胞分类错误）。在分析出可能的误差来源后，必须重新进行考核。

学者们统计得出，各种细胞在分类计数中所能达到的最低可信限（如从0%~100%），是随着分类细胞总数（如从100~10000个）的增加而增高。因此，在血液分析仪区分细胞类型准确的前提下，细胞分类的总数（以万计）远远大于手工分类（以百计）的总数，其最低可信限也明显高于手工法。同样，对手工法分类为1%的嗜碱性粒细胞来说，计数200个细胞的最低可信限（0.1%）高于计数100个细胞的最低可信限（0%）。

4. 参考区间 成人白细胞分类计数参考区间见表1-2-14。

表 1-2-14 成人白细胞分类计数参考区间

细胞	比值	百分率	绝对值（$\times 10^9$/L）
中性杆状核粒细胞	0.01~0.05	1~5	0.04~0.50
中性分叶核粒细胞	0.50~0.70	50~70	2.00~7.00
嗜酸性粒细胞	0.005~0.05	0.5~5	0.05~0.50
嗜碱性粒细胞	0~0.01	0~1	0~0.10
淋巴细胞	0.20~0.40	20~40	0.80~4.00
单核细胞	0.03~0.08	3~8	0.12~0.80

5. 临床意义

（1）白细胞总数与中性粒细胞　在外周血液中，由于中性粒细胞占白细胞总数的50%~70%，故其数量的增多或减少可直接影响白细胞总数的变化。因此，白细胞总数变化的临床意义与中性粒细胞数量变化的临床意义基本一致。但是，淋巴细胞、嗜酸性粒细胞等数量上的改变也会引起白细胞总数的变化。因此，若出现白细胞总数与中性粒细胞的数量关系不一致的情况，还应具体分析。

白细胞增多（leukocytosis）：指外周血液白细胞 $>10\times 10^9$/L。

白细胞减少（leukopenia）：指外周血液白细胞 $<4.0\times 10^9$/L。

中性粒细胞增多症（neutro cytosis）：指外周血液中性粒细胞绝对值 $>7.0\times 10^9$/L。

粒细胞减少症（granulocytopenia）：指外周血液中性粒细胞绝对值成人 $<2.0\times 10^9$/L，儿童>10岁者 $<1.8\times 10^9$/L。而<10岁者 $<1.5\times 10^9$/L。

粒细胞缺乏症（agranulocytosis）：指外周血液白细胞 $<2.0\times 10^9$/L，中性粒细胞绝对值 $<0.5\times 10^9$/L或消失。

白细胞或中性粒细胞生理性变化：白细胞或中性粒细胞生理性增多一般为暂时性的，

去除影响因素后则可恢复正常。这种变化与内分泌因素有关，主要是由于边缘池的白细胞进入循环池增多所致。增多的粒细胞大多为成熟的中性分叶核粒细胞，淋巴细胞和单核细胞也可增多，但一般不伴有白细胞质量的改变。

白细胞数量的生理性波动很大，白细胞计数结果在30%以内波动多无意义，只有通过定时和连续的观察才有诊断价值。

中性粒细胞生理性变化的意义如下。

年龄：出生时白细胞总数为（15~20）$\times 10^9$/L，生后6~12小时达（21~28）$\times 10^9$/L，然后逐渐下降，1周时平均为12 $\times 10^9$/L，婴儿期白细胞维持在10 $\times 10^9$/L左右。6~9天中性粒细胞与淋巴细胞大致相等，以后淋巴细胞逐渐增多，至2~3岁后又逐渐降低，而中性粒细胞逐渐增高，至4~5岁两者又基本相等，以后逐渐增高至成人水平。

日间变化：安静及放松时较少，活动和进食后较多；早晨较少，下午较多。1天之内变化可相差1倍。

运动、疼痛和情绪：脑力和体力劳动、冷热水浴、高温、严寒、日光或紫外线照射白细胞轻度增多；剧烈运动、剧痛和情绪激动时白细胞显著增多（可达35 $\times 10^9$/L）；刺激停止后较快恢复到原有水平。

妊娠、分娩：经期及排卵期可略增多；妊娠期，尤其妊娠5个月以后白细胞可达15 $\times 10^9$/L；分娩时因产伤、产痛、失血等刺激，可达35 $\times 10^9$/L，产后2周内可恢复正常。

吸烟：吸烟者平均白细胞总数高于非吸烟者30%，可达12 $\times 10^9$/L，重度吸烟者可达15 $\times 10^9$/L。

中性粒细胞增多症（neutrocytosis）：中性粒细胞病理性增多的原因很多。大致上可归纳为两大类，即反应性增多和异常增生性增多。另外，某些药物也可引起中性粒细胞增多，如乙酰胆碱、类固醇、洋地黄、肾上腺素、组胺、肝素等。

反应性增多：是机体对各种病理因素刺激产生应激反应，动员骨髓贮存池的粒细胞释放及（或）边缘池的粒细胞进入循环池所致。因此，增多的粒细胞大多为成熟的分叶核粒细胞或杆状核粒细胞。急性感染是中性粒细胞增多最常见的原因，其增多的程度与病原体的种类、感染的部位、感染的范围和严重程度以及机体的反应性有关。绝大多数细菌感染后的白细胞数量为（10~30）$\times 10^9$/L，超过30 $\times 10^9$/L提示深部感染或腹膜炎，超过50 $\times 10^9$/L时提示严重感染。

急性感染：细菌、某些病毒、真菌、螺旋体、立克次体及寄生虫感染等（白细胞增多最常见的原因）。

炎症：风湿性关节炎、风湿热、支气管炎、肾炎、肾盂肾炎、结肠炎、胰腺炎、甲状腺炎、皮炎等。

组织损伤：重外伤、大手术、大面积烧伤、急性心肌梗死（急性心肌梗死后1~2天，

WBC常增多，并可持续1周，借此可与心绞痛鉴别）。

血细胞破坏：严重血管内溶血（红细胞破坏）。

急性失血：消化道大出血、脾破裂，宫外孕破裂（血管收缩及脾脏释放存血，Hb、RBC尚未减少，WBC为早期诊断内出血的重要指标）。

恶性肿瘤：非造血系统恶性肿瘤，尤其是消化道恶性肿瘤（如肝癌、胃癌）和肺癌等（与肿瘤坏死产物刺激骨髓释放、肿瘤细胞产生促粒细胞生成素以及肿痛骨髓转移有关）。

急性中毒：代谢性、化学物质、药物、生物毒素等中毒（与趋化因子增多有关）。

一般情况下，轻度感染时，白细胞可正常，中性细胞略增高。中度感染：白细胞增高，中性细胞增高，可能的原因是轻度核左移及毒性改变机体反应性良好，骨髓细胞释放入血。重度感染，白细胞显著增高，中性粒细胞增高，伴明显核左移及毒性改变，可能原因是机体反应性良好，骨髓细胞释放入血。而极重度感染时，白细胞减少，中性粒细胞减少，并伴有明显核左移及毒性改变。反应机体反应性差，WBC大量聚集于内脏血管及炎症局部，预后差。

某些严重急性感染者可出现类白血病反应（leukemoid reaction），需要与白血病相鉴别。类白血病反应是机体对某些刺激因素所产生的类似白血病表现的血象反应。当刺激因素去除后，类白血病反应也逐渐消失。根据外周血液白细胞总数的多少，可将类白血病反应分为白细胞增多性（多见）和白细胞不增多性类白血病反应。根据增多的细胞类型可分为中性粒细胞型、嗜酸性粒细胞型类白血病反应。

异常增生性增多：系造血干细胞克隆性疾病，为造血组织中粒细胞大量异常增生并释放到外周血液所致，增多的粒细胞主要是病理性粒细胞或未成熟粒细胞，常伴其他细胞改变，如红细胞或血小板增多或减少。

异常增生性增多主要见于：①白血病：造血系统的恶性肿瘤，因造血组织中病理性白细胞大量异常增生并释放到外周血所致。常见于急性粒细胞白血病（急粒）和慢性粒细胞白血病（慢粒）。②骨髓增殖性疾病：为一组多能干细胞病变引起的疾病。

中性粒细胞减少症（neutropenia）：引起中性粒细胞减少的机制主要有：①中性粒细胞增殖和成熟障碍。②中性粒细胞在血液或组织中消耗或破坏过多。③中性粒细胞分布异常。

引起中性粒细胞减少的原因很多，其临床表现亦随着病因及粒细胞减少的严重程度而不同。当粒细胞 $<1.0\times10^9$/L时，极易发生感染；当粒细胞 $<0.5\times10^9$/L（急性粒细胞缺乏症）时，严重感染和疾病复发的危险性增加。患者出现发热、咽痛、口腔溃疡等感染症状，甚至引起败血症。临床上应根据病史鉴别是粒细胞缺乏引起的感染，还是严重感染所致的粒细胞缺乏。

在理化因素损伤中，药物诱导性中性粒细胞减少最常见，年发病率为（3~4）$/10^6$，儿童及年轻患者约占10%，老年患者约占50%。

（2）嗜碱性粒细胞　嗜碱性粒细胞（basophil，B）是由髓系干（祖）细胞分化为嗜碱性粒细胞祖细胞（CFU-B）后发育而来的，在骨髓及外周血液中的数量很少（0~1%）。其形态和功能与肥大细胞相似，主要参与超敏反应。嗜碱性粒细胞计数常用于慢性粒细胞白血病与类白血病反应的鉴别以及观察变态反应。

嗜碱性粒细胞增多：外周血液嗜碱性粒细胞绝对值>0.1×10^9/L。嗜碱性粒细胞增多的临床意义如下。

过敏性和炎症性疾病：食物、药物、吸入性过敏性反应；溃疡性结肠炎、荨麻疹、红皮病、风湿性关节炎等，可伴有白细胞或中性粒细胞增多。

嗜碱性粒细胞白血病：少见类型的急性白血病。白细胞数量可正常或增高，嗜碱性粒细胞可达30%~80%，伴幼稚型增多。

骨髓增殖性疾病：①慢性粒细胞病血病、真性红细胞增多症、原发性骨髓纤维化、原发性血小板增多症等。嗜碱性粒细胞轻度增高可作为骨髓增殖性疾病的一个早期征象。②外周血液嗜碱性粒细胞达10%~20%是慢粒的特征之一，若嗜碱性粒细胞突然>20%，预示病情恶化。

内分泌疾病：糖尿病、甲状腺功能减退症、雌激素治疗等。

其他：重金属（如铅、汞、铝等）中毒、系统性肥大细胞增多症、放射线照射，反映某些感染性疾病（如水痘、结核病）等。

嗜碱性粒细胞减少（basopenia）：由于嗜碱性粒细胞数量很少，其减少多无临床意义，可见于过敏性休克、促肾上腺皮质激素或糖皮质激素应用过量以及应激反应等。

（3）淋巴细胞　淋巴细胞（lymphocyte，L）是由骨髓多能造血干细胞分化为淋巴系干（祖）细胞后分化发育而来，主要分为T细胞、B细胞和自然杀伤细胞（natural killer cell）三大类。淋巴细胞是人体主要的免疫细胞，观察其数量变化，有助于了解机体的免疫功能状态，采用淋巴细胞直接计数比间接计数更有临床价值。

淋巴细胞增多（lymphocytosis）：是指外周血液淋巴细胞绝对值增多（成人>4.0×10^9/L；儿童：4岁以上>7.2×10^9/L，4岁以下>9.0×10^9/L）。淋巴细胞数量受某些生理因素的影响，如午后和晚上比早晨高；出生1周后婴儿淋巴细胞可达50%以上，可持续至6~7岁，后逐渐降至成人水平。淋巴细胞病理性增多的原因和意义如下。

感染性疾病：典型急性细菌感染的恢复期，某些病毒所致急性传染病，某些慢性感染如结核病的恢复期或慢性期等。

肿瘤性疾病：

①以原始及幼稚淋巴细胞增多为主：急性淋巴细胞白血病、慢性淋巴细胞白血病急性变。

②以成熟淋巴细胞增多为主：慢性淋巴细胞白血病、淋巴细胞性淋巴肉瘤等。

组织移植术后：排斥前期淋巴细胞绝对值增高，可作为监测组织或器官移植排异反应的指标之一。

某些血液病：再生障碍性贫血、粒细胞减少症及粒细胞缺乏症时淋巴细胞相对增高。

药物：阿司匹林、左旋多巴等。

淋巴细胞减少（lymphopenia）：是指外周血液淋巴细胞绝对值减少（成人$<1.0\times10^9/L$）。凡是导致中性粒细胞显著增高的各种原因，均可导致淋巴细胞相对减少。某些药物也可引起淋巴细胞减少，如门冬酰胺酶、苯丁酸氮芥、可的松、肾上腺素、尼克酸、氮芥、类固醇等。淋巴细胞减少的原因及意义如下。

流行性感冒：流行性感冒恢复期淋巴细胞减少。

HIV感染：HIV可选择件地破坏$CD4^+$细胞，导致$CD4^+$细胞明显减少，$CD4^+/CD8^+$比例倒置。

结核病：早期淋巴细胞减少，伴$CD4^+$细胞明显减少。若治疗有效，淋巴细胞可正常。

药物治疗：烷化剂（环磷酰胺等）可引起白细胞明显减少，伴淋巴细胞明显减少。停止治疗后，淋巴细胞减少可持续数年。

放射治疗：可破坏淋巴细胞，每天低剂量放疗比每周2次大剂量放疗产生的破坏力更强。

免疫性疾病：系统性红斑狼疮、类风湿关节炎、混合性结缔组织病、多发性肌炎，因机体产生抗淋巴细胞抗体，导致淋巴细胞破坏而减少。其减少的程度与抗体滴度相关。

先天性免疫缺陷症：各种类型的重症联合免疫缺陷症、共济失调性毛细血管扩张症、营养不良或锌缺乏，可引起不同程度的淋巴细胞减少。

（4）单核细胞　单核细胞（monocyte，M）来自骨髓多能造血干细胞分化的髓系干细胞和粒－单核系祖细胞。成人单核细胞占白细胞总数的3%~8%。骨髓释放入外周血液的单核细胞为成熟的单核细胞，在血液中停留3~6天后，逸出血管进入组织或体腔内，再经5~9天，发育为巨噬细胞，形成单核－巨噬细胞系统，其防御功能明显增强。

正常儿童外周血液单核细胞可较成人稍高，平均为9%；2周内的婴儿可达15%或更多；妊娠中、晚期及分娩时亦可增多，均为生理性增多。单核细胞增多（monocytosis）是指成人外周血液单核细胞绝对值$>0.8\times10^9/L$。单核细胞减少的意义不大。单核细胞计数增多的临床意义主要有：

感染：急性感染恢复期、慢性感染，如结核分枝杆菌、布鲁菌等感染，亚急性心内膜炎、伤寒等。

结缔组织病：系统性红斑狼疮、类风湿关节炎、混合性结缔组织病、多发性肌炎、结节性动脉炎。

血液病：急性、慢性单核细胞或粒－单核细胞白血病，淋巴瘤、多发性骨髓瘤、慢性淋巴细胞白血病、骨髓增生异常综合征、恶性组织细胞病、组织细胞增多症、溶血性贫血、粒细胞缺乏症的恢复期、特发性血小板减少性紫癜。

恶性疾病：胃癌、肺痛、结肠癌、胰腺癌。

胃肠道疾病：酒精性肝硬化、局限性回肠炎、溃疡性结肠炎、口炎性腹泻。

其他：化疗后骨幅恢复、骨髓移植后、粒细胞－单核细胞集落刺激因子（GM-CSF）治疗、药物反应、烷化剂中毒。

四、课后讨论

1. 请简述白细胞分类计数的质量保证。
2. 请分析中性粒细胞计数的临床意义。

五、任务反馈

填写如下学生自评表。

任务：白细胞分类计数

评价项目	评价标准	分值	得分
血涂片制备	涂片头体尾分明、厚薄均匀	15	
血涂片染色	染色清晰、细胞形态显示良好	15	
观察部位	选择细胞分布均匀、染色效果好的部位；一般在体尾交界处或片头至片尾的3/4区域	15	
分类规律	“城墙式”；避免分类血涂片边缘的细胞	20	
分类细胞数量	一般分类计数100~200个白细胞，其数量可根据白细胞总数而定	15	
学习态度	学习态度端正	5	
协调能力	能针对出现的问题进行沟通协调并解决	5	
职业素质	操作严谨，实事求是	5	
生物安全意识	无菌操作意识强，医疗垃圾处理正确	5	
合计		100	

目标检测

参考答案

1. 中性粒细胞与嗜酸性粒细胞的主要区别是（　　）

A. 细胞大小　　B. 核分叶多少

C. 胞质的颗粒　　D. 胞质染色不同

E. 核质粗糙程度

2. 在瑞特染色血片中，细胞中等大小，胞核着色较浅，胞质量较少，呈淡红色，内含少量大小不一、排列不整的紫黑色颗粒，则可能是（　　）

A. 中性粒细胞　　B. 嗜碱性粒细胞

C. 嗜酸性粒细胞　　D. 大淋巴细胞

E. 单核细胞

3. 三种粒细胞鉴别的主要依据是（　　）

A. 细胞大小　　B. 细胞的形态

C. 染色的深浅　　D. 胞质的颜色

E. 特异性颗粒

4. 一细胞呈圆形，直径约10μm，核呈椭圆形，染色质粗糙紧密，胞质少呈透明蓝色，胞质中可见少量嗜天青颗粒，应为（　　）

A. 单核细胞　　B. 淋巴细胞

C. 嗜酸性粒细胞　　D. 嗜碱性粒细胞

E. 中性粒细胞

5. 生理情况下，外周血中平均直径最大的白细胞通常为（　　）

A. 嗜酸性粒细胞　　B. 嗜碱性粒细胞

C. 中性杆状核粒细胞　　D. 中性分叶核粒细胞

E. 单核细胞

6. 下列白细胞中，核染色质细致、疏松如网状的细胞是（　　）

A. 中性粒细胞　　B. 淋巴细胞

C. 单核细胞　　D. 嗜酸性粒细胞

E. 嗜碱性粒细胞

7. 显微镜下鉴别细胞有困难最主要的原因是（　　）

A. 推片太薄　　B. 细胞太多

C. 细胞太少　　D. 染色不良

E. 血片厚薄不匀

8. 白细胞分类计数时，应在油镜下进行有秩序检查应选择的部位是（　　）

A. 头体部　　B. 体尾交界处

C. 体部　　D. 尾部

E. 以上都不是

9. 关于白细胞的分类计数，错误的是（　　）

A. 低倍镜下观察血涂片的染色质量及细胞分布情况

B. 油镜下观察胞质内的颗粒和核分叶情况

C. 若发现异常或幼稚的白细胞应逐个分类并报告

D. 若发现有核红细胞应逐个分类并报告所占白细胞的百分比

E. 应采用低倍镜观察涂片边缘及尾部有无巨大的异常细胞

任务六　嗜酸性粒细胞直接计数

PPT

一、任务技能点

1. 嗜酸性粒细胞显微镜直接计数法

2. 嗜酸性粒细胞临床意义

二、任务导入

在任务5的基础上，独立完成嗜酸性粒细胞直接计数并报告结果。

三、任务指导书

每升血液中嗜酸性粒细胞的数量，可以根据白细胞计数和白细胞分类计数结果间接求出。但由于嗜酸性粒细胞主要存在于骨髓和组织中，在外周血中数量和所占百分率一般很低，加之各种血细胞在血片上分布不均，通过换算得来的绝对值误差较大。为准确了解嗜酸性粒细胞的情况，多采用显微镜直接计数法。

嗜酸性粒细胞直接计数是用嗜酸性粒细胞稀释液将全血稀释一定倍数，并破坏红细胞和大部分其他白细胞，使嗜酸性粒细胞颗粒着色，混匀后滴入血细胞计数板内，计数一定范围内嗜酸性粒细胞数，换算成每升血液中嗜酸性粒细胞数。

1. 实验器材

（1）普通光学显微镜、血细胞计数板及专用盖玻片。

（2）试管、1.0ml刻度吸管、吸耳球、一次性20μl微量吸管、乳胶吸头。

（3）医用棉签或无菌棉球。

2. 试剂

（1）75%乙醇

（2）嗜酸性粒细胞计数稀释液：乙醇–伊红稀释液

组成：95%乙醇30ml，甘油10ml，碳酸钾1.0g，枸橼酸钠0.5g，20g/L伊红液10ml。

作用：乙醇为嗜酸性粒细胞保护剂，甘油可防止乙醇挥发，碳酸钾促使红细胞和其他白细胞溶解破坏，并增强嗜酸性粒细胞着色。枸橼酸钠是抗凝剂。伊红是嗜酸性染料，可使嗜酸颗粒着红色。本配方嗜酸性粒细胞着色鲜明，缺点是稀释液中含有较黏稠的甘油，细胞不易混匀，故在计数前必须充分振摇。

3. 标本 EDTA盐抗凝静脉血或末梢血。

4. 操作步骤

（1）加稀释液0.38ml。

（2）采血20μl。

（3）稀释血液，室温静置，待红细胞被完全溶解。

（4）充两侧池，静置2~3分钟，待细胞完全下沉到计数池底部时，于显微镜下进行计数。

（5）计数 低倍镜下（必要时用高倍镜）计数两个计数池中（中央及四角5个大方格）10个大方格内嗜酸性粒细胞数，计数范围见图1-2-18。

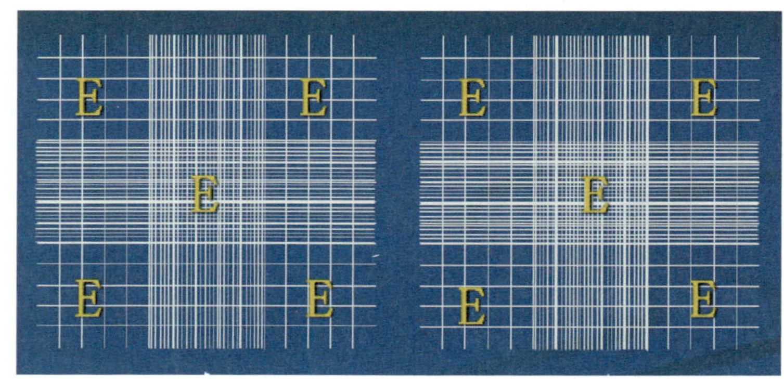

图1-2-18 嗜酸性粒细胞计数示意图

（6）计算与报告 嗜酸性粒细胞计数（/L）= 计得的10个大方格嗜酸性粒细胞数（N）× 20 × 10^6/L。结果报告嗜酸性粒细胞计数为X.XX × 10^9/L。

四、课后讨论

1. 嗜酸性粒细胞稀释液中乙醇、丙酮等试剂的作用是什么？
2. 嗜酸性粒细胞直接计数的临床应用有哪些方面？
3. 显微镜下如何区别嗜酸性粒细胞与未破坏的中性粒细胞？
4. 嗜酸性粒细胞直接计数的参考区间是多少？

五、任务反馈

填写如下学生自评表。

任务：嗜酸性粒细胞计数

序号	任务	操作要求	扣分标准	分值	得分
1	准备工作	着装整齐（穿白大褂，头发整齐）	着装不整	2	
		准备显微镜、计数板、盖玻片、纱布、胶吸头、微量吸管、试管、试管架、嗜酸性粒细胞稀释液、一次性采血针、无菌干棉球、75%酒精棉球、锐器盒、污物桶等，实训台面物品齐全，放置整齐	缺选物品，台面凌乱	5	
		5分钟内完成准备工作	准备时间超过5分钟	3	
2	准备稀释液	准确吸取0.38ml稀释液至小试管	吸取量不准确	5	
3	准备微量吸管	微量吸管与胶吸头相连	连接处漏气	2	
4	选择采血部位	左手中指或环指指尖内侧	采血部位选择不当	3	
5	按摩采血部位	轻轻按摩采血部位，使其自然充血	未按摩皮肤	2	
6	消毒皮肤	75%酒精棉球擦拭采血部位	未消毒或消毒方法不正确	3	
7	固定	左手拇指和示指固定采血部位使皮肤绷紧	未固定或固定方法不正确	5	
8	针刺	右手持一次性采血针垂直皮肤迅速刺入，深度2~3mm，立即出针	进针方法不正确，深度不适宜	5	
9	拭去第1滴血	血液自然流出或轻轻挤压流出，用干棉球拭去第1滴血	未拭去第1滴血	5	
10	吸血	再次轻轻挤压，用微量吸管准确吸取20μl血液，擦去管外余血。如血液流出不畅，自远端挤压	吸取血量不准确，挤压方法不当，未擦管外余血	5	
11	止血	采血结束后，用干棉球压迫止血3min	未止血	3	
12	稀释血液	将血液放至稀释液底部，用上清液清洗吸管3次，混匀标本	排出血液时冲混稀释液，未清洗吸管3次，稀释后产生大量气泡，未混匀标本	5	
13	准备计数板	清洁计数板和盖玻片	计数板不干净，盖玻片横放	2	
14	充池	一次成功	有气泡，充液过多、过少或移动盖玻片	2	
15	静置	静置3~5分钟，待细胞下沉	未静置或静置时间不够	3	
16	调拭显微镜	下降载物台，调低聚光器	显微镜调试不正确	5	
17	计数	低倍镜计数两侧计数池10个大方格中的嗜酸性粒细胞数，压线细胞计数原则数上不数下、数左不数右	使用高倍镜计数，计数范围不正确，细胞辨认不王确，压破盖玻片	5	
18	原始记录	写出10个大方格中的嗜酸性粒细胞数	计数不准确	10	
19	计算	写出计算公式	计算方法错误	5	
20	结果报告	按要求报告X.XX × 10^9/L	报告方式不正确	5	
21	二次重复计数误差	± 10%以内	超过 ± 10%	5	
22	全过程质量控制	出现重大失误，操作不合格	出现凝血，取血不准确，血液进入胶吸头		

续表

序号	任务	操作要求	扣分标准	分值	得分
23	文明操作	用过医疗垃圾（一次性试管、微量吸管、棉球、纱布、拭镜纸）分类放入锐器盒和普通污物缸	医疗垃圾分类未分类放置或分类错误，未倒废液	5	
		保护器材，生物安全防护	器材损坏，血液污染		
		操作结束清理工作台，物品放到指定位置	不清理，物品没放到指定位置		
合计				100	

参考答案

目标检测

1. 关于嗜酸性粒细胞的特性，下列不正确的是（　　）

A. 具有较弱的吞噬作用和变形运动

B. 杀菌能力比中性粒细胞强

C. 对组胺、抗原抗体复合物、肥大细胞释放的嗜酸性粒细胞趋化因子等有趋化性

D. 能分泌组胺酶灭活组胺，减轻某些过敏反应

E. 能吞噬抗原抗体复合物

2. 嗜碱性粒细胞明显增多可见于（　　）

A. 急性粒细胞性白血病　　B. 急性淋巴细胞性白血病

C. 慢性粒细胞性白血病　　D. 慢性淋巴细胞性白血病

E. 急性单核细胞性白血病

3. 注射ACTH和肾上腺素后，都可使嗜酸性粒细胞下降达100%，属于（　　）

A. 正常情况

B. 肾上腺皮质功能正常，垂体前叶功能不良

C. 垂体功能亢进

D. 垂体前叶功能正常，肾上腺皮质功能不良

E. 肾上腺皮质功能亢进

4. 正常血涂片白细胞分类计数，嗜酸性粒细胞占（　　）

A. 20%~40%　　B. 2%~4%

C. 5%~10%　　D. 0%~5%

E. 0.5%~5%

5. 能使嗜酸性粒细胞着色的成分是（　　）

A. 伊红　　B. 乙醇

C. 甘油　　D. 碳酸钾

E. 枸橼酸钠

6. 中性粒细胞与嗜酸性粒细胞的主要区别是（　　）

A. 细胞大小的不同
B. 核分叶的不同
C. 胞浆着色的不同
D. 胞浆颗粒的不同
E. 核型的不同

7. 嗜酸性粒细胞胞质中颗粒性质为（　　）

A. 中性颗粒
B. 酸性颗粒
C. 碱性颗粒
D. 嗜天青颗粒
E. 中毒颗粒

8. 嗜酸性粒细胞直接计数的临床意义与（　　）无关

A. 观察肾上腺皮质功能
B. 观察肠寄生虫病的预后
C. 观察手术和灼伤患者预后
D. 观察急性传染病的预后
E. 观察垂体前叶的功能

9. 关于嗜酸性粒细胞的生理功能，正确的是（　　）

A. 分泌组胺酶灭活组胺，减轻某些过敏反应
B. 有较强的杀菌能力，对机体有重要的保护作用
C. 在细胞颗粒中含有高浓度的组胺
D. 主要与免疫功能有关
E. 有辅助淋巴细胞参与免疫反应的作用

10. 在瑞特染色血片中，嗜酸性粒细胞胞质中颗粒染色呈（　　）

A. 淡蓝色
B. 紫红色
C. 紫黑色
D. 橘红色
E. 粉红色

任务七　红斑狼疮细胞检验

PPT

一、任务技能点

（1）标本的制备和处理

（2）红斑狼疮细胞的形态特点及临床意义

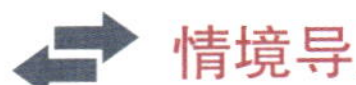

情境导入

情境描述 患者，女性，25岁。2个月前无明显原因出现反复口腔溃疡，疼痛不明显。后出现面部暗红色皮疹。伴间断发热，体温在38℃左右。轻咳、无痰，无咽痛，无腹痛、腹泻，无尿频、尿急、尿痛，不挑食。有明显脱发，睡眠正常。既往对紫外线过敏，偶有双膝关节肿痛，无结核病史。月经正常，无毒物及放射线接触史，近期未去过疫区。无遗传病家族史。

讨论 1. 该患者初步诊断为什么疾病？

2. 检查应做哪些项目？

二、任务指导书

（一）检验方法

1. 原理 SLE患者的血清中存在红斑狼疮因子（LE因子）。红斑狼疮因子属于一种IgG型自身抗体（抗核抗体），在体外可使白细胞退化，导致细胞核染色质失去正常结构，变成游离肿胀的圆形或椭圆形云雾状的均匀性物质，称为“游离均匀体”；均匀体可吸引吞噬细胞（常为中性粒细胞）在其周围形成“花形细胞簇”，最后被其中一个吞噬细胞吞噬形成红斑狼疮细胞（LE细胞）。

形成LE细胞需要以下3个条件。

（1）患者血清中存在LE因子，这是形成LE细胞的首要条件。

（2）受损或退变的细胞核，即被LE因子作用的核。通常为中性粒细胞或淋巴细胞的核。

（3）具有吞噬活性的白细胞，通常为中性粒细胞，亦可是单核细胞或嗜酸粒细胞。

2. 形态特征

（1）前期 LE因子在体外作用于已受损的白细胞数分钟后，白细胞核即开始肿胀、溶解成前期LE细胞，之后胞膜消失，胞质崩溃，核呈淡红色云雾状均匀体，游离于血中。

（2）花簇期 由于LE因子的调理作用，吸引若干具有完整形态并具吞噬功能的中性粒细胞，围绕在均匀体周围呈花簇样，称花形细胞簇。

（3）吞噬期 均匀体完整地被中性粒细胞所吞噬，形成LE细胞。典型的LE细胞，即中性粒细胞吞噬一个或多个肿胀、染深紫红色云雾状的均匀体，细胞本身的核被挤到一边，保持正常的染色质结构，染深紫红色，在均匀体周围可见少量淡紫红色胞质。

此外，LE细胞的形成还需要适当的温度和补体参与。其中受损细胞核和吞噬细胞均无特异性，利用本人或他人的均可。

LE细胞检验在显微镜下可见到3种形态（游离均匀体、花形细胞簇和吞噬体），只有见到典型的吞噬体（即均匀体完整地被中性粒细胞吞噬），方可报告“查到LE细胞”。

3.操作步骤　LE细胞的检查方法较多，有血块法、脱纤维蛋白法、血浆法、滴血法等。一般认为血块法与脱纤维蛋白法阳性率较高，下面对血块法的操作方式进行叙述。

（1）采血凝固　取静脉血2~3ml，置小试管内，室温待其凝固。

（2）捣碎血块　用竹签捣碎血块，提供受损细胞核。

（3）离心孵育　以相对离心力RCF 177g（1000r/min）离心5~10分钟，使白细胞适当集中，置37℃孵育2小时。

（4）离心分层　再将白细胞层吸至试管内，以RCF 1600g（3000r/min）离心10分钟。

（5）涂片染色　小心吸取红细胞上面的白细胞层涂片2~4张，干燥后，瑞氏染色镜检。

4.报告方式　用“找到LE细胞”和“未找到LE细胞”来报告阳性和阴性结果。若仅见游离均匀体或花形细胞簇，不能作为找到LE细胞的依据，须反复检查，找到典型的LE细胞方能报告找到LE细胞。

5.注意事项

（1）采血后应立即检查，不能搁置过久，以免由于细胞破坏造成假阴性。

（2）孵育时间为37℃ 2小时，若时间过短，阳性率低；孵育时间过长，细胞容易退变，增加识别难度。

（3）为了提高阳性率，应多检查几张涂片，特别注意涂片的尾部和边缘，最好先用低倍镜观察全片，高倍镜寻找再用油镜鉴定。

（4）注意与果馅细胞（Tart细胞）区别。果馅细胞是中性粒细胞或单核细胞吞噬了衰老退变的细胞核后形成。其特征是被吞噬的细胞核尚有完整的染色质结构和染色特性，即使有退行性变，也多染色较深，无均匀感，无明显肿胀，吞噬细胞的胞质量丰富，核被挤现象不明显。

（二）方法学评价

LE细胞检验费时费力，阳性率低，且受操作人员水平的影响；但由于该法不需特殊试剂和仪器，在临床上应用多年。该法逐渐被免疫检验指标所取代。目前主要通过检验血液中的自身抗体，如抗核抗体（ANA）、抗双链DNA（抗dsDNA）、抗单链DNA（抗ssDNA）等对SLE进行辅助诊断。

（三）质量保证

1.标本处理　采血后应立即检验，不能放置过久，否则游离均匀体或LE细胞退化，造成出现假阴性结果。

2.孵育温度和时间　应控制在37℃ 2小时为宜，时间过长或过短均不利于LE细胞的形成，导致出现假阴性结果。

3.与果馅细胞区别　果馅细胞多为单核细胞吞噬淋巴细胞核所形成，被吞噬的核仍保持原有细胞核的结构和染色特点。果馅细胞在骨髓涂片和血涂片中偶可见到，无诊断意义。

（四）参考区间

阴性。

（五）临床意义

在SLE活动期，LE细胞的阳性率一般为70%~90%，通常在疾病活动期容易找到，缓解期或激素治疗后不易找到。除SLE外，其他自身免疫性疾病，如类风湿关节炎、硬皮病、活动性肝炎等也可见到LE细胞，因此发现LE细胞，必须结合患者的临床表现，才能诊断SLE。另外，未找到LE细胞，并不能排除患SLE的可能，应进一步作其他有关的免疫学检验。

知识链接

红斑狼疮（gystemic lupus erythematomus，SLE）是一种原因不明、累及多个系统和器官的自身免疫性疾病总称，90%病例为女性，尤其是育龄期妇女。自从1948年Hargraves在给SLE患者进行骨髓穿刺涂片时发现红斑狼疮细胞（LE cell细胞）以来，LE细胞检查可作为诊断筛查的重要指标之一。

红斑狼疮最具特征性的症状为面颊部出现蝶形红斑。而除皮肤损害以外，红斑狼疮的病变还可累及多脏器和系统。红斑狼疮目前仍缺乏根治手段，但通过早期诊断及规范性的综合治疗，本病的预后可明显改善。绝大多数患者病情可控制，能正常工作、生活、生育等。

三、课后讨论

红斑狼疮的辅助诊断有哪些？

四、任务反馈

填写如下学生自评表。

任务：红斑狼疮细胞检验

评价项目	评价标准	分值	得分
血块法找狼疮细胞	正确使用血块法找狼疮细胞	20	
	正确报告检验结果	20	
	正确分析检验结果的意义	20	
SLE的其他辅助诊断方法	了解自身抗体检测对SLE的辅助诊断意义	20	

续表

评价项目	评价标准	分值	得分
学习态度	学习态度端正	5	
协调能力	能针对出现的问题进行沟通协调并解决	5	
职业素质	操作严谨，实事求是	5	
生物安全意识	无菌操作意识强，医疗垃圾处理正确	5	
合计		100	

目标检测

参考答案

（1~3题共用题干）

系统性红斑狼疮（SLE）是一种自身免疫性结缔组织病。LE细胞检查，可作为诊断筛选指标之一。

1.形成LE细胞必须具备的决定性条件是（　　）

A. 患者血清存在LE因子　　B. 具备有吞噬能力的细胞

C. 受累或退变的细胞核　　D. 补体活化

E. 免疫功能健全

2.检查LE细胞较简便的方法是（　　）

A. 血块法　　B. 脱纤维蛋白法

C. 血浆法　　D. 血清法

E. 血滴法

3.报告LE细胞阳性结果，必须找到（　　）

A. 均匀体　　B. 花形细胞簇

C. 退化变性中性粒细胞　　D. 吞噬细胞

E. 典型LE细胞

书网融合……

微课2

微课3

重点小结

习题

项目三　红细胞检验技术

学习目标

1. 掌握　红细胞的生理性变化、病理性变化以及临床意义；血红蛋白测定、血细胞比容测定、红细胞沉降率的实验原理；红细胞检验技术的质量控制及保证。

2. 学会进行红细胞计数、血小板计数、血红蛋白测定、红细胞沉降率测定、血细胞比容测定等操作；识别外周血红细胞形态；识别外周血血小板的形态；进行网织红细胞计数。

3. 树立检以求真，验以求实的学习态度。

情境导入

情境描述　患者，男，25岁。入院后行血常规项目检查，结果显示如下。

检验项目：血常规-五分类;超敏C反应蛋白测定

序号	项目名称	结果	单位	参考范围
1	白细胞计数(WBC)	13.0↑	10^9/L	4-12
2	中性粒细胞百分比(NEU%)	26.3↓	%	40-75
3	淋巴细胞百分比(LYM%)	65.5↑	%	20-50
4	单核细胞百分比(MON%)	5.9	%	3-10
5	嗜酸粒细胞百分比(EOS%)	1.8	%	0.4-8.0
6	嗜碱粒细胞百分比(BAS%)	0.5	%	0-1
7	中性粒细胞绝对值(NEU#)	3.42	10^9/L	1.40-7.13
8	淋巴细胞绝对值(LYM#)	8.49↑	10^9/L	0.7-4.75
9	单核细胞绝对值(MON#)	0.77	10^9/L	0.11-0.95
10	嗜酸性粒细胞绝对值(EOS#)	0.23	10^9/L	0.01-0.76
11	嗜碱性粒细胞绝对值(BASO#)	0.06	10^9/L	0-0.10
12	红细胞计数(RBC)	4.56	10^12/L	3.5-5
13	血红蛋白(HGB)	64↓	g/L	110-150
14	红细胞压积(HCT)	25.6↓	%	33.5-45
15	红细胞平均体积(MCV)	56.1↓	fL	82-100
16	平均血红蛋白含量(MCH)	14.0↓	pg	27-34
17	平均血红蛋白浓度(MCHC)	250↓	g/L	316-354
18	红细胞变异系数(RDW-CV)	22.6↑	%	11.6-14
19	红细胞分布宽度标准差(RDW-(	42.0	fL	35-56
20	血小板计数(PLT)	571↑	10^9/L	125-350
21	血小板平均体积(MPV)	----	fL	6.5-12
22	血小板分布宽度(PDW)	----	%	9-17
23	血小板压积(PCT)	----	%	0.108-0.282
24	超敏C反应蛋白(CRP)	<1.00	mg/L	<10

备注：结果已复检。

讨论　检验科实习生该如何对红细胞相关检验项目的异常结果进行复核？

任务一　认识红细胞形态

PPT

一、任务技能点

（1）血涂片制备

（2）瑞氏染色

（3）辨认红细胞正常形态以及异常形态

二、任务导入

“情境导入”中案例结果显示，该患者红细胞多个参数异常。请对该患者血液进行红细胞形态的显微镜下检查，并作出检查报告。

三、任务指导书

观察外周血红细胞形态和着色程度的改变，有助于贫血的诊断和鉴定诊断。把血液制成细胞分布均匀的血涂片，瑞氏染色后观察红细胞形态特征，对疾病有辅助诊断意义。

采集毛细血管血或静脉抗凝血一小滴，置于载玻片上，制成薄膜经瑞氏染色后显微镜下油镜观察。

（一）正常红细胞形态

正常红细胞呈双凹圆盘状，大小比较一致，平均直径为7.2μm（6.7~7.7μm），如图1-3-1经瑞氏染色后，成熟红细胞呈粉红色或者淡红色，血红蛋白充盈良好，呈正色素性、向心性淡染，中央部位为生理性淡染区，大小为红细胞直径的1/3~2/5，胞质内无异常结构。

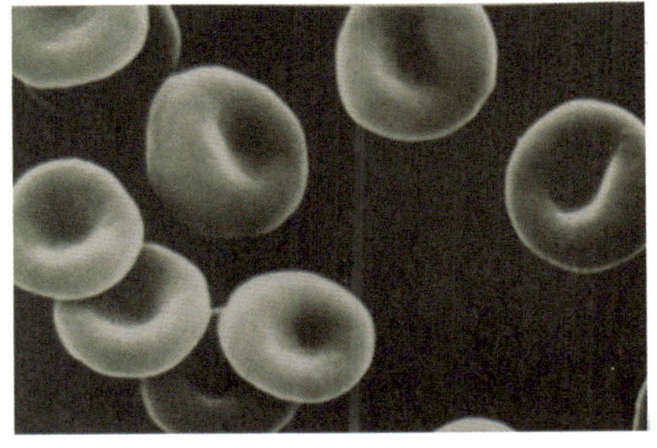

图 1-3-1　正常红细胞形态

正常红细胞常见于正常人，也可见于急性失血性贫血、部分再生障碍性贫血等。

（二）异常红细胞形态

常见的异常红细胞形态可分为红细胞大小异常、形态异常、血红蛋白含量与分布异常、结构和排列异常。在排除人为因素后，血涂片中出现异常形态红细胞，且数量增多，常提示病理性改变。

1. 大小异常 正常红细胞大小较为一致，在各种贫血时，红细胞可出现大小不一。

（1）大红细胞 凡直径 >10μm 者称大红细胞（图 1-3-2）。

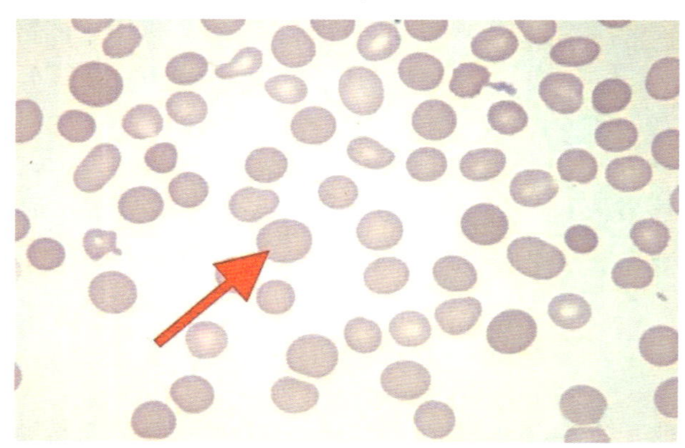

图 1-3-2 大红细胞

直径 >15μm 者称巨红细胞。常见于巨幼细胞贫血、肝脏疾病等。

（2）小红细胞 直径 <6μm 者称小红细胞（图 1-3-3）。多见于缺铁性贫血等。

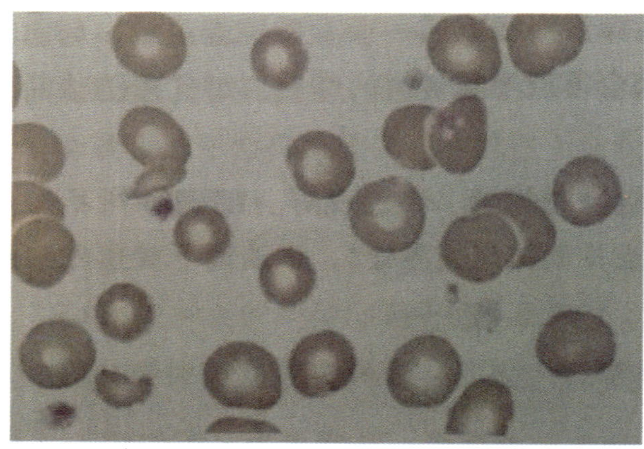

图 1-3-3 小红细胞

（3）红细胞大小不均 常见于严重的增生性的贫血（图 1-3-4）。

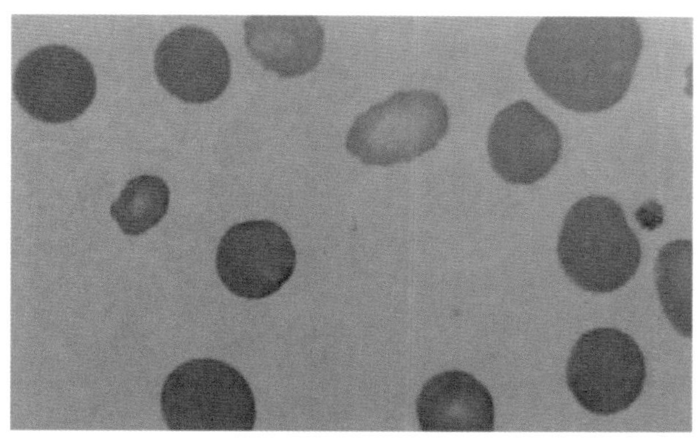

图 1-3-4 红细胞大小不均

2.形态异常

（1）球形红细胞 红细胞直径通常<6μm，因而呈小圆球形，细胞中心区血红蛋白含量较正常红细胞多，常见于遗传性球型红细胞增多症、自身免疫性溶血性贫血、异常血红蛋白病等（图1-3-5）。

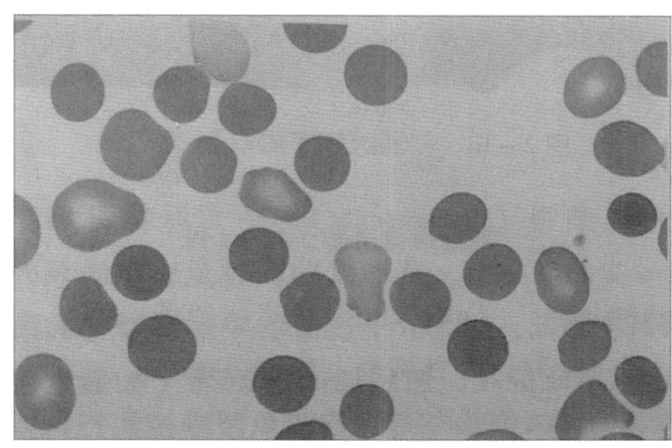

图 1-3-5 球形红细胞

（2）椭圆形红细胞 红细胞呈椭圆形，有时可有畸形，正常人血液中也可见到，但最多不超过15%，此种红细胞增多常见于遗传性椭圆形红细胞增多症，一般要高于25%~50%才有诊断价值；大细胞性贫血时可达25%，其他各类贫血都可有不同程度的增多（图1-3-6）。

（3）靶型红细胞 比正常红细胞扁薄，中心有少许血红蛋白，部分可与周围的血红蛋白连接，边缘部染色较中央深，呈靶状，常见于珠蛋白生成障碍性贫血、严重缺铁性贫血、一些血红蛋白病、肝病、脾切除后及阻塞性黄疸等（图1-3-7）。

（4）镰形红细胞 细胞狭长似镰刀，也可呈麦粒状或冬青叶样，主要见于遗传性镰形红细胞增多症（图1-3-8）。

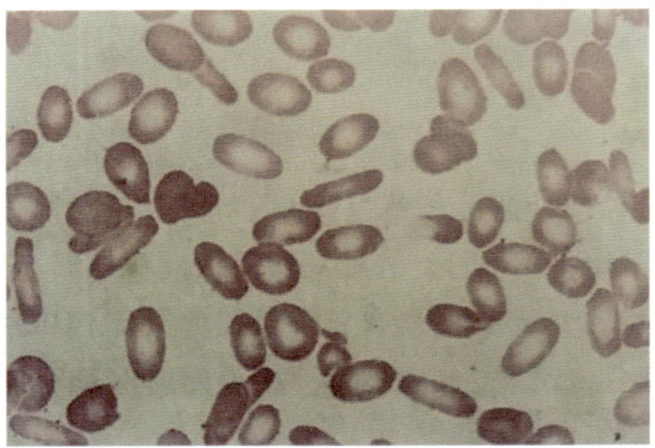

图 1-3-6 椭圆形红细胞

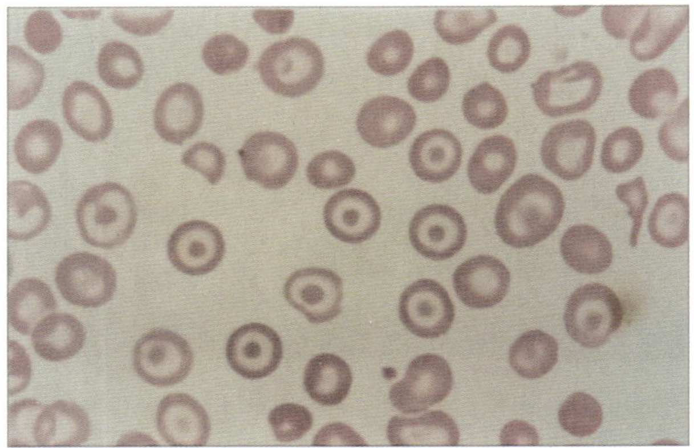

图 1-3-7 靶形红细胞

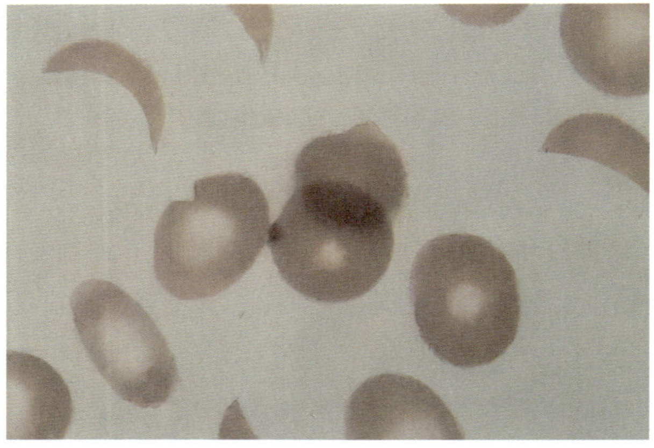

图 1-3-8 镰刀型红细胞

（5）口型红细胞　红细胞淡染区呈裂口状狭孔，正常<40%，增高见于口形红细胞增多症、急性乙醇中毒（图1-3-9）。

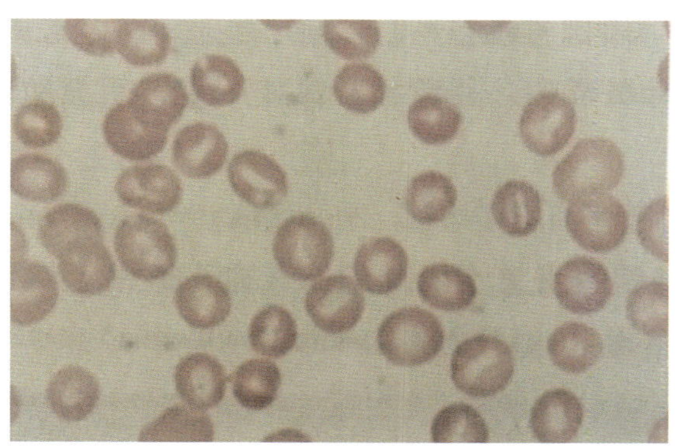

图 1-3-9　口形红细胞

（6）棘形红细胞　带刺状红细胞，见于棘细胞增多症（遗传性血浆 β 脂蛋白缺乏症）时，棘红细胞可达70%~80%，也可见于严重肝病或制片不当（图1-3-10）。

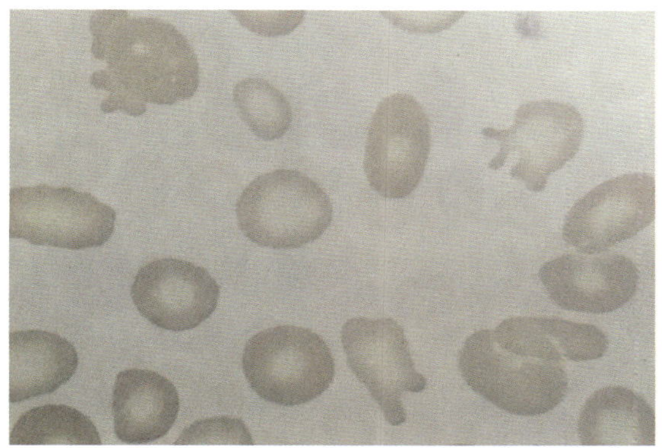

图 1-3-10　棘形红细胞

（7）锯齿细胞　也称短棘形细胞，细胞突起较棘细胞短，但分布较均匀，主要见于尿毒症、微血管病性溶血性贫血、丙酮酸激酶缺乏症、阵发性睡眠性血红蛋白尿症等（图1-3-11）。

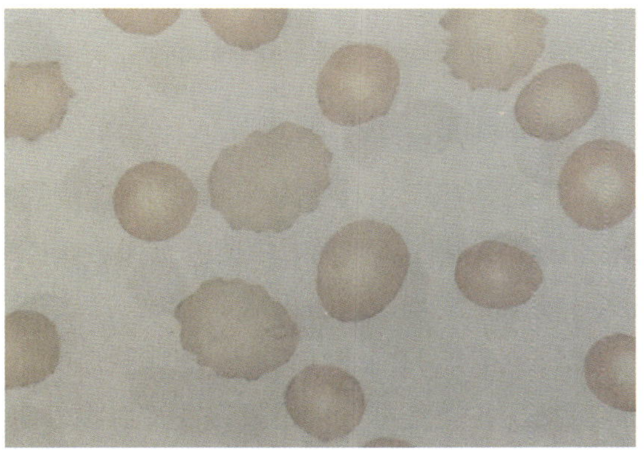

图 1-3-11　锯齿状红细胞

（8）裂红细胞　是指红细胞碎片，包括盔形红细胞等，多见于DIC和心源性溶血性贫血等，也可见于化学中毒、肾功能不全、血栓性血小板减少性紫癜等（图1-3-12）。

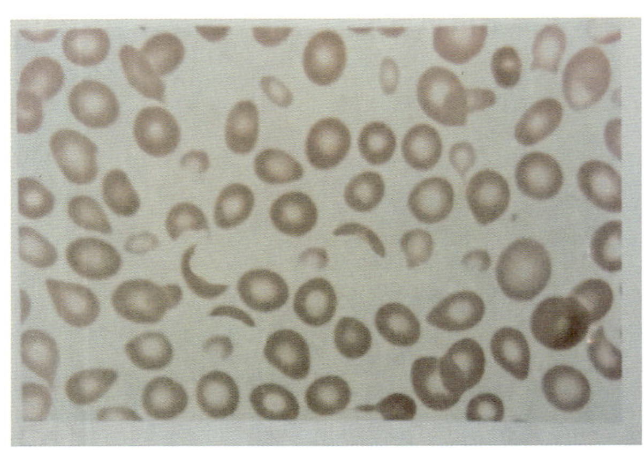

图1-3-12　裂红细胞

3.染色异常

（1）低色素性红细胞　红细胞中心淡染区扩大，呈环状红细胞，多见于缺铁性贫血、地中海贫血及其他血红蛋白病等（图1-3-13）。

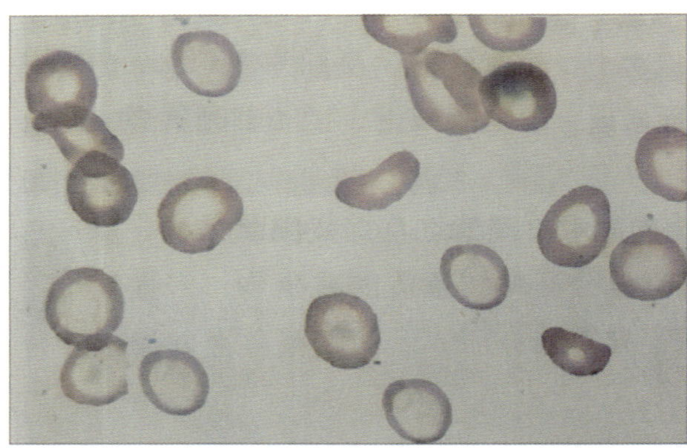

图1-3-13　低色素性红细胞

（2）高色素性红细胞　红细胞中心淡染区缩小乃至不见，系红细胞内血红蛋白含量增高所致，着色较深。若红细胞体积减小，则为球形红细胞，见于遗传性球形红细胞增多症；若红细胞体积增大，多见于溶血性贫血及大细胞性贫血等（图1-3-14）。

（3）嗜多色性红细胞　红细胞经瑞氏染色染成灰蓝色、灰红色、淡灰色，胞体较正常红细胞稍大，这是一种尚未完全成熟的网织红细胞，胞质除血红蛋白外，还残存着多染性物质，提示骨髓增生活跃，见于各类贫血（再生障碍性贫血除外）和白血病，尤以溶血性贫血最为多见（图1-3-15）。

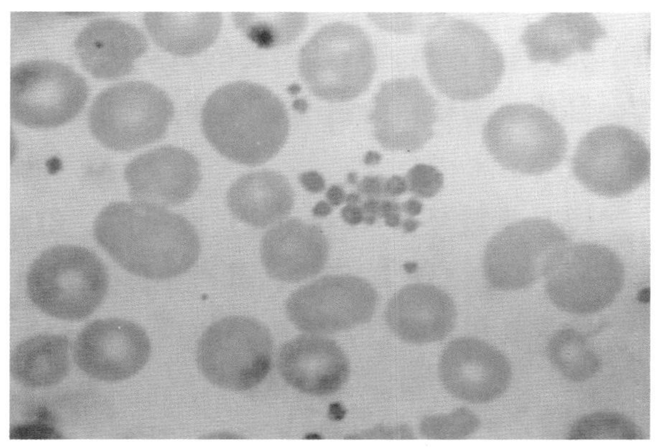

图 1-3-14　高色素性红细胞

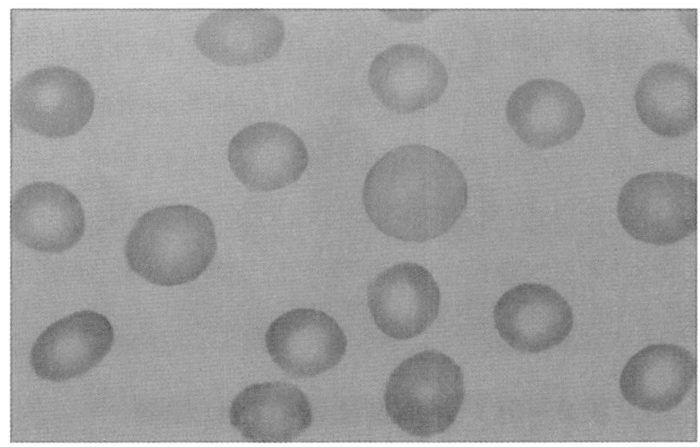

图 1-3-15　多色素性红细胞

4.结构异常

（1）嗜碱性点彩红细胞　成熟红细胞内有散在的深蓝色嗜碱性颗粒，表示贫血时骨髓再生旺盛或有紊乱现象，某些重金属中毒时可大量出现（图1-3-16）。

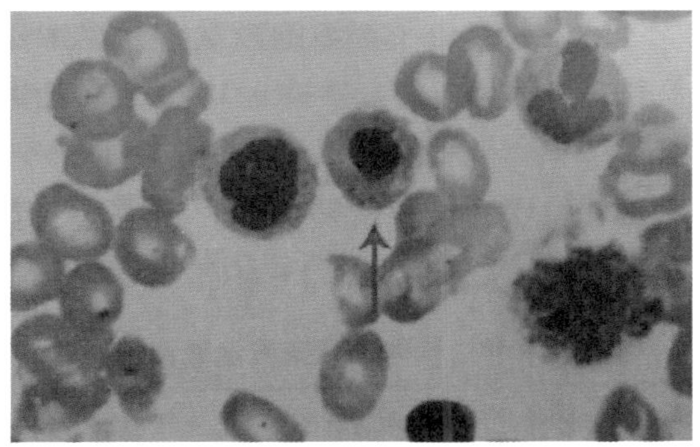

图 1-3-16　嗜碱性点彩红细胞

（2）卡波环　成熟红细胞内含有染成紫红色的细线状环，呈圆形或“8”字形，见于恶性贫血、溶血性贫血、铅中毒等（图1–3–17）。

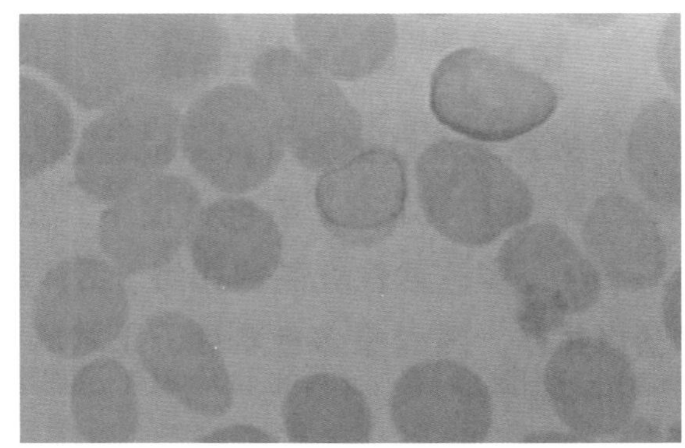

图 1–3–17　红细胞异常形态（卡波环）

（3）染色质小体　成熟红细胞中含有紫红色圆形小体，直径1~2μm，大小不等，数量不一，已证实是核的残余物质。见于增生性贫血、脾切除后、巨幼细胞性贫血、恶性贫血等。

（4）有核红细胞　正常成人血片中不会出现，新生儿出生1周内可能有少量有核红细胞，溶血性贫血、急慢性白血病、红白血病、髓外造血及严重缺氧等在外血片中常见到有核红细胞（图1–3–18）。

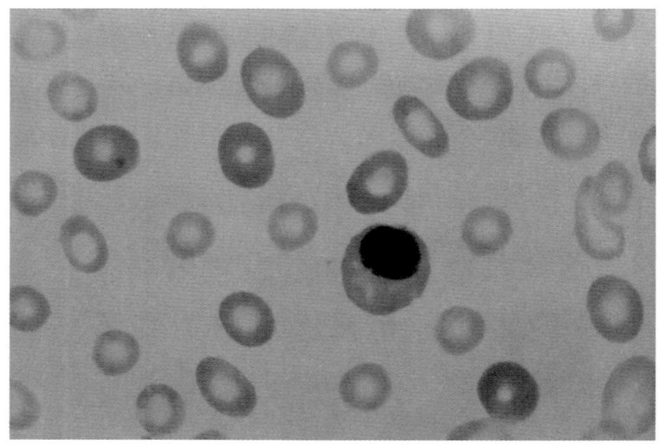

图 1–3–18　外周血液的有核红细胞

5. 红细胞排列异常

（1）红细胞缗钱状形成　红细胞重叠如缗钱状，是由于血浆纤维蛋白原和球蛋白含量增高，减弱了红细胞之间的相互斥力，致红细胞凝集。常见于多发性骨髓瘤、巨球蛋白血症等（图1–3–19）。

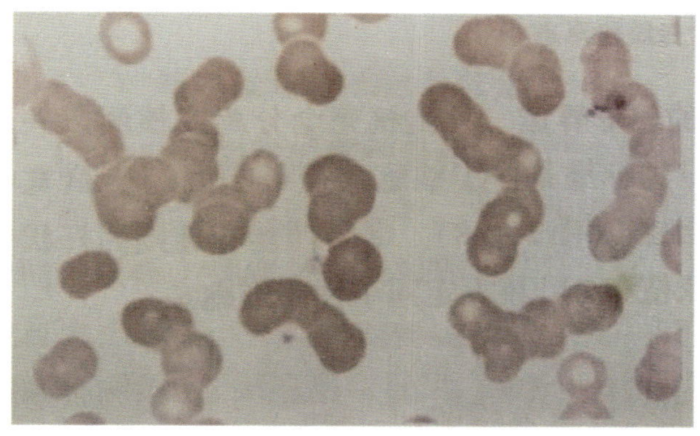

图 1-3-19　红细胞缗钱状

（2）红细胞自凝　红细胞出现凝集、凝集成堆成团现象，为冷凝素或免疫因素等所致，见于冷凝素综合征、自身免疫性溶血性贫血。

红细胞大小异常的临床意义见表1-3-1，红细胞形态异常的临床意义见表1-3-2，人为因素造成的红细胞形态异常见表1-3-3。

表 1-3-1　红细胞大小异常的临床意义

异常红细胞	形态改变	可能机制	临床意义
小红细胞（microcyte）	直径<6μm	①中央染色过浅：Hb合成障碍 ②中央淡染区消失（球形红细胞）	缺铁性贫血、珠蛋白生成障碍性贫血、遗传性球形红细胞增多症
大红细胞（macrocyte）	直径>10μm，中央染色深	①早期脱核的年轻RBC ②叶酸及维生素缺乏 ③胞膜胆固醇/磷脂酰胆碱比值增加	④RBC生成加速 ⑤巨幼细胞贫血、溶血性贫血等 ⑥肝病、脾切除后
巨红细胞（megalocyte）	直径>15μm	同上	巨幼细胞贫血、肝病
细胞大小不均（anisocytosis）	RBC之间直径相差1倍以上	骨髓造血功能紊乱、造血调控功能减弱	严重增生性贫血（尤为巨幼细胞贫血）

表 1-3-2　红细胞形态异常的临床意义

异常红细胞	形状改变	可能机制	临床意义
球形红细胞（spherocyte）	直径<6nm，厚度常>2.6pm，似小圆球状，无中心淡染区	RBC膜先天性或后天性异常而部分丢失，表面积/体积比值减小	遗传性球形红细胞增多症（>20%），自身免疫性溶血性贫血、异常血红蛋白病（HbS、HbC病）
椭圆形红细胞（elliptocyte）	RBC短径/长径>0.78pm，椭圆形、杆形	与细胞骨架蛋白异常有关	遗传性椭圆形红细胞增多症（>25%） 各种溶血性贫血
靶形红细胞（target cell）	中央深染，外围苍白，边缘又深染，呈靶状或牛眼状	Hb组成和结构变异 脂质异常	各种低色素性贫血，尤其珠蛋白生成障碍性贫血 阻塞性黄疸、脾切除后、肝病

续表

异常红细胞	形状改变	可能机制	临床意义
口形红细胞（stomatocyte）	生理性淡染区呈扁平状，形似张开的嘴巴或鱼口	细胞膜先天性缺陷，Na* 通道异常，细胞内钠显著增高	遗传性口形红细胞增多症（>10%）溶血性贫血及肝病
镰形红细胞（sickle cell）	镰刀状	缺氧时，HbS溶解度降低，形成长形/尖形结晶体，使胞膜变形	镰状细胞性贫血
棘红细胞（acanthocyte）	细胞表面针状或指状突起，尾端略圆，间距、长宽不等	磷脂代谢异常：胞膜胆固醇/磷脂酰胆碱比值增加	严重肝细胞疾病先天性俱脂蛋白缺乏症偶见McLeod表型脾切除后慢性饥饿神经性厌食
锯齿状红细胞（echinocyte）	细胞周边呈钝锯齿形，突起排列均匀、大小一致，外端较尖	可能为膜脂质异常	尿毒症、丙酮酸激酶缺乏症、红细胞内低钾、胃癌、出血性溃疡
泪滴形细胞（teardrop cell/dacrocyte）	泪滴样或梨状	RBC含有Heinz小体或包涵体 RBC膜某点粘连拉长	骨髓纤维化（多见）、其他贫血（少见）、骨髓病性贫血
角形红细胞（keratocyte/helm cell/bite cell）	细胞表面有数个粗大的角样大突起，形态不一	RBC受到机械损害	DIC，血管内纤维沉积症、微血病性溶血性贫血、肾小球肾炎、尿毒症和移植后
裂片红细胞（schistocyte/fragmented red）	大小不一，外形不规则	RBC通过因阻塞而狭小的微血管所致	DIC、微血管病性溶血性贫血、严重烧伤
红细胞形态不整（poikilocytosis）	RBC形态发生无规的明显改变	原因未明，可能与化学因素或物理因素有关	某些感染或严重贫血，最常见巨幼细胞贫血
新月形红细胞（meniscocyte）	新月形，直径约为20pm，着色极淡	蒸馏水实验：RBC内渗透压高，水分吸入使体积胀大，推片时细胞破裂	某些溶血性贫血，如PNH

表 1-3-3　人为因素造成的红细胞形态异常

人为原因	红细胞形态异常
制备血涂片不当	棘形红细胞、皱缩形红细胞、缗钱状红细胞等
染色不当	嗜多色性红细胞
血涂片末端附近	长轴方向一致的假性椭圆形红细胞
使用非疏水性载玻片	口形红细胞
抗凝剂浓度过高，或血液标本久置	锯齿状红细胞
血涂片干燥过慢，或固定液中混有水分	面包圈杨样红细胞

表 1-3-4　红细胞内血红蛋白含量异常的临床意义

异常红细胞	形态改变	可能机制	临床意义
低色素性（hypochromia）	生理性淡染区扩大，染色淡	Hb 含量明显减少	缺铁性贫血、珠蛋白生成障碍性贫血、铁粒幼细胞性贫血、某些血红蛋白病
高色素性（hyperchromia）	生理性淡染区消失，整个RBC着色较深	Hb 含量增高	巨幼细胞贫血、溶血性贫血
嗜多色性（polychromasia）	RBC呈淡灰蓝色或灰红色，胞体略大，相当于活体染色的网织红细胞	胞质内少量RNA与Hb并存，提示骨髓造血功能活跃	各种增生性贫血（尤其是溶血性贫血）

表 1-3-5　红细胞结构异常及排列异常异常的临床意义

异常红细胞	形态改变	可能机制	临床意义
豪焦小体（Howell-Jolly body）	胞质内含1~2μm的暗紫红色圆形小体	核碎裂或溶解后所剩残余部分，常与卡波环同时存在	脾切除、无脾症、脾萎缩、脾功能低下红白血病和某些贫血患者；巨幼细胞贫血、溶血性贫血
卡波环（Cabot ring）	胞质内紫红色细线圈状结构，呈环形或“8”字形	核膜或纺锤体的残余物胞质中脂蛋白变性	恶性贫血、溶血性贫血、铅中毒、白血病、巨幼细胞贫血、增生性贫血和脾切除后
嗜碱性点彩红细胞（basophilic stippling cell）	胞质内灰蓝色点状颗粒，形态大小不一、多少不等	金属损伤红细胞膜，使嗜碱性物质凝集、变性Hb合成时原卟啉与亚铁结合受阻	铅中毒、珠蛋白生成障碍性贫血
有核红细胞（nucleated erythrocyte）	幼稚红细胞	代偿性释放或释放功能紊乱	溶血性贫血、白血病、严重缺氧、骨髓转移性肿瘤
缗钱状形成（rouleaux formation）	红细胞重叠，如缗钱状	血浆中纤维蛋白原和球蛋白含量增高，减弱了红细胞间相互排斥力	多发性骨髓瘤、巨球蛋白血症等
红细胞自凝（self-agglutinating）	红细胞出现聚集、凝集成堆或成团现象	冷凝集素或免疫性因素等	冷凝集素综合征、自身免疫性溶血性贫血

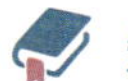

知识链接

红细胞的特性

正常成熟红细胞无核，呈双凹圆碟形，其特征均与此有关。

1. 可塑变形性　正常红细胞在外力作用下有变形能力。

2. 悬浮稳定性　红细胞能相对稳定地悬浮于血浆中，所以将抗凝血置于血沉管中时，红细胞会缓慢下沉，红细胞这一特性称悬浮稳定性。

（1）红细胞发生叠连后，总表面积与总体积比减小，摩擦力相对减小，红细胞沉降加快。

（2）红细胞叠连快慢取决于血浆成分，如果将正常人的红细胞置于红细胞沉降快者的血浆中，沉降率将加快。

（3）通常血浆纤维蛋原、球蛋白和胆固醇含量增高时，加速红细胞叠连和沉降率；白蛋白、卵磷脂含量增加时可抑制叠连发生，使沉降率减慢。

3.渗透脆性 红细胞在低渗盐溶液中发生膨胀破裂的特性称为红细胞渗透脆性。当红细胞所处的NaCl浓度降至0.42%时，部分红细胞开始破裂而发生溶血，当NaCl浓度降低至0.35%时，全部红细胞发生溶血。

四、课后讨论

1.红细胞形态镜下检查观察部位是哪里？

2.红细胞形态学检查的复检规则是什么？

3.画出红细胞的正常形态，并做好大小示例及结构标示。

4.画出红细胞的异常形态，并做好大小示例及结构标示。

五、任务反馈

填写如下学生自评表。

任务：认识红细胞形态

评价项目	评价标准	分值	得分
血涂片制备	制备头体尾分明，厚薄适中的血涂片	15	
瑞氏染色	染色结果正确，操作流程正确，没有对着血膜冲洗，完全干燥	15	
显微镜低倍镜使用	正确调焦，低倍镜下视野正确，背景红细胞单个排列	10	
显微镜油镜使用	滴油避开高倍镜头和油镜镜头，正确找准视野，显微镜退油清洗干净，显微镜复位正确	10	
红细胞形态辨认	能辨认不同形态的红细胞	30	
学习态度	态度端正，积极好学	5	
协调能力	能与队友进行友好，高效率的协调沟通	5	
职业素质	检以求真、验以求实，不弄虚作假，不编造数据	5	
生物安全意识	生物安全意识强，医疗垃圾分类处理，注意做好个人防护	5	
合计		100	

目标检测

参考答案

1.缺铁性贫血细胞形态学表现是（　　）

A.小红细胞低色素性贫血　　B.大红细胞性贫血

C.正常低色素性贫血　　D.单纯小细胞性贫血

E.正常细胞性贫血

2.下列情况中血涂片不会出现有核红细胞的是（　　）

A.骨髓纤维化　　　　B.红白血病

C.急性白血病　　　　D.再生障碍性贫血

E.溶血性贫血

3.红细胞生理性淡染区占整个红细胞的（　　）

A. 1/3　　　　B. 1/4

C. 1/5　　　　D. 1/6

E. 1/2

4.外周血涂片所见染色质小体（豪焦小体）的本质为（　　）

A.核残余物　　　　B.脂蛋白变性产物

C.纺锤体残余物　　　　D.胞质局部发育不成熟区域

E.核糖体变性产物

5.小红细胞的直径为（　　）

A.<10μm　　　　B.<15μm

C.<5μm　　　　D.<8μm

E.<6μm

6.进行红细胞形态检查时，应在油镜下选择（　　）部位观察

A.体尾交界处　　　　B.体部

C.尾部　　　　D.尾后部

E.头体部

7.染色血涂片中红细胞明显大小不等，相差悬殊，见于（　　）

A.小细胞性贫血　　　　B.小细胞低色素性贫血

C.双相性贫血　　　　D.巨幼细胞贫血

E.大细胞性贫血

8.红细胞破坏后被单核–巨噬细胞系统吞噬不出现（　　）

A.红细胞主要在脾被破坏

B.珠蛋白降解为氨基酸

C.血红蛋白与结合珠蛋白结合为复合体

D.红细胞被分解成铁、珠蛋白、胆红素

E.血红蛋白分解为血红素和珠蛋白

任务二　红细胞计数

微课 4

PPT

一、任务技能点

（1）红细胞显微镜计数法

（2）红细胞计数的临床意义

二、任务导入

“情境导入”中案例结果显示，该患者红细胞数量异常，请对该患者血液进行红细胞显微镜计数复核，并做出检查报告指导。

三、任务指导书

红细胞（red blood cell，RBC）计数是检测单位容积血液中红细胞的数量，是血液一般检验的基本项目，与血红蛋白和血细胞比容结合，常作为诊断贫血和红细胞增多的主要指标。

（一）检测原理

红细胞计数方法有显微镜法和血液分析仪法。

1. 显微镜法　采用红细胞等渗稀释液将血液标本稀释一定倍数（200倍），充入改良牛鲍血细胞计数板中，在显微镜下计数一定区域（体积）内红细胞数量，经换算求得每升血液中红细胞数量。

2. 血液分析仪法　多采用电阻抗法、流式细胞术激光检测法等。

（二）操作步骤

1. 显微镜法

（1）导读　红细胞计数临床上最常用的是改良牛鲍计数板，血液经稀释后，充入血细胞计数板，用显微镜观察，计数一定容积内的红细胞数并换算成每升血液内的数目。红细胞数减少见于贫血。红细胞增多可分为相对性增多（浓血症）和绝对性增多。前者主要由于脱水使血液浓缩所致；后者可分为原发性红细胞增多症（真性红细胞增多症，与骨髓增生性疾病有关）和继发性红细胞增多症（与EPO分泌增多有关）。

（2）准备器材　试管、试管架、刻度吸管、吸耳球、微量吸管、乳胶吸头、干脱脂棉、玻璃棒、改良牛鲍血细胞计数板、盖玻片、显微镜、绸布等。

（3）实验原理　血液经稀释后，充入血细胞计数板，用显微镜观察，计数一定容积内的红细胞数并换算成每升血液内的数目。

（4）实验步骤

①准备稀释液　取一试管，加入红细胞稀释液1.99ml。

②采血和加血　准确采集末梢血或吸取新鲜静脉抗凝血10μl，擦去管外余血，轻轻加至试管底部，不要冲混稀释液，再轻吸上清液清洗微量吸管2~3次，以洗净管腔内的残留血液。立即混匀。

③充池　准备计数板、充分混匀稀释液，充池，室温静置2~3分钟，待细胞下沉。

④计数　高倍镜下计数中央大方格内四角和正中5个中方格内的红细胞数（图1-3-20、1-3-21）。计数时采用"由上至下，由左至右，顺序如弓"的方法（图1-3-22），对压边线细胞采用"数上不数下，数左不数右"的原则。依次计数并记录5个中方格的红细胞数。计数区域如图1-3-23。

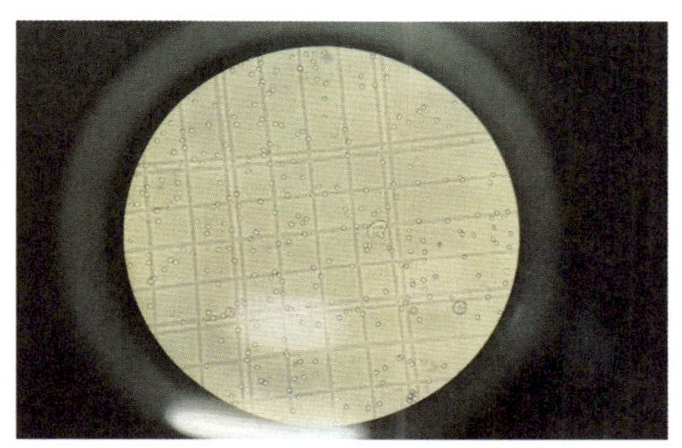

图1-3-20　高倍镜下红细胞计数区域

注：计数室中央一大方格用双线划分为25个中方格，每个中方格又划分为16个小方格，共计400个小方格，此为红细胞计数之用。

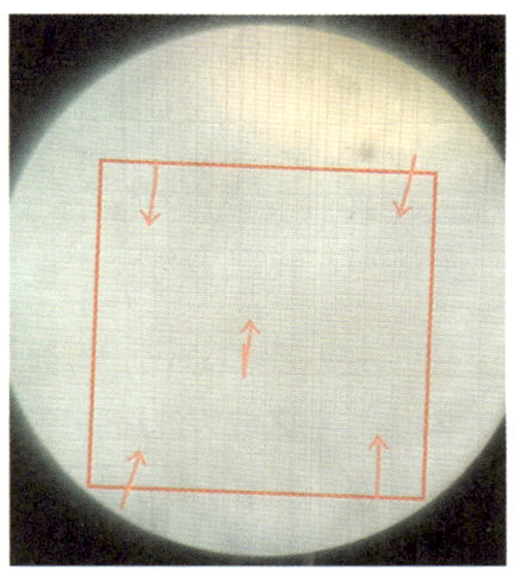

图1-3-21　高倍镜下红细胞计数区域红细胞（具有折光性的小圆球形细胞）

注：高倍镜下可见每个中方格（双线边框）又划分为16个小方格，红细胞散落其中。计数时注意压在左边双线上的红细胞记在内，压在右边双线上的红细胞则不计数在内；同样，压在上线的计入，压在下线的不计入，此所谓"数左不数右，数上不数下"的计数法则。

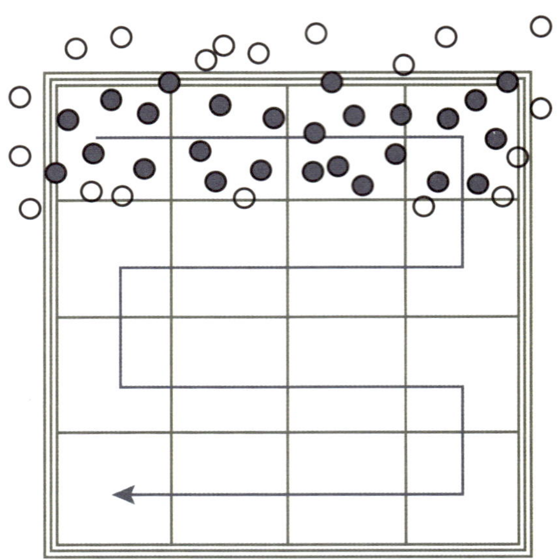

图 1-3-22　计数原则

注：计数时为避免看错行，应按照“弓”字形路线进行计数。计数时注意：压在左边双线上的红细胞计在内，压在右边双线上的红细胞则不计数在内；同样，压在上线的计入，压在下线的不计入，此所谓“数左不数右，数上不数下”的计数法则。

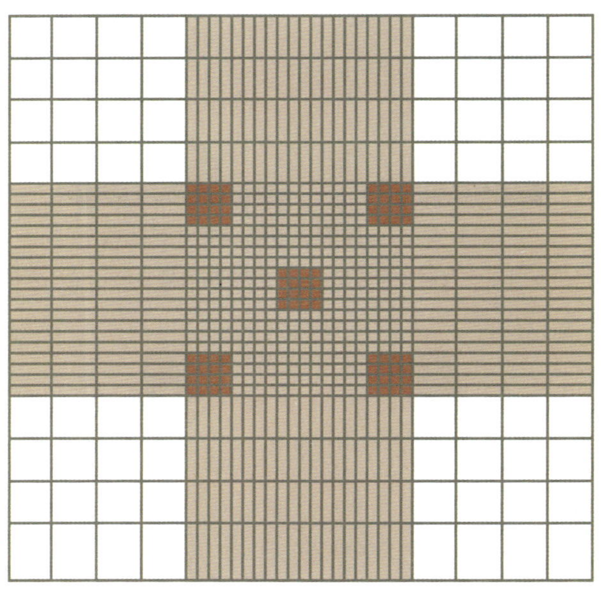

图 1-3-23　红色区域为红细胞计数区域

注：计数室中央一大方格用双线划分为25个中方格（每个中方格又被划分为16个小方格），红细胞计数时需要选择其中5个中方格进行计数。5个中方格选择的方法：①四角4个中方格和中央1个中方格；②沿对角线的5个中方格。这里演示的是第①种（5个中方格已经用红色做了标记）。

（5）计算　红细胞数 $=N \times 25/5 \times 10 \times 200 \times 10^6=N/100 \times 10^{12}$

式中，N为5个中方格内红细胞总数；

×25/5 为5个中方格内红细胞数换算成1个大方格红细胞数；

×10 为将一个大方格红细胞数换算成1μl血液内红细胞数；

×200 为血液的稀释倍数；

×10^6 为将μl换算成L。

报告方式为 ×.×× ×10^{12}/L。

2. 血液分析仪法　按仪器操作规程操作。

（三）方法学评价

红细胞计数方法评价见表1-3-4。常用红细胞稀释液组成与作用见表1-3-5。

表 1-3-4　红细胞计数的方法评价

方法	优点	缺点
显微镜法	传统方法，设备简单，成本低。可用于血液分析仪异常检查结果的复查	费时费力，精密度低
血液分析仪法	操作便捷，易于标准化，精密度高。适用于健康人群普查，大批量标本筛检	成本高；环境条件要求较高

表 1-3-5　常用红细胞稀释液组成与作用

稀释液	组成	作用
Hayem液	NaCl，Na_2SO_4和$HgCL_2$	调节渗透压、增强红细胞悬浮性和防腐 在高球蛋白血症时，易造成蛋白质沉淀而使红细胞凝集
枸橼酸钠甲醛盐水溶液	NaCl枸橼酸钠和甲醛	NaCl维持等渗，枸橼酸钠抗凝，甲醛固定和防腐配制简单，稀释数小时后红细胞形状不变
生理盐水	NaCl	等渗，急诊时应用
1%甲醛生理盐水	NaCl和甲醛	等渗、固定和防腐，急诊时应用

（四）质量控制

血细胞计数质量控制的关键是控制计数误差。血细胞计数误差分为技术误差和固有误差。仪器误差和分布误差统称为固有误差或系统误差。技术误差和仪器误差可通过规范操作、提高熟练程度和校正仪器而避免或纠正，但细胞分布误差却难于彻底消除。

技术误差：操作人员采血不顺利，稀释不准确，细胞识别错误等。

仪器误差：由于仪器（计数板、盖片、吸管等）不够准确与精密带来的误差。

分布误差或计数域误差：由于细胞分布不均匀等因素带来的细胞计数误差。

减小误差的方法：

1：避免技术误差，纠正仪器误差。

2：缩小计数域误差或分布误差。

3：排除异常标本的干扰。

血细胞计数常见的技术误差与原因见表1-3-6，可通过规范操作、正确使用器材、提高操作技能减小误差。

表 1-3-6　血细胞计数常见的技术误差与原因

计数误差	原因
采血部位不当	采血局部皮肤冻疮、水肿、感染等，使标本失去代表性
稀释倍数不准确	稀释液或（和）标本量不准确； 吸管内有气泡； 未擦去吸管外多余血液； 血液加入稀释液后，吸管带出部分稀释血液； 稀释液放置时间过长，挥发浓缩；
血液凝固	过分挤压采血部位（组织液过多）、采血动作缓慢等造成血液凝固
充液不当	混合的血液未混匀、充液过多或过少、充液不连续、计数室内有气泡、充液后盖玻片移动、操作平台不平等均可造成细胞分布不均
稀释的血液混合不均	充液前振荡不充分，但过分振荡产生过多的气泡，也可造成混合不均
白细胞增多	当白细胞数量 $>100\times10^9/L$ 时，可对红细胞计数结果产生影响
冷凝集素和球蛋白	冷凝集素和球蛋白增高可造成红细胞聚集，影响计数结果
误认	不能准确辨认细胞，如将污染的酵母菌或其他杂质等误认为血细胞
仪器不准	稀释用吸管、微量吸管或计数池未经校正、盖玻片不平整光滑等

（五）参考区间

成年：男性（4.0~5.5）$\times10^{12}/L$；女性（3.5~5.0）$\times10^{12}/L$。

新生儿：（6.0~7.0）$\times10^{12}/L$。

（六）临床意义

1.生理性变化红细胞数量受到许多生理因素影响，但与相同年龄、性别人群的参考区间相比，一般在 ±20% 以内。红细胞生理性变化与临床意义见表 1-3-7。

2.病理性变化

（1）病理性增多

①相对性增多　血容量减少使红细胞相对增多，如呕吐、高热、腹泻、多尿、多汗、大面积烧伤等。

②绝对性增多　包括继发性增多和原发性增多。继发性增多主要见于组织缺氧，促红细胞生成素（EPO）代偿性增高，如严重慢性心肺疾病、发绀型先天性心脏病、异常血红蛋白病等。另外，EPO 非代偿性增高，也可引起继发性红细胞增多，如肾癌、肝癌、子宫肌瘤、卵巢癌、肾胚胎瘤、肾积水、多囊肾和肾移植术后等。原发性增多如真性红细胞增多症。

（2）病理性减少　见于各种原因导致的贫血，贫血的病因诊断一般应结合临床表现和进一步检查来综合判断。按病因不同可将贫血分为三大类。

①红细胞生成减少：骨髓造血功能衰竭如再生障碍性贫血、急性造血功能停滞等；造

血物质缺乏或利用障碍如肾性贫血、缺铁性贫血（铁缺乏）、铁粒幼细胞贫血（铁利用障碍）、巨幼细胞贫血（叶酸、维生素B_{12}缺乏性DNA合成障碍）等。

②红细胞破坏过多：红细胞内在缺陷如红细胞膜缺陷见于遗传性球形、椭圆形、口形、棘形红细胞增多症等；红细胞酶缺陷见于遗传性红细胞G-6-PD、PK缺乏症等；血红蛋白异常见于珠蛋白生成障碍性贫血、镰状细胞贫血，血红蛋白C、D、E（HbC、D、E）病（珠蛋白合成减少）及不稳定血红蛋白所致溶血性贫血（珠蛋白结构异常）、阵发性睡眠性血红蛋白尿症（红细胞对补体敏感）等。红细胞外在异常如免疫反应引起的贫血：新生儿溶血病、血型不合输血后溶血病、药物性免疫性溶血性贫血；机械性损伤，如微血管病性溶血性贫血、行军性血红蛋白尿、烧伤所致溶血性贫血；疾病所致溶血，如疟疾、细菌、脾功能亢进等所致溶血性贫血等。

③红细胞丢失（失血）：如急性、慢性失血性贫血。

3. 此外，药物也可引起贫血

①抑制骨髓的药物如阿司匹林、链霉素、洋地黄、苯妥英钠等。

②引起维生素B_{12}、叶酸吸收障碍的药物如口服避孕药、雌激素、盐酸苯乙双胍、新霉素、异烟肼等。

③引起铁吸收障碍的药物如皮质类固醇等。

④诱发溶血的药物如头孢类、氨基糖苷类抗生素、磺胺药、抗过敏药、维生素A、维生素K、奎尼丁类、水杨酸类、呋塞米、异烟肼、利福平、哌嗪、白消安等。

表 1-3-7　红细胞生理性变化与临床意义

变化	临床意义
增多	①缺氧，如新生儿（增高35%）、高山居民（增高14%）、登山运动员、剧烈运动和体力劳动等
	②雄激素增高，如成年男性高于女性
	③肾上腺皮质激素增多，如情绪波动（感情冲动、兴奋、恐惧等）
	④长期重度吸烟
	⑤静脉压迫时间>2分钟（增高10%）
	⑥毛细血管血比静脉血测定结果增高（增高10%~15%）
	⑦日内差异，如同一天内上午7时的红细胞数量最高
	⑧药物影响，如应用肾上腺素、糖皮质激素药物等
减低	主要见于生理性贫血
	①生长发育过快，导致造血原料相对不足，如6个月~2岁婴幼儿
	②造血功能减退，如老年人
	③血容量增加，如妊娠中晚期血浆量明显增多，红细胞被稀释而减低（减低达16%）
	④长期饮酒（减低约5%）

知识链接

冷凝集素病又称冷血凝集素病、冷凝集素综合征，是免疫球蛋白M（IgM）抗体引起的自体免疫性疾病，其特征是在较低的温度下，这种抗体可以作用于患者自身的红细胞，在体内凝集，阻断外周微循环，并导致手和脚发绀或溶血。在体外，抗体与抗原发生作用的最适宜温度是0℃～4℃，在37℃或31℃～32℃以上的温度，抗体与红细胞抗原发生完全可逆的分解，症状迅速消失，本病可以是特发性的或继发于淋巴组织系统的恶性肿瘤或支原体属肺炎及传染性单核细胞增多症等病毒感染。

原发性冷凝集素病的病因不详，继发性主要病因，一是病毒感染，继发性冷凝集素病中急性型的常见原因，见于某些病毒性疾患如传染性单核细胞增多症和肺炎支原体感染、风疹、黄疸、特发性心包炎等，可能是感染因素刺激淋巴细胞克隆生长，产生特殊的冷凝集素；二是恶性肿瘤，也是继发性冷凝集素病的常见病因，亚急性型多由此发病，多见于某些淋巴网状系统恶性肿瘤，如非霍奇金淋巴瘤；三是其他自身免疫病如系统性红斑狼疮也会影响体内免疫系统的平衡，引起补体的异常激活，促进该病的发生。诱发因素一是低温，在较低的温度下，冷凝集素可作用于患者自己的红细胞，在体内发生凝集，阻塞末梢微循环，发生手足紫绀症或溶血；二是基础病变，继发性冷凝集素病的患者多罹患有淋巴瘤、传染病如结核病、疟疾等；三是炎症，机体存在病菌感染，如非典型性肺炎中的支原体肺炎、衣原体肺炎等。

四、课后讨论

1. 混匀血液和稀释液时应该如何操作？
2. 充池的注意事项有哪些？
3. 计数时压左边边线的细胞需不需要数？
4. 如何保证显微镜法红细胞计数结果的准确？

五、任务反馈

填写如下学生自评表。

任务：红细胞计数

评价项目	评价标准	分值	得分
末梢采血	规范无菌操作，吸量准确，擦去第一滴血及管外余血	10	
刻度吸管使用	规范操作，吸量准确，放液标准	10	

续表

评价项目	评价标准	分值	得分
混匀	吸管插到试管底部，上清液澄清，正确清洗微量吸管	10	
充池	未多次充池、未溢出、没有气泡	10	
计数	高倍镜下计数、格子位置准确、计数原则准确、计数准确	30	
结果报告	结果书写正确：$X.XX \times 10^{12}/L$	10	
学习态度	端正、积极	5	
协调能力	能和组员进行沟通、协调	5	
职业素质	检以求真，验以求实，不弄虚作假，不编造数据	5	
生物安全意识	能无菌操作，能医疗垃圾分类丢弃，做好个人防护	5	
合计		100	

目标检测

参考答案

1. 常用于RBC计数的方法有（　　）

A. 手工显微镜计数法　　B. 血液分析仪法

C. 手工显微镜计数法、血液分析仪法　　D. 以上均不是

2. 手工计数法计数红细胞时使用的稀释液有（　　）

A. HayEm稀释液

B. 枸橼酸钠稀释液

C. 普通生理盐水或加1%甲醛的生理盐水

D. 以上均是

3. 以下不是HayEm稀释液组成成分的是（　　）

A. NaCl　　B. Na_2SO_4

C. $HgCl_2$　　D. 甲醛

4. 枸橼酸钠稀释液中甲醛的作用是（　　）

A. 维持渗透压稳定　　B. 提高溶液比重

C. 防腐并固定红细胞　　D. 溶剂

5. 血液中RBC数量为（　　）时可诊断为贫血

A. $>6.8 \times 10^{12}/L$　　B. $<3.5 \times 10^{12}/L$

C. $<1.5 \times 10^{12}/L$　　D. 以上均不对

6. 新生儿RBC的计数参考范围是（　　）

A.（4.0~5.5）$\times 10^{12}/L$　　B.（3.5~5.0）$\times 10^{12}/L$

C. (6.0~7.0) × 10^{12}/L　　D. 以上均不对

7. 手工计数RBC时，下列说法错误的是（　　）

A. RBC在计数池内分布相对均匀

B. 计数时，每个中方格间计数相差20个以上应该重新充池计数

C. 两次RBC计数值相差可超过5%

D. 两次RBC计数值相差不可超过两次计数平均值的5%

8. 手工计数RBC时，下列说法错误的是（　　）

A. 2ml稀释液中应加入10 μl的血液

B. 血液加入稀释液混匀充入计数池后，无需静置，直接进行计算

C. 计算时使用高倍镜

D. RBC计数时计数板中央大方格内正中央及四角的5个中方格内RBC数

9. 下列为红细胞计数方法的是（　　）

A. $N \times 25/5 \times 10 \times 10^6 \times 2$　　B. $N \times 10^6$

C. $N/100 \times 10^{12}$　　D. $N \times 10^8$

任务三　血红蛋白测定

PPT

一、任务技能点

（1）分光光度计的使用

（2）HiCN测定法测定血红蛋白含量

（3）血红蛋白含量异常的临床意义

二、任务导入

根据“情境导入”中案例结果显示，该患者血红蛋白含量异常。请采用HiCN测定法对该患者血液血红蛋白含量进行复核。

三、任务指导书

血红蛋白（hemoglobin，Hb或HGB）是在人体有核红细胞及网织红细胞内合成的一种含色素辅基的结合蛋白质，是红细胞内的运输蛋白，每克血红蛋白可携带1.34ml氧，其主要功能是吸收肺部大量的氧，并将其输送到身体各组织。

血红蛋白结构：每个血红蛋白分子含有4条珠蛋白肽链，每条肽链结合1个亚铁血红素，形成具有四级空间结构的四聚体，以利于结合O_2和CO_2。生理条件下，99%血红蛋白的铁呈Fe^{2+}状态，称为还原血红蛋白；亚铁状态的血红蛋白与氧结合称氧合血红蛋白；1%Hb的铁呈Fe^{3+}状态，称为高铁血红蛋白。如血红素第6个配位键被CO、S等占据，则形成各种血红蛋白衍生物。CO与血红蛋白结合形成碳氧血红蛋白，结合力比氧结合力高240倍；在含有苯肼和硫化氢的环境中，HbCO即转变为硫化血红蛋白（SHb），后者也见于服用阿司匹林或可待因的患者。

（一）检测原理

氰化高铁血红蛋白（hemiglobincyanide，HiCN）测定法：血红蛋白（SHb除外）中的亚铁离子（Fe^{2+}）被高铁氰化钾氧化为高铁离子（Fe^{3+}），血红蛋白转化成高铁血红蛋白（Hi）。Hi与氰化钾（KCN）中的氰离子反应生成HiCN。HiCN最大吸收波峰为540nm，波谷为504nm。在特定条件下，HiCN毫摩尔消光系数为44L/（mmol·cm）。HiCN在540nm处的吸光度与浓度成正比，根据测得的吸光度可求得血红蛋白浓度。

（二）操作步骤

（1）准备转化液　取一试管，加入5ml HiCN转化液。

（2）采血与转化　采集患者全血20μl，加到上述试管底部，与转化液充分混匀，静置5分钟。

（3）测定吸光度　用符合WHO标准的分光光度计，在波长540nm处、光径为1.000cm、以HiCN试剂调零，测定标本的吸光度（A）。

（4）计算　$\text{Hb（g/L）}=\frac{64458}{1000}\times\frac{A}{44}\times 251=A\times 367.7$

式中，64558为目前国际公认的血红蛋白平均相对分子质量；44为1965年国际血液学标准化委员会（ICSH）公认的血红蛋白摩尔消光系数；251为稀释倍数；A为540nm波长处测定管的吸光度。

（5）结果报告　XX g/L。

（三）方法学评价

常用的有HiCN测定法、SDS-Hb测定法、碱羟血红蛋白（AHD_{575}）测定法、叠氮高铁血红蛋白（HiN_3）测定法、溴代十六烷基三甲胺（CTAB）血红蛋白测定法等。

HiCN测定法是WHO和ICSH推荐的参考方法，由于HiCN试剂含剧毒的氰化钾，各国均相继研发了不含氰化钾的血红蛋白测定方法，有的测定法已用于血液分析仪，但其标准应溯源到HiCN量值。血红蛋白测定的方法评价见表1-3-8，HiCN转化液的作用和评价见表1-3-9。

表 1-3-8　血红蛋白测定的方法评价

测定方法	优点	缺点
HiCN测定法	参考方法，操作简单，反应速度快，可检测除SHb之外的所有Hb，产物稳定，便于质控	KCN有剧毒，可使高白细胞、高球蛋白血症的标本混浊，对HbCO的反应慢，不能测定SHb
SDS-Hb测定法	次选方法，操作简单，呈色稳定，试剂无毒，结果准确，重复性好	SDS质量差异大，消光系数未定，SDS溶血活力大，易破坏白细胞，不适用于同时白细胞计数的血液分析仪
AHD_{575}测定法	试剂简易，无毒，呈色稳定，准确性与精确度较高	575nm波长比色，不便于自动检测，HbF不能转化
HiN_3测定法	准确度、精密度较高	试剂仍有毒性（为HiCN的1/7），HbCO转化慢（20分钟）
CTAB测定法	溶血性强且不破坏白细胞，适于血液分析仪检测	精密度、准确性略低

表 1-3-9　HiCN 转化液的作用和评价

转化液	作用	评价
都氏液	$K_3Fe(CN)_6$和KCN：使Hb形成稳定的HiCN $NaHCO_3$：防止高球蛋白血液标本的溶血液产生混浊	反应速度很慢，15℃时40分钟才能使血红蛋白完全转化成HiCN
文-齐液	$K_3Fe(CN)_6$和KCN：使Hb形成稳定的HiCN 非离子型表面活性剂：溶解RBC，游离Hb，防止溶血液混浊；助溶剂磷酸二氢钾：维持pH在7.2±0.2，防止高球蛋白血液标本混浊	WHO和我国卫生部临床检验中心推荐使用

（四）质量控制

1.标本　血红蛋白检测原理是比色法，引起标本浊度增大的因素常致血红蛋白浓度假性增高，如高脂血症、高球蛋白、高白细胞（WBC>30×10^9/L）及高血小板（PLT>700×10^9/L）等。HbCO增多也可影响检测结果。

2.器材及试剂　定期校准分光光度计，选用合格的微量采血管和刻度吸管及比色杯。注意保证试剂质量。

3.技术操作　消毒、采血、稀释、混匀等要求与红细胞计数相同。确保HbCO完全转化，可延长转化时间或加大试剂中$K_3Fe(CN)_6$的用量。

4.废弃物的处理　HiCN转化液中氰化钾是剧毒品，配制转化液时要按剧毒品管理程序操作。为防止氰化钾污染环境，测定后的废液应妥善处理。先以水1：1稀释废液，再向每升稀释后的废液中加入35ml次氯酸钠溶液，混匀后敞开容器口放置15小时以上，使CN^-氧化为N_2和CO_2，或水解为CO_3^{2-}和NH^+，排入下水道。严禁在废液中加入酸性溶液，以防产生致命性的氢氰酸（hydrocyanic acid）气体。

（五）参考区间

成年：男性120~160g/L；女性110~150g/L；新生儿为170~200g/L。

（六）临床意义

血红蛋白测定的临床意义与红细胞计数相似，但判断贫血程度优于红细胞计数。

根据血红蛋白浓度可将贫血分为4度。

轻度贫血：Hb<120g/L（女性Hb<110g/L）；

中度贫血：Hb<90g/L；

重度贫血：Hb<60g/L；

极重度贫血：Hb<30g/L；

当RBC<1.5×10^{12}/L，Hb<45g/L时应考虑输血。

血红蛋白与红细胞的关系在某些贫血，红细胞和血红蛋白减少程度可不一致，同时测定红细胞和血红蛋白，对诊断更有意义。

影响检验结果的因素如下。①血液总容量改变：如大量失血早期，全身血容量减少，此时血液浓度改变很少，从红细胞和血红蛋白的结果来看，很难反映贫血的存在。②全身血浆容量改变：如各种原因引起的失水或水潴留，使血浆容量减少或增加，造成血液浓缩或稀释，均可使红细胞和血红蛋白结果升高或降低。

 知识链接

目前血液分析仪主要用于健康筛查，其对于异常标本的检出仍存在不足，同时血液分析仪除了检测技术上存在的局限性，还受到疾病时标本中多种因素的干扰如脂血标本、溶血标本、细胞碎片及团块等，所以在分析检测结果时要综合考虑，才能得到合理、正确的结论。为保证检测结果的可靠性，当仪器检测结果出现报警或异常图形，应进行该标本血涂片手工复检。若患者经确诊或怀疑为血液病、发热待查的标本，亦应进行血涂片检查。2005年国际血液学组织提出了血液分析仪的显微镜复检41条规则，具有重要指导意义，各临床实验室可在此基础上根据情况建立满足自身临床要求的复检标准。

四、课后讨论

1. HiCN转化液钟氰化钾是剧毒药品，比色测定后的废液应如何妥善处理?
2. 写出HiCN法测定血红蛋白含量的实验步骤。
3. 写出贫血的分级以及标准。

五、任务反馈

填写如下学生自评表。

任务：血红蛋白测定

评价项目	评价标准	分值	得分
末梢采血	无菌操作，采血过程流畅，擦去第一滴血，准确吸量20μl血液	15	
刻度吸管使用	规范使用刻度吸管，吸量准确，留意刻度吸管的使用注意事项	15	
分管光度计使用	准确调“0”，准确调“100”，准确调波长，准确读取并记录吸光值	10	
计算公式书写	公式书写正确	10	
结果报告	结果报告正确	30	
学习态度	态度端正、积极好学	5	
协调能力	能与队友进行友好高效的协调沟通	5	
职业素质	检以求真，验以求实，实事求是，不编造数据，严谨细致	5	
生物安全意识	具有较强的生物安全意识，做好个人防护，注意医疗垃圾的分类和处理	5	
合计		100	

目标检测

参考答案

1. ICSH推荐测定Hb的首选方法是（　　）
   A. 沙利酸化法
   B. 碱羟高铁血红蛋白法
   C. 十二烷基硫酸钠法
   D. 氰化高铁血红蛋白法
   E. 叠氮高铁血红蛋白法
2. 患者女，18岁。若Hb 80g/L，属于（　　）
   A. 轻度贫血
   B. 中度贫血
   C. 重度贫血
   D. 极重度贫血
   E. 正常
3. 氰化高铁血红蛋白法测定血红蛋白含量时，分光光度计所用的波长为（　　）
   A. 450nm
   B. 405nm
   C. 505nm
   D. 540nm
   E. 605nm
4. 氰化高铁血红蛋白法的缺点是（　　）
   A. 不便于检测
   B. 精密度、准确度较低
   C. 不适用于同时进行白细胞计数的血液分析仪
   D. 有剧毒
   E. HbF不能被转化

PPT

任务四　血细胞比容测定

一、任务技能点

（1）熟练进行血细胞比容测定

（2）理解并应用血细胞比容的临床意义

（3）会评价血细胞比容测定的不同方法

二、任务导入

根据“情境导入”中案例结果显示，该患者血细胞比容异常。请对该患者进行复核，并做出检查报告指导。

三、任务指导书

血细胞比容（HCT）是指一定体积的全血中红细胞所占体积的相对比例。HCT的高低与红细胞数量、平均体积及血浆量有关，主要用于贫血、真性红细胞增多症和红细胞增多的诊断，血液稀释和血液浓缩变化的测定，红细胞平均体积和红细胞平均血红蛋白浓度的计算等。

（一）检测原理

HCT直接测定采用离心法，间接测定采用血液分析仪法。

1.离心法　常用微量（microhematocrit）法和温氏（Wintrobe）法，其检测原理基本相同，但离心力不同。以不改变红细胞体积及血容量的抗凝剂处理全血标本，然后将其注入标准毛细玻璃管或Wintrobe管，用一定转速离心一定时间后，读取红细胞层的高度。血液离心后分为5层，自上而下分别为血浆层、血小板层、白细胞及有核红细胞层、还原红细胞层和红细胞层。读取结果以还原红细胞层为准。

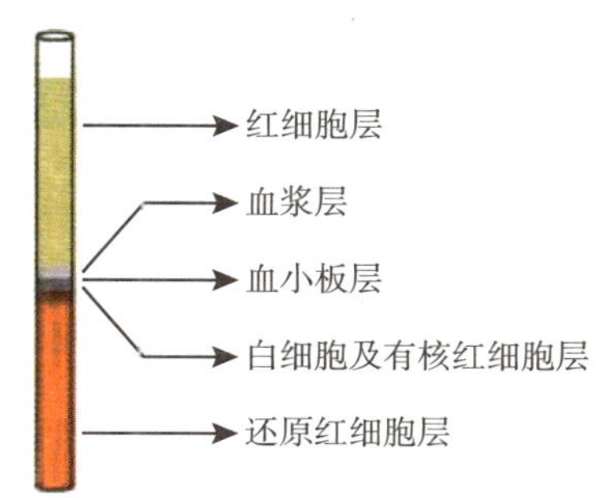

图1-3-24　离心后血液分层概述图

2.血液分析仪法　由红细胞计数和红细胞平均体积结果判断导出HCT。

HCT=红细胞计数×红细胞平均体积

（二）操作步骤

1.微量法

（1）吸血　用虹吸法将血液充入专用毛细管中，至2/3（50mm）处。

（2）封口　把毛细管未吸血的一端垂直插入密封胶，封口。

（3）离心　把毛细管放入专用高速离心机，以相对离心力RCF为12500g离心5分钟。

（4）读数　毛细管置于专用读数板的凹槽中，移动滑尺刻度至还原红细胞层表层，读出相对应的数值；或用刻度尺分别测量红细胞层和全血层长度，计算其比值，即为HCT。

2.温氏法

（1）加标本　用毛细滴管吸取混匀的抗凝血，插入温氏管底部，将血液缓慢注入至刻度“10”处，用小橡皮塞塞紧管口。

（2）离心　将温氏管置于离心机，以RCF为2264g离心30min。

（3）读数　以还原红细胞层表面为准，读取红细胞层柱高的毫米数，乘以0.01，即为HCT值。

（三）方法评价

HCT检测的方法评价见表1-3-10。

表1-3-10　HCT检测的方法评价

方法	优点	缺点
温氏法（离心法）	应用广泛，无须特殊仪器	难以完全排除残留血浆（可达2%~3%），单独采血，用血量大。已渐被微量法取代
微量法（离心法）	WHO推荐为常规方法，CLSK美国临床实验室标准化研究所推荐的参考标准。标本用量少，相对离心力高，结果准确、快速、重复性好	仍有残留血浆，但较温氏法少。需微量高速血液离心机
微量离心计算法	ICSH（2003）推荐的替代参考方法，可常规用于HCT测定的校准。HCT=（离心HCT值-0.0119）/0.9736	需用参考方法测定全血Hb和压积红细胞Hb浓度，HCT=全血Hb/压积红细胞Hb
血液分析仪法	无须单独采血测定，检查快速，精密度高	准确性不及微量离心法，需定期校正仪器
放射性核素法	ICSH曾推荐为参考方法，准确性最高	方法烦琐、特殊，不适用于临床常规检查

（四）质量控制

1.操作规范化避免操作误差，如抗凝剂用量不准，混匀不充分，离心速度不均等。CLSI要求微量法所用毛细管管长75mm，内径0.8~1.0mm，壁厚0.20~0.25mm，每支含肝素

2U。取抗凝全血或末梢血，充入一次性毛细玻璃管的2/3（50mm）处，封口后，用水平式毛细管HCT离心机以12000r/min（相对离心力RCF10000g），离心5min，用专用读数板或刻度尺，读取还原红细胞层和全层长度，计算HCT值。

2. 注意干扰因素

（1）假性增高　红细胞形态异常（如小红细胞、大红细胞、球形红细胞、椭圆形红细胞或镰形红细胞等）和红细胞增多时，因红细胞的变形性减低和数量增多可使血浆残留量增加；高网织红细胞或高白细胞等也可使HCT假性增高。

（2）假性降低　体外溶血、自身凝集等。

（五）参考区间

男性：0.40~0.50；女性：0.37~0.48；新生儿：0.47~0.67；儿童：0.33~0.42。

（六）临床意义

HCT的临床意义与红细胞计数相似。

HCT减低是诊断贫血的指标，若红细胞数量正常，血浆量增加，为假性贫血；HCT增加可因红细胞数量绝对增加或血浆量减少所致，见表1–3–11。HCT<0.2，可导致心力衰竭和死亡；HCT>0.6，则与自发性凝血有关。

HCT的主要应用价值为：

（1）临床补液量的参考各种原因导致脱水时，HCT都会增高，补液时可监测HCT，HCT恢复正常表示血容量得到纠正。

（2）真性红细胞增多症诊断指标当HCT>0.7，RBC为（7~10）×10^{12}/L，Hb>180g/L时，即可诊断。

（3）计算红细胞平均指数的基础红细胞平均值（MCV、MCHC）可用于贫血的形态学分类。

表1–3–11　HCT增高和减低的原因

HCT	机制	原因
减低	红细胞减少 血浆量增多	各种原因所致的贫血、出血竞技运动员（生理性适应）、中晚期妊娠、原发性醛固酮增多症、过多补液
增加	红细胞增多 血浆量减少	真性红细胞增多症、缺氧、肿瘤、EPO增多各种原因所致的液体丢失，如液体摄入不足、大量出汗、腹泻与呕吐、多尿

四、课后讨论

1. 温氏法和微量法这两种测定血细胞比容方法的优缺点是什么？

2. 血细胞比容的临床意义是什么？

五、任务反馈

填写如下学生自评表。

任务：血细胞比容测定

评价项目	评价标准	分值	得分
吸血	用虹吸法将血液充入专用毛细管中，准确至2/3（50mm）处	15	
封口	把毛细管未吸血的一端垂直插入密封胶	15	
离心	把毛细管放入专用高速离心机，离心力正确、离心时间正确	20	
读数	准确读数	20	
学习态度	态度端正、积极好学	5	
协调能力	能与队友进行友好高效率的协调沟通	5	
职业素质	检以求真、验以求实，不弄虚作假，不编造数据	10	
生物安全意识	生物安全意识强，医疗垃圾分类处理，注意做好个人防护	10	
合计		100	

参考答案

目标检测

1. 目前血沉测定首选的方法是（　　）
   A. 库氏法　　B. 温氏法
   C. 潘氏法　　D. 魏氏法
   E. 赖氏法

2. 下列不是血沉病理性加快的原因的是（　　）
   A. 恶性肿瘤　　B. 高球蛋白血症
   C. 贫血　　D. 高胆固醇血症
   E. 妊娠3个月以上

3. 下列疾病可引起血沉减慢的是（　　）
   A. 真性红细胞增多症　　B. 心肌梗死
   C. 动脉粥样硬化　　D. 肺结核
   E. 肾病综合征

任务五　红细胞平均指数计算

一、任务技能点

（1）能进行MCV、MCH、MCHC的计算

（2）理解MCV、MCH、MCHC对贫血分类的意义

（3）说出MCV、MCH、MCHC的参考范围

二、任务导入

“情境导入”案例结果显示，该患者红细胞平均指数异常。请对该患者血液进行复核，并做出检查报告。

三、任务指导书

红细胞平均指数包括红细胞平均体积（mean corpuscular volume，MCV）、红细胞平均血红蛋白量（mean corpuscular hemoglobin，MCH）和红细胞平均血红蛋白浓度（mean corpuscular hemoglobin concentration，MCHC）。

红细胞平均指数有助于深入认识红细胞特征，为贫血的鉴别诊断提供线索。

（一）检测原理

（1）手工法　根据RBC、Hb、HCT测定结果计算红细胞平均指数，见表1–3–11。

表1–3–11　红细胞平均指数的计算

指数	含义	计算公式	单位
MCV	红细胞群体中单个红细胞体积的平均值	$MCV=\frac{HCT}{RBC（/L）}\times 10^{ls}$	飞升（fl），$1fl=10^{-15}L$
MCH	红细胞群体中单个红细胞血红蛋白含量的平均值	$MCH=\frac{Hb（g/L）}{RBC（/L）}\times 10^{12}$	皮克（pg），$1pg=10^{-12}g$
MCHC	全部红细胞血红蛋白浓度的平均值	$MCHC=\frac{Hb（g/L）}{HCT}$	

（2）血液分析仪法　MCV由血液分析仪直接测定导出

由仪器测定Hb、RBC可计算出MCH=Hb/RBC；MCHC=Hb/（RBC×MCV）。

（二）操作步骤

（1）检测RBC、Hb、HCT　按照相关方法检测RBC、Hb、HCT。

（2）计算　根据RBC、Hb、HCT测定结果计算红细胞平均指数。

（三）方法评价

手工法红细胞平均指数由RBC、Hb、HCT测定后计算而来，因此，必须用同一抗凝血标本，且所测数据结果必须准确。仪器法红细胞平均指数的测定同样依赖于RBC、Hb和HCT测定的准确性。

（四）参考区间

MCV、MCH、MCHC的参考值见表1-3-12。

表1-3-12　MCV、MCH、MCHC参考区间

人群	MCV（fl）	MCH（pg）	MCHC（g/L）
成年人	80~100	26~34	320~360
1~3岁	79~104	25~32	280~350
新生儿	86~120	27~36	250~370

（五）临床意义

红细胞平均指数可用于贫血形态学分类及提示贫血的可能原因，见表1-3-13。但红细胞平均指数仅反映了红细胞群体平均情况，无法阐明红细胞彼此之间的差异。对于一些早期贫血如缺铁性贫血，红细胞平均指数也缺乏灵敏度。

缺铁性贫血合并巨幼细胞贫血时，小红细胞MCV、MCH可小至50fl、15pg，而大红细胞MCV、MCH又可分别达150fl、45pg，而MCHC却无明显变化，总体计算MCV、MCH也可在参考区间；缺铁性贫血和轻型珠蛋白合成障碍性贫血都表现为小细胞低色素性贫血，但缺铁性贫血的红细胞在血涂片上却为明显大小不均。

表1-3-13　贫血形态学分类及临床意义

贫血形态学分类	MCV	MCH	MCHC	临床意义
正细胞性贫血	正常	正常	正常	急性失血、急性溶血、再生障碍性贫血、白血病等
大细胞性贫血	增高	增高	正常	叶酸、维生素B_{12}缺乏或吸收障碍
单纯小细胞性贫血	降低	降低	正常	慢性炎症、尿毒症等
小细胞低色素性贫血	降低	降低	降低	铁缺乏、维生素B_{12}缺乏、珠蛋白生成障碍性贫血、慢性失血等

四、课后讨论

1.若已知Hb 115g/L，RBC 4.0×10^{12}/L，试计算MCV、MCH、MCHC。

2. MCV降低、MCH降低、MCHC降低属于哪种类型的贫血？

五、任务反馈

填写如下学生自评表。

任务：红细胞平均指数计算

评价项目	评价标准	分值	得分
MCV计算	根据公式能准确计算MCV值	20	
MCH计算	根据公式能准确计算MCH值	20	
MCHC计算	根据公式能准确计算MCHC值	20	
学习态度	态度端正、积极好学	10	
协调能力	能与队友进行友好、高效率的协调沟通	10	
职业素质	检以求真、验以求实，不弄虚作假，不编造数据	10	
生物安全意识	生物安全意识强，医疗垃圾分类处理，注意做好个人防护	10	
合计		100	

目标检测

参考答案

1.下列血细胞比容（HCT或PCV）测定法中，被WHO作为HCT测定首选推荐方法的是（　　）

A.温氏法　　B.微量法

C.电阻抗微量比容法　　D.血细胞分析仪测定法

2.微量法测定HCT的离心力和离心时间是（　　）

A. RCF ≥ 10000g、5min　　B. RCF 10000g、10min

C. RCF 2264g、30min　　D. RCF 2264g、15min

3.温氏法（WintrobE）测定HCT，离心后血小板位于离心管的（　　）

A.最顶层　　B.最底层

C.血浆和WBC之间　　D.WBC 和含氧RBC之间

4.下列被ICSH定为HCT测定参考方案的是（　　）

A.温氏法　　B.微量法

C.电阻抗微量比容法　　D.放射性核素法

5.温氏法测定HCT男性的参考范围是（　　）

A. 0.4~0.5　　B. 0.37~047

C. 0.47+0.04　　D. 0.42+0.05

6.下列不会引起HCT测定值增高的是（　　）

A.大量呕吐　　B.腹泻

C.失血　　D.贫血

7.关于红细胞比积的测定，下列叙述错误的是（　　）

A.用草酸钾抗凝

B.用肝素或EDTA-K_2

C.用水平离心机离心的相对离心力为2264g

D.读数时以还原红细胞层为准

E.报告时，一般以升/升报告

8.细胞比容是指红细胞（　　）

A.与血清容积之比　　B.与血浆容积之比

C.与血管容积之比　　D.在血液中所占容积百分比

E.在血液中所占重量百分比

任务六　网织红细胞计数

PPT

一、任务技能点

（1）熟练使用Miller窥盘计数法计数网织红细胞

（2）学会识别网织红细胞形态

（3）能够进行网织红细胞分型

二、任务导入

根据“情境导入”中案例结果显示，该患者红细胞相关指标异常。请对该患者血液网织红细胞进行计数，并做出检查报告。

三、任务指导书

网织红细胞（reticulocyte，RET）是介于晚幼红细胞和成熟红细胞之间的过渡细胞，略大于成熟红细胞（直径8.0~9.5μm），其胞质中残存的嗜碱性物质RNA经碱性染料如煌焦油蓝、新亚甲蓝等活体染色后，形成蓝色或紫色的点粒状或网状沉淀物。网织红细胞自骨髓释放到外周血液后仍具有合成血红蛋白的能力，1~2天后，过渡为成熟红细胞。ICSH将网织红细胞分为4型，见表1-3-14。

表1-3-14　网织红细胞分型及特征

分型	形源征	正常存在部位
Ⅰ型（丝球型）	嗜碱性物质呈致密块状	仅在正常骨髓
Ⅱ型（网型）	嗜碱性物质呈疏松网状结构	大量存在于骨髓，极少见于外周血液中
Ⅲ型（破网型）	嗜碱性物质呈散在的不规则枝点状结构	少量存在于外周血液中
Ⅳ型（点粒型）	嗜碱性物质少，呈分散的细颗粒、短丝状	主要存在于外周血液中

网织红细胞检测的目的是：①鉴别贫血的类型（增生性、非增生性、增生增高性）；②检查骨髓的功能；③检测贫血的治疗效果；④评估骨髓移植后、再生障碍性贫血细胞毒药物诱导治疗或EPO治疗后的红细胞造血情况。

（一）检测原理

网织红细胞的RNA以弥散胶体状态存在。常规血细胞染色法如Wright染色对细胞进行了固定，即使网织红细胞的核酸物质着色，也难以在普通显微镜下识别。网织红细胞必须经活体或特殊染色后，才可用显微镜识别或经仪器分类计数。

1. 普通显微镜法　活体染料（新亚甲蓝或煌焦油蓝）的碱性着色基团（带正电荷）可与网织红细胞RNA的磷酸基（带负电荷）结合，使RNA胶体间的负电荷减少而发生凝缩，形成蓝色的点状、线状或网状结构。

2. 血液分析仪法　特殊染料与网织红细胞中RNA结合后进行RNA定量，可精确计数网织红细胞占红细胞的百分数（Ret%），并可根据RNA含量将网织红细胞分类，计算网织红细胞其他参数。

（二）操作步骤

（1）加染液　取一试管，加入染液1滴。

（2）加血液　注入新鲜全血1滴，立即混匀，室温下放置15~20分钟。

（3）制备涂片　取混匀染色血1小滴制成薄血涂片，自然干燥。

（4）观察　低倍镜下选择红细胞分布均匀、着色好的部位。

（5）计数　常规法是在油镜下计数至少1000个红细胞中的网织红细胞；Miller窥盘计数法是将Miller窥盘放置于接目镜内，于Miller窥盘的小格A内计数所有成熟RBC，在大方格B内（含小方格A）的网织红细胞数。建议根据网织红细胞的数量决定所应计数的红细胞数量（表1-3-15）。

（6）计算

常规法：网织红细胞百分数=计数1000个红细胞中的网织红细胞数/1000个成熟红细胞 ×100%

Miller窥盘计数法：网织红细胞百分数=大方格B内的网织红细胞数/（小方格A内的成熟红细胞数 ×9）×100%

Miller窥盘结构见图1-3-25。

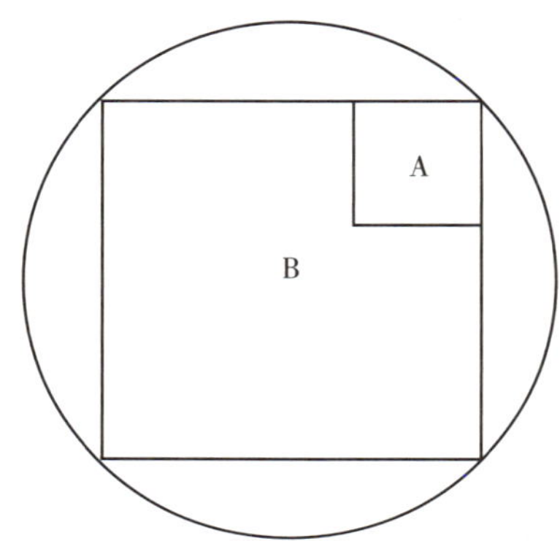

图 1-3-25　Miller 窥盘结构示意图

注：A.为红细胞计数区；（B+A）.为网织红细胞计数区。

四、课后讨论

1.说出Miller窥盘和改良牛鲍计数板的区别。

2.如何制备一张符合要求的血涂片？

3.说出网织红细胞计数和红细胞计数方法上的区别。

五、任务反馈

填写如下学生自评表。

任务：网织红细胞计数

评价项目	评价标准	分值	得分
加染液	取一试管，加入染液1滴	5	
加血液	注入新鲜全血1滴，立即混匀，室温下放置15~20分钟	10	
制备涂片	取混匀染色血1小滴制成薄血涂片，自然干燥	15	
观察	低倍镜下选择红细胞分布均匀、着色好的部位。	10	

续表

评价项目	评价标准	分值	得分
计数	准确进行网织红细胞计数	30	
协调能力	能与队友进行友好、高效率的协调沟通	10	
职业素质	检以求真、验以求实，不弄虚作假，不编造数据	10	
生物安全意识	生物安全意识强，医疗垃圾分类处理，注意做好个人防护	10	
合计		100	

目标检测

参考答案

1. 网织红细胞的网织结构成分是（ ）

A. 脱氧核糖核酸　B. 核糖核酸

C. 溶酶体　D. 糖原

E. 核的残留物

2. 关于网织红细胞（REt）的叙述，下列最准确的是（ ）

A. 是幼稚的红细胞

B. 是晚幼红细胞脱核后的年轻红细胞

C. 是尚未完全成熟的红细胞

D. 是介于中幼红细胞与晚幼红细胞之间的红细胞

E. 是晚幼红细胞到成熟红细胞之间尚未完全成熟的红细胞

3. 手工法计数网织红细胞时应注意（ ）

A.最好采用玻片法染色　B.必须使用新亚甲蓝染色

C.涂片厚而均匀　D.最好用瑞氏染色复染

E.严格掌握网织红细胞的识别标准

4. 下列贫血中，网织红细胞增高最明显的是（ ）

A. 巨幼细胞贫血　B. 缺铁性贫血

C. 慢性失血性贫血　D. 急性溶血性贫血

E. 骨髓病性贫血

5. 以下贫血不会导致网织红细胞升高的是（ ）

A. AA　B. IDA

C. HA　D. MA

E. 运动红细胞性贫血

任务七　血小板形态检查

PPT

一、任务技能点

（1）血小板形态检查方法

（2）正常及异常血小板形态

二、任务导入

根据“情境导入”中案例结果显示，该患者血小板计数异常。请对该患者进行血小板形态显微镜下检查，并做出检查报告。

三、任务指导书

在计数血小板数量的同时，采用显微镜观察血涂片染色后的血小板形态、聚集性和分布情况，对判断、分析血小板相关疾病具有重要意义。

（一）正常血小板形态

正常血小板呈两面微凸的圆盘状，直径1.5~3μm，新生的血小板体积大，成熟者体积小。在血涂片上血小板往往散在或成簇分布，其形态多数为圆形、椭圆形或略欠规则形；胞质呈淡蓝或淡红色，有细小、分布均匀而相聚或分散于胞质中的紫红色颗粒（图1–3–26）。

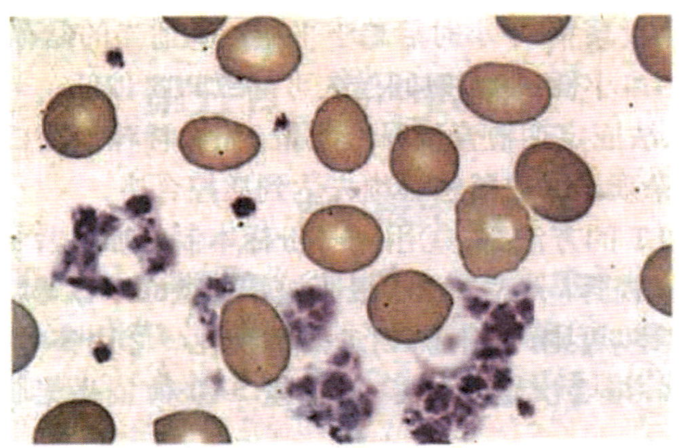

图 1–3–26　正常血小板

（二）异常血小板形态

1.大小异常 血小板可出现明显的大小不均变化。生理情况下，血小板大小所占的比例不一致，巨型为0.7%~2.0%，大型为8%~16%，中型为44%~49%，小型为33%~44%。大血小板多为年轻血小板，在血液分析仪荧光染色检测参数中为网织血小板（计数），血小板内含大量RNA。年轻血小板由骨髓新近释放，可显示于新亚甲蓝染色的血涂片中。

（1）大血小板（giant platelet） 直径为4~7μm，巨型血小板直径>7μm，常为7~20μm，也可>20μm，胞质中的嗜天青颗粒细小或融合为大颗粒（图1-3-27），主要见于原发性免疫性血小板减少症（primary immune thrombocytopenia，ITP）、粒细胞白血病、血小板无力症、巨大血小板综合征、骨髓增生异常综合征和脾切除后等。病理情况下，年轻血小板数量增加，见于血小板破坏增加的血小板减少症、骨髓移植后、血栓性血小板减少性紫癜治疗后等。

（2）小血小板（small platelet） 直径<1.5μm，主要见于缺铁性贫血、再生障碍性贫血、ITP等。

2.形态异常 血小板可以出现杆状、逗点状、蝌蚪状、蛇形和丝状突起等异常形态，健康人偶见（少于2%），影响血小板形状改变的因素很多，各种形状异常又无特异性。因此，不规则和畸形的血小板比值超过10%时才有临床意义。

3.聚集性和分布异常 血小板聚集、分布状态可间接反映其功能。聚集功能正常的血小板在非抗凝的外周血涂片中常可见3~5个聚集成簇或者成团，聚集与散在的血小板之比为20∶1。在EDTA抗凝血的血涂片中，可见血小板不聚集而呈散在分布状态或出现诱发的血小板聚集现象。

（1）血小板卫星现象（platelet satellitism） 血小板黏附、围绕于中性粒细胞周围（或偶尔黏附于单核细胞）的现象，有时可见血小板吞噬现象（platelet phagocytosis）。此时，血小板和中性粒细胞的形态和功能均正常。

血小板卫星现象偶见于EDTA抗凝血（图1-3-27）。因EDTA和免疫球蛋白相互作用、非特异性结合血小板之故，被抗体包被的血小板与中性粒细胞结合。血小板卫星现象是血小板计数假性减少的原因之一（血小板被误计为白细胞）。

（2）血小板片状聚集 特发性血小板增多症（essential thrombocythemia，ET）和血小板增多的慢性细胞白血病，血小板可呈大片聚集（图1-3-27）。

（3）血小板减少 再生障碍性贫血和ITP因血小板数量少，血小板聚集成团的情况明显减少。

（4）血小板功能异常 血小板无力症时血小板无聚集功能，散在分布，不出现聚集成团的现象。

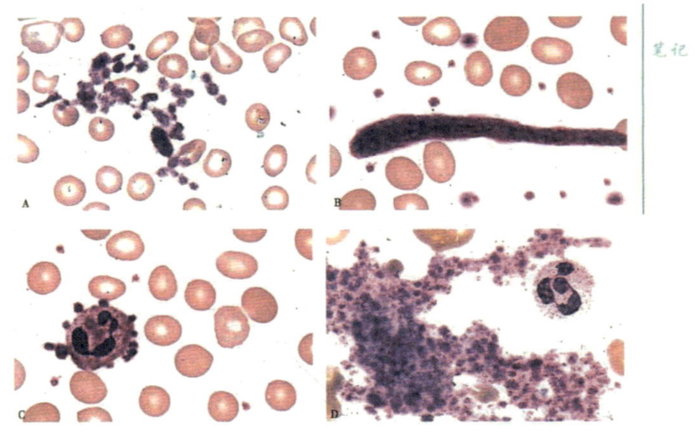

图 1-3-27　血小板形态异常

A. 大血小板；B. 异常形态血小板；C. 血小板卫星现象；D. 血小板片状聚集

笔记

知识链接

血小板是骨髓中巨核细胞质脱落下来的小块，故无细胞核，表面有完整的细胞膜，血小板体积小，直径为2~4μm，呈双凸圆盘状，易受机械、化学刺激，此时便伸出突起，呈不规则形，电镜下血小板的膜表面有糖衣，能吸附血浆蛋白和凝血因子。血小板在出血凝血过程中起重要作用。

在血液中，血小板是最小的细胞。血小板在电子显微镜下像橄榄形盘状。也有梭形或不规则形。血小板长为1.5~4微米，宽为0.5~2微米。正常人血液中血小板计数为（100~300）$\times 10^9$/L，1/3的血小板平时贮存在脾脏中。血小板的主要功能是凝血和止血作用，修补破损的血管。血小板的寿命平均为7~14天，当人体受伤流血时，血小板就会成群结队地在数秒钟内奋不顾身扑上去封闭伤口以止血。血小板和血液中的其他凝血物质——钙离子和凝血酶等，在破损的血管壁上聚集成团，形成血栓，堵塞破损的伤口和血管，血小板还能释放肾上腺素，引起血管收缩，促进止血。

血小板在较长一段时间里被认为是血液中无功能的细胞碎片，直到1882年意大利医师发现它们在血管损伤后的止血过程中起着重要作用，才首次提出血小板的命名。人们发现血小板是从骨髓中巨核细胞脱落下来的小块胞质，每个巨核细胞可产生300~4000个血小板。

各种侵害骨髓而形成造血功能低下的疾病，都会影响血小板的质和量。当血小板数降低时，很容易发生出血不止的现象。血小板出来后，它就破裂了，放出其所含有的凝血物质——凝集素。凝集素一遇上血液里的凝集原，就会结合成凝血素。凝血素再和血浆里的纤维蛋白原结合，组成纤维蛋白，纤维蛋白很快地凝固，凝成一条条细长的纤维。这些纤维再纵横交错，形成一个堵住伤口的“纤维墙”，过几天就逐渐形成了痂。

四、课后讨论

1. 如何观察血小板形态？

2. 血小板形态异常类型有哪些？

五、任务反馈

填写如下学生自评表。

任务：认识血小板形态

评价项目	评价标准	分值	得分
血涂片制备	制备头体尾分明，厚薄适中的血涂片	15	
瑞氏染色	染色结果正确，操作流程正确，没有对着血膜冲洗，完全干燥	15	
显微镜低倍镜使用	正确调焦，低倍镜下视野正确，背景红细胞单个排列	10	
显微镜油镜使用	滴油避开高倍镜头和油镜镜头，正确找准视野，显微镜退油清洗干净，显微镜复位正确	10	
血小板形态辨认	能辨认不同形态的血小板形态	30	
学习态度	态度端正，积极好学	5	
协调能力	能与队友进行友好、高效率的协调沟通	5	
职业素质	检以求真、验以求实，不弄虚作假，不编造数据	5	
生物安全意识	生物安全意识强，医疗垃圾分类处理，注意做好个人防护	5	
合计		100	

任务八　血小板计数

PPT

一、任务技能点

（1）血小板计数：普通光学显微镜计数法

（2）血小板计数临床意义

二、任务导入

根据“情境导入”中案例结果显示，该患者血小板计数异常。请对该患者血小板数量进行复核，并做出检查报告。

三、任务指导书

血小板（blood platelet），简称PLT，由于其形状呈两面微凹、椭圆形或圆盘形，所以被称作“血小板”。

血小板是血细胞中最小的一种，比红细胞和白细胞小得多，平均直径只有2~4μm，是从骨髓巨核细胞的细胞质脱落之片段所形成的。

当受伤或者其他的原因引起血管破损的时候，大量血小板会马上聚集在血管破损处，聚集成团，形成血栓，堵在血管裂口的地方；另外，血小板还会释放出促使血管收缩和血液凝固的物质，防止血液从破损的地方流出去。

血小板计数是指单位体积血液中所含的血小板数目。正常人血液中的血小板数量会维持在一定的水平。某些疾病原因可导致血小板数量的减少或增多。血小板计数有助于临床上止血和血栓性疾病的诊断和鉴别诊断。

（一）检测原理

血小板计数的方法有显微镜计数法、血液分析仪法和流式细胞仪法，其原理见表1–3–15。

表 1–3–15　血小板计数检测原理

方法	原理
普通显微镜直接计数法	按不同的稀释液，可分为破坏和不破坏红细胞的PLT计数
血液分析仪法	主要包括电阻抗法和（或）光（或荧光）散射法
流式细胞仪法	用免疫荧光素标记特异的血小板单克隆抗体，用流式细胞仪计数血小板

（二）操作步骤

下面以普通显微镜直接计数法为例。

1. 取稀释液　取1支小试管，加入10g/L草酸铵稀释液0.38ml。

2. 稀释血液　采集毛细血管血或吸取EDTA抗凝新鲜全血20μl，加至上述稀释液中，立即混匀。

3. 静置　待完全溶血后再混匀1分钟，置室温10分钟。

4. 充池　取混匀血小板悬液1滴充入计数室，静置10~15分钟，使血小板充分下沉。

5. 计数　高倍镜下计数中央大方格内的四角和中央共5个中方格内的血小板数量。

6. 计算　每升血小板数=5个中方格内血小板数 $\times 10^9$/L。

（三）方法评价

血小板计数的方法评价见表1–3–16。

表 1-3-16 血小板计数的方法评价

分类	测定方法介绍
普通显微镜直接计数法	根据PLT稀释液是否破坏红细胞分为破坏和不破坏红细胞两种计数法 ①草酸铵稀释液：破坏红细胞能力强，血小板形态易辨，为首选稀释液 ②复方尿素稀释液：使血小板肿胀后易辨认，但尿素易分解，不能完全破坏红细胞
血液分析仪法	①测定速度快、重复性好、准确性高，能同时提供多项指标，是目前常规筛检PLT的主要方法 ②不能完全排除非血小板有形成分（如红、白细胞碎片或杂物）以及血小板聚集的干扰，故当PLT明显异常时，仍需要显微镜复查PLT和（或）复查血涂片
流式细胞仪法	目前ICSH推荐的参考方法

（四）质量控制

避免血小板被激活、破坏及杂物污染是血小板计数的关键。

血小板计数的质量控制包括如下内容。

1.检测前

（1）采血应顺利。采血时血流不畅可导致血小板破坏使PLT假性减低。

（2）选用合适的抗凝剂。肝素抗凝血不能用于计数PLT；EDTA钾盐抗凝血标本取血后1小时内结果不稳定，可引起血小板聚集，1小时后趋于平稳。

（3）适当的储存温度及时间。血标本应保存于室温，低温可激活血小板；储存时间过久可导致PLT偏低。

2.检测中

（1）手工法　应定期检查稀释液质量，先做稀释液空白计数，以确认稀释液是否存在细菌污染或其他杂质。

（2）仪器法　必须先达到质控合格。

3.检测后核准PLT的方法

（1）用同一份标本制备血涂片染色后显微镜检查PLT，正常可见8~15个/油镜视野，无大量血小板凝块和大血小板等，同时注意有无异常增多的红细胞及白细胞碎片，否则，易干扰PLT的准确性。

（2）用参考方法核对。

（3）同一份标本两次计数，误差<10%，取两次均值报告；若误差>10%，需做第3次计数，取两次相近结果的均值报告。

（五）参考区间

（125~350）$\times 10^9$/L

（六）临床意义

1.生理变化　血小板数量随着时间和生理状态的不同而变化，午后稍高于早晨；春季低于冬季；平原居民低于高原居民；月经前减低，月经后增高；妊娠中晚期增高，分娩后减低；运动、饱餐后增高，休息后恢复；静脉血的血小板计数比毛细血管血高10%。

2.病理变化 血小板减少是引起出血的常见原因。

当血小板计数为（20~50）$\times 10^9$/L时，可有轻度出血或手术出血；低于20×10^9/L时，可有较严重出血；低于5×10^9/L时，可导致严重出血。

血小板超过400×10^9/L为血小板增多。

病理性血小板减少和增多的原因及临床意义见表1–3–17。

表1–3–17 血小板病理性变化的原因及临床意义

血小板	原因	临床意义
减少	生成障碍	急性白血病、再生障碍性贫血、骨髓肿瘤、放射性损伤、巨幼细胞贫血等
	破坏过多	原发性免疫性血小板减少症、脾功能亢进、系统性红斑狼疮等
	消耗过多	DIC、血栓性血小板减少性紫癜等
	分布异常	脾大、血液被稀释等
	先天性	新生儿血小板减少症、巨大血小板综合征等
增多	原发性	慢粒、原发性血小板增多症、真性红细胞增多症等
	反应性	急性化脓性感染、大出血、急性溶血、肿瘤等
	其他	外科手术后、脾切除等

3.某些药物也可以引起血小板的变化

（1）引起血小板增多的药物有口服避孕药、雌激素、肾上腺素、头孢菌素类、干扰素、类固醇、普萘洛尔、免疫球蛋白、重组人红细胞生成素等。

（2）引起血小板减少的药物有对乙酰氨基酚、阿司匹林、化疗药物、氯霉素、β_2受体阻断剂、氯丙嗪、奎尼丁、苯妥英钠、利福平、磺胺、硝酸甘油、三环类抗抑郁药等。

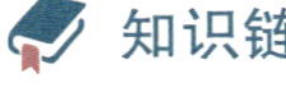

知识链接

血小板的来源

由骨髓造血组织中的巨核细胞产生。多功能造血干细胞在造血组织中经过定向分化形成原始的巨核细胞，又进一步成为成熟的巨核细胞。成熟的巨核细胞膜表面形成许多凹陷，伸入胞质之中，相邻的凹陷细胞膜在凹陷深部相互融合，使巨核细胞部分胞质与母体分开。最后这些被细胞膜包围的与巨核细胞胞质分离开的成分脱离巨核细胞，经过骨髓造血组织中的血窦进入血液循环成为血小板。新生成的血小板先通过脾脏，约有1/3在此贮存。贮存的血小板可与进入循环血中的血小板自由交换，以维持血中的正常量。每个巨核细胞产生血小板的数量为每立方毫米200~8000，一般认为血小板的生成受血液中的血小板生成素调节，但其详细过程和机制尚不清楚。血小板寿命7~14天，每天约更新总量的1/10，衰老的血小板大多在脾脏中被清除。

四、课后讨论

1. 简述血小板计数（显微镜法）静置时间和红细胞计数静置时间的区别。为什么？
2. 血小板计数（显微镜法）的操作注意事项有哪些？
3. 简述血小板减少的临床意义。
4. 简述血小板增加的临床意义。

五、任务反馈

填写如下学生自评表。

任务：普通光学显微镜血小板计数

评价项目	评价标准	分值	得分
器材准备、试剂准备	实验器材，试剂准备充分	15	
准备稀释液	稀释液吸量准确	15	
采血、吸血、稀释	采血、吸血、混匀方法正确	10	
充池	充池方法正确，静置时间充分	10	
计数	计数准确	15	
计算	计数公式正确，结果准确	15	
结果报告	结果报告方式正确	10	
职业素质	学习态度好，团队协作精神强；检以求真、验以求实，不弄虚作假，不编造数据	5	
生物安全意识	生物安全意识强，医疗垃圾分类处理，注意做好个人防护	5	
合计		100	

目标检测

参考答案

1. 关于血小板的描述，下列正确的是（　　）
   A. 由骨髓中成熟巨核细胞胞质脱离而来
   B. 全身约有2/3的PLT滞留于脾窦和脾髓的细胞间
   C. 脾池和循环池中的血小板不可以互换

D. 血小板的寿命是3~5天

2. 下列不属于血小板的功能的是（　　）

A. 粘附功能　　B. 聚集功能

C. 释放功能　　D. 吞噬病原体的功能

3. 血液采集后，PLT计数一般在多长时间内完成（　　）

A. 15min　　B. 30min

C. 1h　　D. 1.5h

4. 下列是PLT计数参考范围的是（　　）

A.（100~300）× 10^9/L　　B.（100~200）× 10^9/L

C.（4~10）× 10^9/L　　D.（200~300）× 10^9/L

5. 关于PLT生理性变化的描述，下列正确的是（　　）

A 一般早晨较高　　B. 月经初期较高

C. 毛细血管比静脉血高　　D. 一天内可有6%~8%的变化

6. 关于PLT病理性减少变化的描述，下列正确的是（　　）

A. 常见于血小板生成障碍　　B. 常见于血小板破坏或消耗增多

C. 常见于血小板分布异常　　D. 以上均对

7. 下列不属于血小板生成障碍性疾病的是（　　）

A. 再生性障碍性贫血　　B. 放射线损伤

C. SLE　　D. 新生儿血小板减少症

8. 下列不属于血小板破坏或消耗增多性疾病的是（　　）

A. ITP　　B. 输血后血小板减少症

C. DIC　　D. 血液稀释

PPT

任务九　血细胞沉降率测定

一、任务技能点

（1）熟练进行血细胞沉降率的操作

（2）理解并应用血细胞沉降率的临床意义

（3）了解魏氏法测定血细胞沉降率的质量控制

二、任务导入

根据“情境导入”案例结果显示，CRP增高，白细胞数量减少。请加做红细胞沉降率测定辅助炎症诊断。

三、任务指导书

红细胞沉降率（erythrocyte sedimentation rate，ESR）简称血沉，是指在规定条件下，离体抗凝全血中的红细胞自然下沉的速率。血沉是传统且应用较广的指标，用于诊断疾病虽然缺乏特异性，但操作简便，具有动态观察病情与疗效的实用价值。

（一）检测原理

1.魏氏（Westergren）法是将枸橼酸钠抗凝血置于特制的刻度血沉管内，在室温下垂直立于血沉架1小时后，读取上层血浆的高度，即为红细胞沉降率。血沉测定实际上是测量单位时间内红细胞下沉后血浆段的高度，而并非真正红细胞沉降的速度。

具体操作步骤如下。

（1）准备抗凝管　取干燥清洁的2ml刻度试管1支，加入3.8%柠檬酸钠溶液0.4ml。

（2）采血　用4%碘酒、75%酒精消毒受检者肘正中静脉处的皮肤后穿刺静脉，抽取2ml血液，将血液注入含有抗凝剂试管中至2ml刻度处，轻摇试管，使血液与抗凝剂充分混匀。

（3）用血沉管吸血并置于血沉架上　取干燥魏氏血沉管1支，吸取小瓶内抗凝血至“0”刻度处，拭去管口外面的血液，垂直竖立在血沉架的橡皮垫上，防止从管下方漏血，管的上端与弹簧片固定妥。

（4）计时读数　把血沉管固定妥后，用定时钟开始计时，1小时末读取红细胞下沉的距离，即血沉管上方血浆柱的高度（mm）。

（5）填写试验报告单　报告单上注明受检者姓名、年龄、性别、血沉数值。

2.自动血沉仪法　动态红细胞血沉分为3个阶段。

（1）红细胞缗钱样聚集期，约10分钟。

（2）红细胞快速沉降期，聚集逐渐减弱，细胞以恒定速度下沉，约40分钟。

（3）红细胞堆积期，约10分钟，此期红细胞缓慢下沉，逐步向试管底部聚集。

全自动血沉仪根据红细胞血沉过程中血浆浊度的改变，采用光电比浊法红外线扫描法或摄影法，动态分析红细胞下沉各个时段血浆的透光度，以微电脑记录并打印结果。

（二）方法学评价

魏氏法为传统方法，为国内规范方法。ICSH、美国临床实验室标准化研究所

（Clinical and Laboratory Standards Institute，CLSI）以及WHO均有血沉检测的标准化文件。ICSH方法（1993）及CLSI（20000）方法均以魏氏法为基础，建立了新的血沉检验“参考方法”和供常规使用的“选择方法”，后者简称“常规工作方法”，分别制定了新的操作规程。新方法对血沉管的规格、抗凝剂的使用、血液标本的制备方法等做了新规定。突出的优点是可以与自动血液分析仪检验共用一份抗凝静脉血标本，并在分析结果时易于综合白细胞的变化进行判断。“参考方法”由于对HCT进行了校正，可忽略由于红细胞数量变化给血沉带来的影响。如采用常规工作方法，可将EDTA盐抗凝静脉血以生理盐水或109mmol/L枸橼酸钠1∶4稀释，然后进行测定。血沉测定的方法学评价见表1–3–18。

表1–3–18　血沉测定的方法学评价

方法	优点	缺点
魏氏法	国内的规范方法。对操作器材、条件和方法有严格规定，一次性血沉管使用方便、卫生安全	一次性血沉管成本较高，质量难以保证
温氏法	通过血沉方程K值计算，克服了贫血对结果的影响，多用于血液流变学检查	结果平均高于魏氏法9.6mm
血沉率	用血量少，测定速度快，结果无年龄、性别差异，不受贫血及实验条件的影响，灵敏度高	使用专用离心机及配套平底离心管，临床少用
潘氏法	可测定毛细血管血，较适用于儿童，其结果与魏氏法具有可比性	采血时易混入组织液，临床较少使用
自动血沉仪法	可记录红细胞沉降全过程，具有自动化、微量化、快速化	测定结果应与“参考方法”比较，制定参考区间

（三）质量保证

血沉测定迄今仍未建立决定性方法，目前首选参考方法，其次为标准化方法（相当于二级参考方法），再次为选择方法即常规工作方法。

1. ICSH规定的参考方法可用于验证其他方法的可靠性　用魏氏管和EDTA抗凝血，选择10份HCT为0.30~0.36的血液标本，血沉分布在15~105mm/h范围内；或通过离心法调打标本的HCT，去除多余的血浆或红细胞，然后再充分混匀（至少颠倒混匀标本8次），迅速移入血沉管中。用参考方法测量每个未稀释标本的血沉值。未稀释标本结果纠正公式为：

$$纠正ESR（mm/h）=（未稀释标本ESR\times 0.86）-12$$

其结果在95%限定值范围内，表明方法满意。因血沉影响因素复杂，新方法应建立特定的自身参考区间（表1–3–19）。

表 1-3-19　ICSH 参考方法与常规工作法 ESR 检测结果比较（mm）

参考方法	常规工作法	参考方法	常规工作法	参考方法	常规工作法
15	3~13	20	5~17	70	35~62
16	4~14	30	10~24	80	44~73
17	4~15	40	15~32	90	53~85
18	4~15	50	21~41	100	62~98
19	5~16	60	28~51	104	66~103

2. 魏氏法对抗凝剂、血液标本及物理条件的要求　魏氏法对抗凝剂、血液标本及物理条件的要求见表 1-3-20。

表 1-3-20　魏氏法对抗凝剂、血液标本及物理条件的要求

项目	要求
抗凝剂	①枸橼酸钠（AR）浓度为109mmol/L，采用0.22pm滤膜过滤后使用，在4℃能贮存数月 ②新鲜配制，不能超过1周。不用时于4℃冷藏保存 ③与血液之比为1∶4
血液标本	①真空采血或普通注射器采血 ②静脉采血应在30秒内完成 ③不能有凝血、溶血、气泡，不能混入消毒液 ④与抗凝剂必须混匀充分
血沉管	①30cm长的带刻度玻璃或塑料试管，管径不小于2.55mm，误差<5%，毫米刻度应不超过20cm ②试管应清洁、干燥、无尘 ③反复使用时，应先用自来水冲洗，然后用蒸馏水或去离子水冲洗，待干燥后使用 ④不提倡用清洁液或混合去污剂清洗
血沉管的位置	①放置血沉管的位置要平稳 ②特制血沉架应带有可调节的螺旋装置，以固定血沉管和保持血沉管垂直
测定环境	①应在室温（18~25℃）下进行测定，随着温度增高，血沉会加快 ②室温过高要进行血沉校正，室温低于18℃时应放置于20℃恒温箱内测定 ③避免振动、风吹、阳光直射
检测时间	采血后4小时内完成检测，枸橼酸钠抗凝血4℃保存可延迟到6小时
结果判读	严格控制在（60±1）min，读取沉淀红细胞界面以上1mm处透明血浆层所对应的刻度

3. 质控方法　参考方法常作为常规试验的质控方法，但参考方法费时、费力，通常采用替代的稳定化全血质控品作为每日质控。也可使用3~4份4℃保存的EDTA抗凝全血，计算每天累积均值，每天至少100份临床标本，可得到相对稳定的结果，每天CV变化在15%以内，可认为试验在控，仪器性能良好。

进行质控必须要满足以下条件：EDTA抗凝，HCT为0.35左右，血沉在15~105mm/h，检测前将标本颠倒混匀16次。

（五）参考区间

魏氏法：男性0~15mm/h，女性0~20mm/h。

（六）临床意义

血沉是一项常规筛检试验，虽然特异性差，但仍然具有一定的参考价值。临床上，血沉主要用于观察病情的动态变化、区别功能性与器质性病变、鉴别良性与恶性肿瘤等。

1. 血沉加快

（1）生理性血沉加快　血沉受年龄、月经周期影响。

①新生儿红细胞数量较高，血沉（12mm/h）较慢。

②儿童（<12岁）红细胞数度生理性低下，血沉稍快。

③女性由于纤维蛋白原含量高，血沉较男性快。

④孕3个月~产后3周妇女由于生理性贫血、胎盘剥离、产伤和纤维蛋白原含量增高，可使血沉加快。

⑤月经期由于子宫内膜损伤及出血、纤维蛋白原增加，可使血沉加快。

⑥大于50岁，由于纤维蛋白原含量逐渐增高，可使血沉加快。

（2）病理性血沉加快　对于疾病鉴别和动态观察具有一定参考价值，病理性血沉加快的临床意义有：

①各种炎症：急性细菌性炎症，如α_1胰蛋白酶、α_2巨球蛋白、C反应蛋白、转铁蛋白、纤维蛋白原等急性期反应物增多，2~3天后血沉增快。慢性炎症，如结核病、结缔组织炎症、风湿热等，活动期血沉增快，病情好转血沉减慢，非活动期血沉正常。

②组织损伤及坏死：组织损伤、手术创伤使血沉增快，若无并发症，2~3周内恢复正常。心肌梗死2~3天后血沉增快，持续1~3周，而心绞痛血沉正常。

③恶性肿瘤：因α_2巨球蛋白、纤维蛋白原增高、肿瘤组织坏死、继发感染、贫血等因素使血沉增快。手术切除、治疗好转，血沉可正常。复发或转移时，血沉又增快。良性肿瘤血沉多正常。

④高球蛋白血症：如系统性红斑狼疮、恶性淋巴瘤、亚急性感染性心内膜炎、肝硬化、慢性肾炎等血沉增快。如多发性骨髓瘤、巨球蛋白血症血沉正常或减慢。

⑤贫血：贫血使血沉轻度增快。遗传性红细胞增多症、镰形红细胞性贫血、红细胞异形症等血沉可减慢。

⑥高胆固醇血症：如动脉粥样硬化、糖尿病、肾病综合征、粘液性水肿、原发性家族性高胆固醇血症等血沉增快。

2. 血沉减慢　如真性或相对性红细胞增多症、DIC消耗性低凝血期、继发性纤溶期等血沉减慢。

四、课后讨论

1.魏氏法测定红细胞沉降率的质量控制因素有哪些?

2.红细胞沉降率在临床上的应用有哪些?

五、任务反馈

填写如下学生自评表。

任务：红细胞沉降率测定

评价项目	评价标准	分值	得分
红细胞沉降率测定	正确测定红细胞沉降率	30	
	正确分析红细胞沉降率测定结果	30	
	正确分析红细胞沉降率结果临床意义	20	
学习态度	态度端正、积极好学	5	
协调能力	能与队友进行友好、高效率的协调沟通	5	
职业素质	检以求真，验以求实，不弄虚作假，不编造数据	5	
生物安全意识	生物安全意识强，医疗垃圾分类处理，注意做好个人防护	5	
合计		100	

目标检测

参考答案

1.正常成人的MCV参考值是（　　）

A. 80~100pl　　B. 86~120pl

C. 80~100fl　　D. 86~120fl

E. 100~120fl

2. MCV可以用（　　）两个指标来计算

A. HCT、RBC　　B. Hb、RBC

C. Hb、HCT　　D. RBC、RDW

E. Hb、RDW

3.某成年患者实验室检查结果如下：MCV 78fl，MCH 24pg，MCHC 280g/L。此类贫血是（　　）

A.巨幼细胞贫血　　B.再生障碍性贫血

C.溶血性贫血　　D.缺铁性贫血

E.慢性感染所致贫血

4.大细胞不均一性贫血时，MCV和RDW的改变为（　　）

A. MCV正常，RDW异常　　B. MCV增高，RDW异常

C. MCV降低，RDW正常　　D. MCV增高，RDW正常

E. MCV降低，RDW异常

5. MCV以飞升（fl）为单位，1fl等于（　　）

A. 10^{-6}/L　　B. 10^{-9}/L

C. 10^{-12}/L　　D. 10^{-18}/L

E. 10^{-15}/L

6.患者，男，30岁，贫血外貌。实验室检查显示：MCV 86fl，MCH 29pg，MCHC 340g/L。其贫血属于（　　）

A.单纯小细胞性贫血　　B.正常红细胞性贫血

C.小细胞低色素性贫血　　D.大细胞性贫血

E.肾性贫血

书网融合……

微课4

重点小结

习题

项目四　血液细胞分析仪及临床应用

学习目标

1. 掌握　血液细胞分析仪检测的基本原理
2. 理解　复检规则的设置和应用，做好质量管理，保证检测结果的准确性
3. 学会观察和分析直方图，树立检以求真、验以求实的学习态度

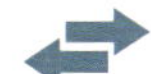

情境导入

情境描述　检验科实习生在临床检验岗位收到一个血常规检测标本，诊疗通知单如下。

门诊病历及诊疗通知单

就诊日期：2023-02-09
科别：儿科发热门诊（番禺）　就诊序号：140

ID:2001712127　姓　名：　性别：男　年龄：1岁6月
西医诊断：急性胃肠炎　中医诊断：呕吐
治　　疗：　证　　型：外邪犯胃证

血常规五分类+超敏CRP	L17442074	1	55.20	发热门诊
[标本：全血] 报告时间及说明：标本送达后60分钟取　采血量：2.0ml				
血气分析组合	L17442076	1	99.84	发热门诊
[标本：动脉血] 报告时间及说明：标本送达后30分钟取　采血量：1.5ml				

说明：请到一楼标本分理处。　费用：155.04
国庆、春节等长假期间，部分检验项目报告时间相应延长（留意公告或咨询工作人员）

项目名称	申请单号	数量	应收金额	执行科室
诊疗项目				
静脉采血		1	4.62	一一楼发热门诊
门诊动脉采血		1	17.29	一一楼发热门诊

费用：21.91

项目名称	申请单号	数量	应收金额	执行科室
其他诊疗项目				
动脉采血器（血气采血针）		1	14.00	儿科发热门诊（番属→一楼发热门诊
紫色头盖EDTA.K2管（真空采血管）		1	0.91	儿科发热门诊（番属→一楼发热门诊
龙德注射器（一次性使用无菌溶药器）		1	0.59	
（贝朗安全留置针）一次性使用静脉留置针（英全康）		1	22.50	
门诊静脉输液		1	20.28	
静脉连续输液（第二组及以上）		1	1.30	
其他静脉药物配置		1	4.29	
一次性使用精密过滤输液器（4063002CNL）		1	14.00	

打印日期：2023-02-09 09:45　8156 医生签名：

注：1、处方当天有效，请尽量在缴费后2日内取药。
2、为保障患者用药安全，除药品质量原因外，药品一经发出，不得退换。
3、中药（饮片、免煎颗粒）一经调配，不得退换作为实习生，请在规定时间内，按照项目申请要求用血液细胞分析仪为患者做血常规项目检测。

讨论 （1）观察仪器检测结果的直方图和散点图。

（2）分析结果是否触犯复检规则？

（3）如何保障检测质量？

任务一　认识血液细胞分析仪

PPT

一、任务技能点

（1）了解血液细胞分析仪检测原理

（2）使用血细胞分析仪进行静脉血和末梢血标本的检测

二、任务导入

根据以上检测申请，请对该患者血液进行血细胞分析仪检测。

三、任务指导书

如下BC-5390 CRP为例。

（一）仪器

（1）仪器名称　全自动血液细胞分析仪

（2）型号　BC-5390 CRP

（二）工作条件

（1）工作环境　室温15~30℃，湿度30%~85%。

（2）工作电源　电压220V ± 10%，50/60Hz。

（三）分析原理　本分析仪采用库尔特原理检测白细胞/嗜碱性粒细胞、红细胞和血小板的数目以及体积分布；采用比色法测量血红蛋白浓度；采用半导体激光流式细胞技术获得白细胞的四分类统计计数。

1.白细胞分析原理

（1）激光流式细胞技术　当一定量的血细胞被吸入并经过特定量的试剂作用后，血样经喷嘴注入充满稀释液的圆锥形流动室中。在稀释液形成的鞘液包裹下，细胞单个排列成行地穿过流动室的中央。当悬浮在鞘液中的血细胞经过二次加速后通过激光检测区时，血细胞受到激光束的照射，产生的散射光性质与细胞大小、细胞膜和细胞内部结构的折射率有关。低角前向散射光反映了细胞的大小，高角前向散射光则反映细胞的内部精细结构和颗粒物质。光电二极管接收这些散射光信号并将其转化为电脉冲，根据采集到的这些电脉冲数据，可以得到血细胞大小及细胞内部信息的二维分布图，称为散点图，横坐标反映细胞的内部复杂度信息，纵坐标反映细胞的体积。

（2）库尔特（电阻抗法）原理（图1-4-1）

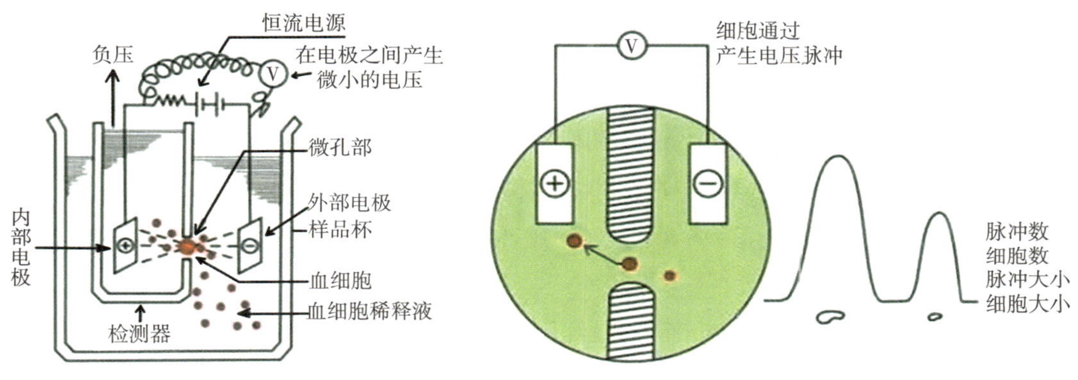

图 1-4-1 阻抗法原理示意图

本分析仪利用库尔特原理对白细胞/嗜碱性粒细胞进行计数。检测样本经过二次稀释后进入WBC检测单元。检测单元有一个小的开口，叫做检测小孔。小孔两侧有一对正负电极，连接恒流电源。由于细胞具有不良导体的特性，稀释样本中的细胞在恒定负压的作用下通过检测小孔的时候，电极间的直流电阻就会发生变化，从而在电极两端形成一个同细胞体积大小成比例的脉冲信号。当细胞连续地通过小孔，就在电极两端产生一连串的电脉冲。脉冲的个数与通过小孔的细胞数相当，脉冲的幅度与细胞的体积成正比。

将采集到的电脉冲放大后与正常的白细胞/嗜碱性粒细胞体积范围所对应的通道电压阈值相比较，计算出电脉冲幅度落在白细胞/嗜碱性粒细胞通道内的电脉冲个数。由此，所有采集到的电脉冲根据不同的通道电压阈值进行了分类，落在白细胞/嗜碱性粒细胞通道内的电脉冲个数就是白细胞/嗜碱性粒细胞的个数。依据脉冲电压幅度划分的每一个通道范围内的细胞个数决定了细胞的体积分布。用横坐标表示细胞体积，纵坐标表示细胞相对数量的二维图就是反映细胞群体分布情况的直方图。

（3）结果计算 分析仪通过对Diff通道散点图以及其中Lym区域、Neu区域、Mon区域和Eos区域的分析得到淋巴细胞百分比（Lym%）、中性粒细胞百分比（Neu%）、单核细胞百分比（Mon%）以及嗜酸性粒细胞百分比（Eos%）。再结合电阻抗法获得白细胞数目进行计算，得到淋巴细胞数目（Lym）、中性粒细胞数目（Neu）、单核细胞数目（Mon）以及嗜酸性粒细胞数目（Eos）。嗜碱性粒细胞数目（Bas）可直接由电阻抗法获得。细胞数目的单位均为10^9/L。

2. 血红蛋白浓度测定原理：比色法 在比色池中，被稀释的样本加入溶血剂后，红细胞溶解，释放出血红蛋白，后者与溶血剂结合后形成血红蛋白复合物，在比色池的一端让LED光管发出中心波长为525nm的单色光照射血红蛋白复合物溶液，在另一端通过光电管接收透射光，并将光强信号放大后转换为电压信号，通过与比色池中加入样本之前（比色池中只有稀释液）测得的本底透射光强产生的电压比较，得到样本的血红蛋白浓度。

3. 红细胞/血小板测定原理 本分析仪利用阻抗法原理对在RBC检测单元对红细胞/血小板进行计数。检测小孔两侧有一对正负电极，连接恒流电源。由于细胞具有不良导体的特性，稀释样本中的细胞在恒定负压的作用下通过检测小孔的时候，电极间的直流电阻就会发生变化，从而在电极两端形成一个同细胞体积大小成比例的脉冲信号。当细胞连续地通过小孔，就在电极两端产生一连串的电脉冲。脉冲的个数与通过小孔的细胞数相当，脉冲的幅度与细胞的体积成正比。

将采集到的电脉冲放大后与正常的红细胞/血小板体积范围所对应的通道电压阈值相比较，计算出电脉冲幅度落在红细胞/血小板通道内的电脉冲个数。由此，所有采集到的电脉冲根据不同的通道电压阈值进行了分类，落在红细胞/血小板通道内的电脉冲个数就是红细胞/血小板的个数。依据脉冲电压幅度划分的每一个通道范围内的细胞个数决定了细胞的体积分布。用横坐标表示细胞体积，纵坐标表示细胞相对数量的二维图就是反映细胞群体分布情况的直方图。

（四）相关参数

1. 线性范围和允许误差（表1-4-1）。

表1-4-1 线性范围和允许误差

检测项目	线性范围	线性允差（全血模式）
WBC	（0.00~100.00）×10^9/L （100.01~400.00）×10^9/L	±0.30×10^9/L或±5% ±10%
RBC	（0.00~8.00）×10^{12}/L	±0.05×10^{12}/L或±5%
Hb	（0~250）g/L	±2g/L或±2%
PLT	（0~1000）×10^9/L （1000~5000）×10^9/L	±10×10^9/L或±8% ±12%
HCT	0%~67%	±2%（HCT值）或±3%（误差百分比）

2. 测定干扰因素　严重脂血、黄疸和溶血对血红蛋白有一定程度的干扰，进而影响计算指数MCH和MCHC，但不影响直接测定参数CHCM，对细胞的计数影响较小。小红细胞及其碎片对激光二维法测定血小板基本无干扰。

（五）试剂

BC-5390 CRP血液细胞分析仪专用试剂：M-53D稀释液；M-53LEO（Ⅰ）溶血剂；M-53LEO（Ⅱ）溶血剂；M-53LH溶血剂；M-53P探头清洁液；所有试剂应参照试剂的使用说明进行保存。变质、超过效期的所有试剂不能使用。

（六）仪器的常规操作

1. 开机程序

（1）启动主机　将主机左侧的“O/I”电源开关置于“I”，电源开关亮。（如为首次开机或前次关机时关闭了仪器主电源，还需先将主机背面的“O/I”电源开关置于“I”）。

（2）确认主机上的指示灯亮。

（3）系统依次进行自检和开机初始化。

（4）启动外置计算机并运行软件　打开外置计算机，打开显示器。

（5）启动完毕进入操作系统后，双击“BC-5390 CRP血液细胞分析仪”图标，运行已安装的配套软件。

（6）软件启动后，弹出登录对话框，在登录对话框输入正确的用户名和密，点击按钮，进入软件界面。

（7）仪器自动进行初始化，液路初始化过程中会进行本底测试，本底结果必须满足；WBC ≤ 0.3×10^9/L、RBC ≤ 0.03×10^{12}/L、HGB ≤ 1g/L、HCT ≤ 0.5%、PLT ≤ 10×10^9/L，如果本底不满足要求，请参照仪器提示操作，执行清洗或探头液维护。初始化完毕后，如果检测到工作单中还有待分析或已出错的样本记录，则界面会弹出提示框。

2. 每日质控检测

（1）自动全血模式检测。

（2）将质控品依次放置在进样架，按仪器控制面板的“启动”或仪器上的【计数】键。

（3）分析仪依次自动执行质控品分析。

3. 常规标本检测

（1）全血样本准备。

（2）预稀释样本准备。

1）点击仪器控制面板的“加稀释液”按钮，样本仓门自动打开并弹出对话框。

2）取一个无抗凝剂的洁净离心管，开盖放入样本仓后按主机上的【计数】键开始加稀释液。

3）加稀释液完毕后，样本仓门自动打开，可取出离心管。

4）采集20μl的末梢血并迅速注入盛有稀释液的离心管中，盖好盖子后混匀。

5）完成预稀释样本的准备后，点击“取消”按钮，执行推出加稀释液的操作。

（3）计数

1）自动全血模式　①在技术就绪状态下即仪器指示灯绿灯常亮，点击仪器控制面板的“模式”按钮，弹出模式对话框。②在模式对话框选择“自动–静脉全血”并按情况进行其他设置。③将放置好试管的试管架依次水平放置在进样器的右槽，有“MINDRAY”标识的一侧背向主机。按仪器控制面板的“启动”或仪器上的【计数】键。④分析仪按照样本位置先后，依次自动执行样本分析，此时状态图标、仪器指示灯绿色闪烁。⑤每分析完一个样本，结果保存到回顾界面；自动进样计数结束后弹出统计结果对话框。⑥点击“确定”按钮关闭统计结果对话框，状态图标、仪器指示灯恢复为绿色长亮。⑦自动进样结束后，所有试管架已自动移到进样器左槽，方可安全取走样本。

2）封闭全血模式　①在模式对话框选择“封闭–静脉全血”或“封闭–末梢全血”并按情况进行其他设置。②点击仪器控制面板的“启动”按钮或仪器上的【计数】键启动样本分析过程。③采样针自动吸入样本后，分析仪自动执行样本分析，样本仓门自动打开，此时状态图标、仪器指示灯绿色闪烁。④分析结束后，状态图标、仪器指示灯恢复为绿色长亮，此时可执行下一样本分析。

3）封闭预稀释模式　①在模式对话框选择“封闭–预稀释”并按情况进行其他设置。②点击仪器控制面板的“启动”按钮或仪器上的【计数】键，弹出对话框询问是否开始预稀释计数，点击“是”关闭提示框并启动样本分析过程。③采样针自动吸入样本后，分析仪自动执行样本分析，样本仓门自动打开，此时状态图标、仪器指示灯绿色闪烁。④分析结束后，状态图标、仪器指示灯恢复为绿色长亮，此时可执行下一样本分析。

4.关机程序

（1）点击快捷按钮区的“关机”按钮，弹出对话框，点击“确定”按钮，开始执行关机程序。

（2）当界面弹出提示框要求执行探头液维护操作时，按照提示将探头液放置于采样针下，按［计数］键进行探头液维护。

（3）探头液维护完毕后，将主机左侧的“O/I”开关置于“O”。

（4）关机后，清空废液桶中的废液，并妥善处理废液。

（5）退出终端软件，点击快捷按钮区的“退出”按钮，点击“确定”按钮，退出整个软件系统。

（6）关闭外置计算机。

（七）仪器保养与维护

1.定时维护　在定时维护设置界面设置每日探头液定时浸泡的时间和提醒时间，则每天提醒时间到时会提示执行探头液浸泡。关机操作相当于定时探头液浸泡。如每天关机，此操作系统将自动跳过。

2.按需维护

（1）清洗　在以下情况下需要对相应部件进行清洗：①如果WBC和（或）HGB本底结果超出本底范围，可执行WBC池的清洗。如果效果不佳，可执行WBC探头液浸泡操作。②如果RBC和（或）PLT结果超出本底范围，可执行RBC池的清洗。如果效果不佳，可执行RBC探头液浸泡操作。③如果本底结果的散点图中粒子较多，或者WBC分类的效果不好。④如采样针变脏，可执行采样针的清洗。

（2）探头清洁液浸泡　在以下几种情况下执行探头清洁液浸泡。①若由于仪器长时间没有使用导致本底超出范围、质控异常、散点图分类效果下降或者出现堵孔时执行了其他的维护操作后，情况没有改善。②若仪器因异常断电导致关机，则在开机后，需要进行探头清洁液浸泡。

（3）其他维护　①如果存在堵孔故障，可执行排堵操作。②在宝石孔堵孔或DIFF通道引起散点图异常之后，可执行单通道探头清洁液浸泡（包括DIFF池、WBC池、RBC池的探头清洁液浸泡）功能。③若更换了主要部件或对分析仪液路系统进行了维修，应执行液路初始化。④若各参数的本底结果均超出本底范围，应执行整机清洗。如果仍超出范围，可以执行整机探头液浸泡或者关机－开机一次。⑤分析仪运输或长时间（2周以上）不使用，应执行打包操作。

（八）注意事项

无

（九）年度维护校准要求

1.仪器校准原则

（1）血液细胞分析仪校准周期为一年1~2次。

（2）BC-5390 CRP血液细胞分析仪更换了关键的部件（如宝石孔或电路板等）及仪器故障引起的失控，需要进行校准。

（3）血液细胞分析仪维修后，应先测试质控物进行验证。如果质控结果合格，仪器不用校准；如果质控结果不合格，则需要进行校准。

（4）仪器在进行校准前必须对液路系统进行彻底清洗。

（5）“校准”（calibration）用于校正影响准确性的系统偏差。因此，“校准”对于系统准确性是至关重要的。偏差的校准是通过向BC-5390 CRP的计算机中输入校准系数来实现的。

（6）机器的初始校准是由公司授权人员在安装机器时进行的。在安装校准后，使用者仅仅在需要时才进行机器校准，并维持良好的质控操作性能，确保系统的准确度。

（7）校准之后应将原始数据填写在BC-5390 CRP血液细胞分析仪校准记录上，并报实验室负责人审核后才能投入使用。

2. 仪器校准步骤——血细胞各参数的校准

（1）校准用样本的选择与定值　选择EDTA K_2或EDTA K_3抗凝的新鲜正常的全血样本（抽血8ml，平均分为4份），用标准血液细胞分析仪精确测量白细胞、红细胞、血红蛋白、MCV和血小板的平均值、标准差及CV值，其统计结果作该正常全血样本的定值（确认各参数检测结果的精密度在仪器说明书要求的范围内）。

（2）校准过程

1）用1管校准物，连续检测11次，第1次检测结果不用，以防止携带污染，将结果记录，计算出WBC、RBC、HGB、MCV及PLT参数的平均值、标准差及CV值。

2）用上述检测校准物的均值与定值比较，以判断是否需要校准仪器　计算各参数的均值与定值相差的百分数（不计正负号），即偏差，计算公式：（|均值－定值|/定值）×100%，用偏差与仪器校准的判别标准进行比较（表1-4-2）。

WBC、RBC、HGB、MCV及PLT参数均值与定值的偏差全部等于或小于附表中的第一列数值时，仪器不需要进行校准，记录偏差的数据。若各参数均值与定值的偏差大于附表中的第二列数值时，仪器不能校准，需请维修人员检查原因并进行处理；若各参数均值与定值的偏差在表中第一列与第二列数值之间时，需要对仪器进行校准，具体校准方法可按说明书的要求进行。

表1-4-2　仪器校准的判别标准

参数	百分数偏差	
	一列	二列
WBC	5.0%	10%
RBC	2.5%	10%
HGB	2.5%	10%
MCV	3.0%	10%
PLT	8.0%	15%

3）若仪器需要校准，则计算出WBC、RBC、HGB、MCV及PLT参数新的校准系数（仪器原有的校准系数乘以定值除以所测校准物的均值，即为新的校准系数）。

（3）校准结果的确认　BC-5390 CRP血液细胞分析仪校准通过标准条件为：仪器校准

后，应重新测试同一份校准物三次。只有当被校准参数的测定值与定值的偏差等于或小于第一列数值，该校准才被认可。

四、课后讨论

1. 血细胞分析仪检测标本有何要求？
2. 标本凝固会不会影响检测结果？
3. 如何保证检测结果的准确？
4. 影响检测结果的因素有哪些？

五、任务反馈

填写如下学生自评表。

任务：认识血液细胞分析仪

评价项目	评价标准	分值	得分
血液细胞分析仪检测原理、结果分析、日常保养与维护操作	掌握各类血细胞检测原理	20	
	正确操作血细胞分析仪	20	
	正确分析细胞仪检测结果	20	
	正确对分析仪进行日常保养维护	20	
学习态度	态度端正，积极好学	5	
协作能力	具有团结协作精神	5	
职业素质	检以求真，验以求实，不弄虚作假，不编造数据	5	
生物安全意识	生物安全意识强，医疗垃圾分类处理，注意做好个人防护	5	
合计		100	

任务二　看懂直方图

一、任务技能点

（1）直方图及临床意义

（2）白细胞直方图及临床意义

二、任务导入

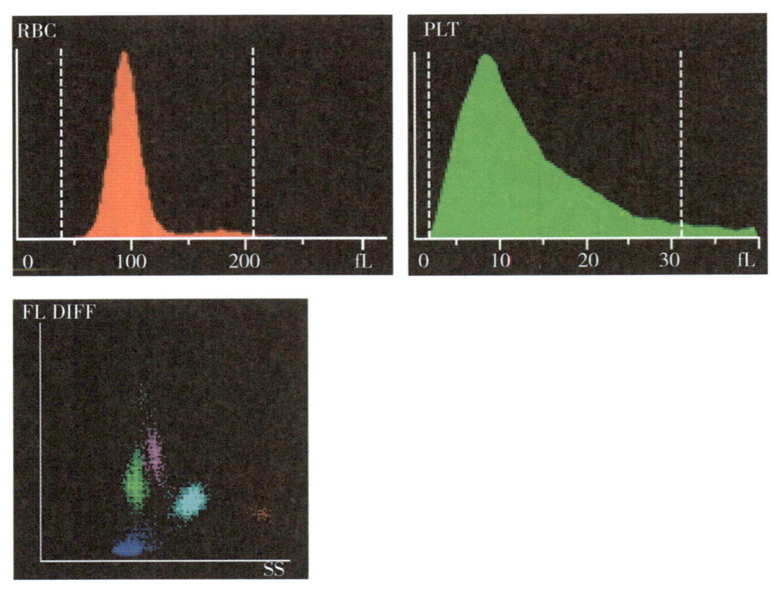

图 1-4-2　血细胞分析直方图和散点图

请对以上血细胞分析仪检测的直方图进行分析。

三、任务指导书

血液细胞分析仪进行血样本分析，可提供检测相关的检测参数和图形。其中图形主要有直方图和散点图，可为检测人员观察仪器运作状态和样本分析结果提供更直观的图形显示，也有利于对异常结果的评估，是血细胞分析报告不可缺少的一部分。

1. 细胞直方图　是用于表示细胞群体分布情况的图形，横坐标为血细胞体积大小，以fl表示；纵坐标为不同体积细胞的相对频率，以%表示。电阻抗法计数能进行细胞数量的统计和提供细胞直方图。红细胞、白细胞和血小板的直方图各具特点，正常人的细胞直方图在不同类型的血细胞分析仪上有特定的曲线。掌握正常直方图的含义可以帮助我们发现异常情况。

（1）红细胞直方图　横坐标表示红细胞体积，纵坐标表示不同体积红细胞出现的频率，峰顶对应的是红细胞的MCV，而曲线基底的宽度大致反映红细胞的RDW。正常红细胞主要分布在50~200fl范围内，可见两个细胞群体。从50~125fl区域有两侧对称、较狭窄的正态分布曲线；主峰右侧分在125~200fl区域的细胞是大红细胞和网织红细胞（图1-4-3）。红细胞体积大小发生变化，直方图峰可左移或右移，或出现双峰，甚至多峰。红细胞直方图有助于临床上对贫血的分类诊断和贫血治疗后的疗效评估。例如缺铁性贫血属于小细胞低色素贫血，其直方图表现为曲线峰值左移，曲线基底宽度增大。巨幼细胞贫血属于大细胞性贫血。直方图曲线峰值右移，曲线基底宽度增大。地中海贫血也属于小细胞性贫血，但由于RDW在正常范围，所以直方图表现为峰值左移，而曲线基底宽度不增大。铁粒幼细胞贫血由于具有小红细胞和大红细胞两类体积大小不同的细胞，所以直方图表现为双峰。

（2）血小板直方图　正常血小板直方图左偏态分布（图1-4-4），主要集中在2~13fl内。不同原因可使血小板直方图发生改变，主峰左移表示血小板体积偏小，主峰右移表示血小板体积偏大。血小板体积大小不均，以大血小板为主，直方图显示曲线峰右移且底部抬高。血小板直方图也容易受到一些因素的干扰，如存在细胞碎片可致曲线峰左移，出现红细胞碎片或极小红细胞可致曲线峰右移；而标本中出现大血小板或聚集的血小板可导致曲线拖尾现象。

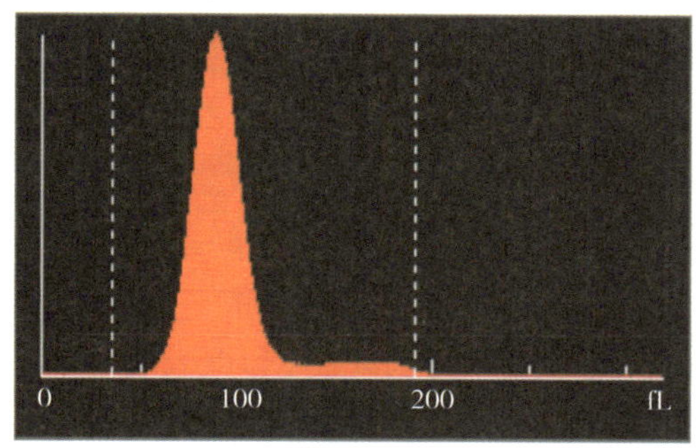

图 1-4-3　正常的红细胞直方图

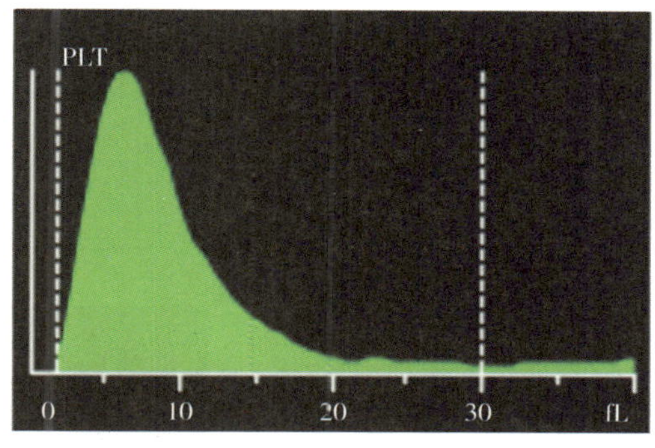

图 1-4-4　正常血小板直方图

（3）白细胞直方图　正常白细胞电阻抗法直方图将白细胞在35~450fl分为3群，白细胞形态为“两峰一谷”。最左侧为第一峰，跨越35~98fl，定为淋巴细胞峰（小细胞群），以成熟小淋巴细胞为主；最右侧为第二峰，跨越150~450fl，定为中性粒细胞峰（大细胞群），以中性粒细胞为主，包含杆状核细胞和晚幼粒细胞；左右两峰之间为谷，定为单个核细胞峰（中间细胞群），主要以单核细胞为主，也含有嗜酸性、嗜碱性粒细胞及白血病细胞等（图1-4-5）。当标本中白细胞的比例、形态异常或出现有核红细胞和巨大血小板，会导致白细胞直方图的改变。检验人员可结合直方图、散点图、涂片镜检做综合分析。

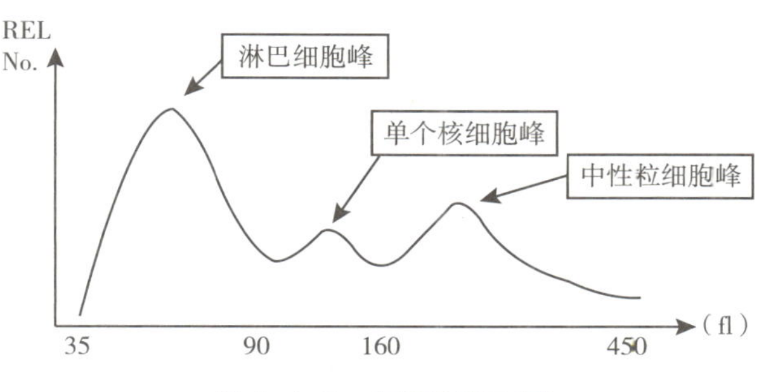

图 1-4-5　白细胞直方图

2. 细胞散点图 散点图上的每个点代表被测定的一个细胞或某种颗粒，此点的横坐标和纵坐标分别代表细胞或某种颗粒的两项特性。由于各种细胞的理化性质不同，因此，具有特征性的细胞或某种颗粒在坐标上点的位置（与横坐标、纵坐标的上、下、左、右距离）也不同，如用不同颜色的点代表各类细胞或某种颗粒，则在散点图上可见不同区域彩色散点图，从而加以区分。各种五分类血液分析仪均采用激光散射法和散点图来表达测定的结果，不同型号的仪器因检测原理组合不同，散点图表达形式也有显著差别。异常散点图包括病理性和非病理性干扰物的影响，需要结合临床和检验过程综合分析，作出合理解释（图1-4-6）。

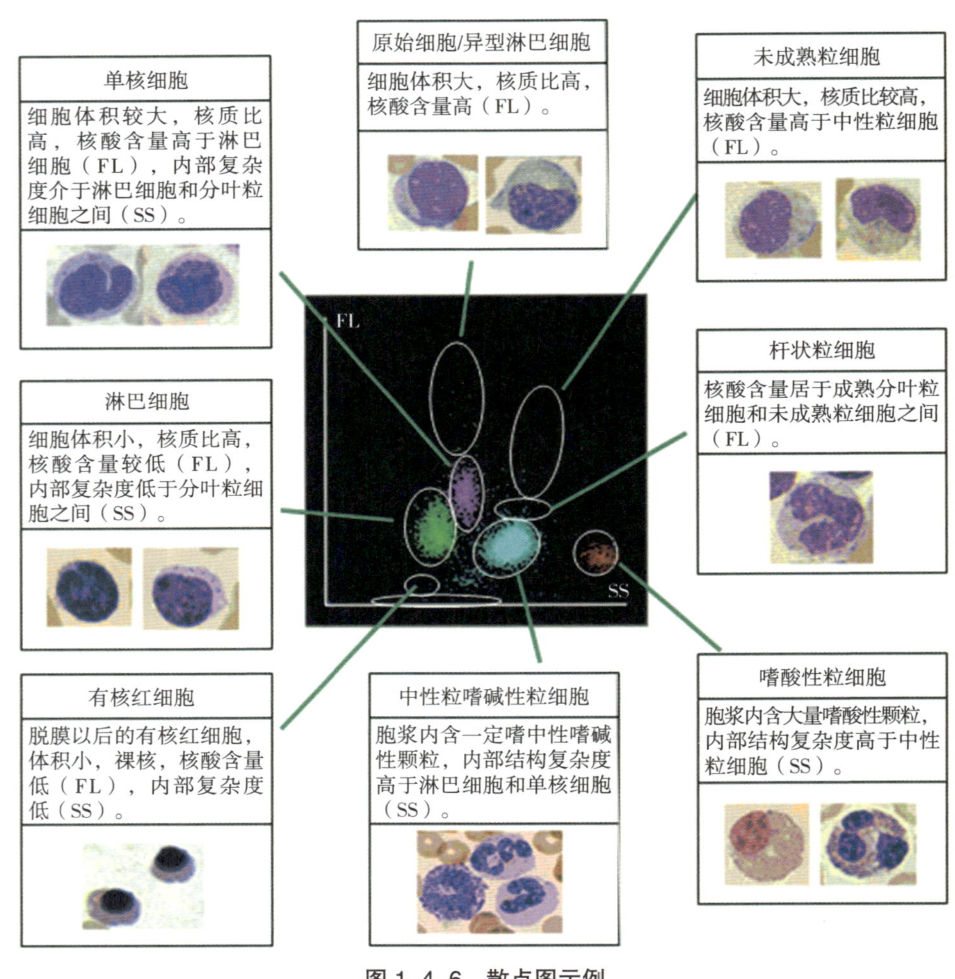

图 1-4-6 散点图示例

四、课后讨论

1. 简述红细胞直方图特点。

2. 简述白细胞细胞直方图特点。

3. 简述血小板直方图特点。

五、任务反馈

填写如下学生自评表。

任务：学会看懂直方图

评价项目	评价标准	分值	得分
血液分析仪参数直方图的分析	正常红细胞直方图的分析	15	
	正常白细胞直方图的分析	15	
	正常血小板直方图的分析	15	
	异常直方图的分析	35	
学习态度	态度端正，积极好学	5	
协作能力	具有团结协作精神	5	
职业素质	检以求真、验以求实，不弄虚作假，不编造数据	5	
生物安全意识	生物安全意识强，医疗垃圾分类处理，注意做好个人防护	5	
合计		100	

任务三　学会血液分析仪检测结果显微镜复检规则

一、任务技能点

（1）血液分析的复检规则

（2）显微镜的复检

（3）显微镜的使用方法以及保养

二、任务导入

下图检测结果触及复检规则有哪些？

	检验项目	结果		单位	参考范围		检验项目	结果		单位	参考范围
1	超敏C-反应蛋白(hs-CRP)	19.90	↑	mg/l	0-10	1	红细胞计数(RBC)	2.97	↓	10^12/L	4.1-5.5
2	淀粉样蛋白(SAA)	7.90		mg/l	0-10	2	血红蛋白(HGB)	74	↓	g/L	104-143
3	白细胞计数(WBC)	0.32	危	10^9/L	5.5-13.6	3	红细胞比容(HCT)	23.5	↓	%	32-43
4	中性粒细胞数(#NEUT)	0.08	↓	10^9/L	0.9-5.5	4	平均红细胞容积(MCV)	79.0		fL	71-86
5	中性粒细胞百分比(%NEUT)	25.7		%	13-54	5	平均红细胞血红蛋白量(MCH)	25.0		pg	24-30
6	嗜酸细胞数(#EOS)	0.04		10^9/L	0.04-0.74	6	平均RBC血红蛋白浓度(MCHC)	317		g/L	309-359
7	嗜酸细胞百分比(%EOS)	14.0	↑	%	0.5-9	7	RBC体积分布变异系数(RDW)	22.7	↑	%	11.5-14.5
8	嗜碱细胞数(#BASO)	0.00		10^9/L	0-0.14	8	血小板(PLT)	146	↓	10^9/L	191-516
9	嗜碱细胞百分比(%BASO)	0.4		%	0-1	9	血小板比容(PCT)	0.111		%	0.1-2.4
10	淋巴细胞数(#LYMPH)	0.16	↓	10^9/L	2.7-9.1	10	血小板平均容积(MPV)	7.6		fL	5.07-11.8
11	淋巴细胞百分比(%LYMPH)	46.9		%	35-76	11	血小板体积分布宽度(PDW)	15.3		%	10-30
12	单核细胞数量(#MONO)	0.04	↓	10^9/L	0.2-1.14	12	大血小板(L-PLT)	19			
13	单核细胞百分比(%MONO)	13.0		%	2-14	13	大血小板比率 (PLCR)	13.4		%	11.0-45.0
14	未成熟粒细胞(IG)	9.5				14	有核红细胞(NRBC)	0			
						15	有核红细胞%(NRBC%)	0			

三、任务指导书

2005年国际实验血液学组织（The International Society for Laboratory Hematology，ISLH）提出了41条复检规则。

1.新生儿

（1）复检条件　首次检测标本。

（2）复检要求　涂片镜检。

2. WBC、RBC、Hb、PLT、网织红细胞（Ret）

（1）复检条件　超出线性范围。

（2）复检要求　稀释标本后重新测定。

3. WBC、PLT

（1）复检条件　低于实验室确认的仪器线性范围。

（2）复检要求　按实验室标准操作规程（SOP）进行。

4. WBC、RBC、Hb、PLT

（1）复检条件　无结果。

（2）复检要求　①检查标本是否有凝块；②重测标本；③如果维持不变，用替代方法计数。

5. WBC

（1）复检条件　首次结果 $<4.0\times10^9/L$ 或 $>30.0\times10^9/L$。

（2）复检要求　涂片镜检。

6. WBC

（1）复检条件　3天内Delta值超限，并 $<4.0\times10^9/L$ 或 $>30.0\times10^9/L$。

（2）复检要求　涂片镜检。

7. PLT

（1）复检条件　首次结果 $<100\times10^9/L$ 或 $>1000.0\times10^9/L$。

（2）复检要求　涂片镜检。

8. PLT

（1）复检条件　Delta值超限的任何结果。

（2）复检要求　涂片镜检。

9. Hb

（1）复检条件　首次结果<70g/L或>其年龄和性别参考范围上限20g/L。

（2）复检要求　①涂片镜检；②确认标本是否符合要求。

10. 平均红细胞体积（MCV）

（1）复检条件　24h内标本的首次结果<75fl或>105fl（成人）。

（2）复检要求　涂片镜检。

11. MCV

（1）复检条件　24小时以上的成人标本>105fl。

（2）复检要求　①涂片镜检观察大红细胞相关变化；②如无大红细胞相关变化，要求重送新鲜血标本；③如无新鲜血标本，报告中注明。

12. MCV

（1）复检条件　24h内标本的Delta值超限的任何结果。

（2）复检要求　确认标本是否符合要求。

13. 平均红细胞血红蛋白浓度（MCHC）

（1）复检条件　≥参考范围上限20g/L。

（2）复检要求　检查标本是否有脂血、溶血、RBC凝集及球形红细胞。

14. MCHC

（1）复检条件　<300g/L，同时MCV正常或增高。

（2）复检要求　寻找可能因静脉输液污染或其他标本原因。

15. RDW

（1）复检条件　首次结果>22%。

（2）复检要求　涂片镜检。

16~22条为白细胞分类的复检规则。

16. 无白细胞分类计数（DC）结果或DC结果不全

（1）复检条件　无条件复检。

（2）复检要求　人工分类和涂片镜检。

17. 中性粒细胞绝对计数（Neut#）

（1）复检条件　首次结果$<1.0\times10^9/L$或$>20.0\times10^9/L$。

（2）复检要求　涂片镜检。

18. 淋巴细胞绝对计数（Lym#）

（1）复检条件　首次结果$>5.0 \times 10^9$/L（成人）或$>7.0 \times 10^9$/L（<12岁）。

（2）复检要求　涂片镜检。

19. 单核细胞绝对计数（Mono#）

（1）复检条件　首次结果$>1.5 \times 10^9$/L（成人）或$>3.0 \times 10^9$/L（<12岁）。

（2）复检要求　涂片镜检。

20. 嗜酸性粒细胞绝对计数（Eos#）

（1）复检条件　首次结果$>2.0 \times 10^9$/L。

（2）复检要求　涂片镜检。

21. 嗜碱性粒细胞绝对计数（Baso#）

（1）复检条件　首次结果$>0.5 \times 10^9$/L。

（2）复检要求　涂片镜检。

22. 有核红细胞绝对计数（NRBC#）

（1）复检条件　首次出现任何结果。

（2）复检要求　涂片镜检。

23条为网织红细胞的复检规则。

23. 网织红细胞绝对计数（Ret#）

（1）复检条件　首次结果$>0.1 \times 10^9$/L。

（2）复检要求　涂片镜检。

24~41条为可以提示的复检规则：

24. 怀疑性报警［不成熟粒细胞（IG）/杆状核中性粒细胞（Band）报警提示除外］

（1）复检条件　首次成人结果出现阳性报警。

（2）复检要求　涂片镜检。

25. 怀疑性报警

（1）复检条件　首次儿童结果出现阳性报警。

（2）复检要求　涂片镜检。

26. WBC结果不可*报警

（1）复检条件　阳性报警。

（2）复检要求　①确认标本是否符合要求并重测标本；②如出现同样报警提示，检查仪器；③如需要，进行人工分类。

27. RBC碎片

（1）复检条件　阳性报警。

（2）复检要求　涂片镜检。

28. 双形RBC

（1）复检条件　首次结果出现阳性报警。

（2）复检要求　涂片镜检。

29. 难溶性RBC

（1）复检条件　阳性报警。

（2）复检要求　①检查WBC直方/散点图；②根据实验室SOP证实Ret计数是否正确；③涂片镜检是否有异常形态的红细胞。

30. PLT聚集报警

（1）复检条件　任何计数结果。

（2）复检要求　①检查标本是否有凝块；②涂片镜检估计PLT数；③如PLT仍聚集，按实验室SOP进行。

31. PLT报警

（1）复检条件　除PLT聚集外的PLT和MPV报警。

（2）复检要求　涂片镜检。

32. IG报警

（1）复检条件　首次结果出现阳性报警。

（2）复检要求　涂片镜检。

33. IG报警

（1）复检条件　WBC的Detal值超上限，有以前确认的阳性报警结果。

（2）复检要求　涂片镜检。

34. 左移报警

（1）复检条件　阳性报警。

（2）复检要求　按实验室SOP进行。

35. 不典型和（或）变异Lym

（1）复检条件　首次结果出现阳性报警。

（2）复检要求　涂片镜检。

36. 不典型和（或）变异Lym

（1）复检条件　WBC的Detal值超上限，有以前确认的阳性报警结果。

（2）复检要求　涂片镜检。

37. 原始细胞报警

（1）复检条件　首次结果出现阳性报警。

（2）复检要求　涂片镜检。

38. 原始细胞报警

（1）复检条件　3~7天内WBC的Detal值通过，有以前确认的阳性报警结果。

（2）复检要求　按实验室SOP进行。

39. 原始细胞报警

（1）复检条件　WBC的Detal值超上限，有以前确认的阳性报警结果。

（2）复检要求　涂片镜检。

40. NRBC报警

（1）复检条件　阳性报警。

（2）复检要求　①涂片镜检；②如发现NRBC，计数NRBC，重新计算WBC结果。

41. Ret

（1）复检条件　散点/直方图异常。

（2）复检要求　①检查仪器状态是否正常；②如吸样有问题，重测标本；③如结果维持不变，涂片镜检。

四、课后讨论

1. 实验室是否可以直接使用这41条复检规则？

2. 有复检规则了，是否就能保证检测结果不会错漏？

五、任务反馈

填写如下学生自评表。

任务：学会血液分析仪检测结果显微镜复检规则

评价项目	评价标准	分值	得分
血液分析仪检测结果显微镜复检规则	红细胞的复检规则	15	
	白细胞的复检规则	15	
	血小板的复检规则	10	
	有核红细胞的复检规则	10	
	原始细胞的复检规则	30	
学习态度	态度端正、积极好学	5	
协作能力	具有团结协作精神	5	
职业素质	检以求真、验以求实，不弄虚作假，不编造数据	5	
生物安全意识	生物安全意识强，医疗垃圾分类处理，注意做好个人防护	5	
合计		100	

任务四　血细胞分析仪质量保证

一、任务技能点

（1）影响血细胞分析质量的因素

（2）检测并发出一份合格的血细胞分析报告

二、任务导入

如何保证检测结果的准确性？

	检验项目	结果	单位	参考范围		检验项目	结果	单位	参考范围
1	超敏C-反应蛋白(hs-CRP)	19.90	↑ mg/l	0-10	1	红细胞计数(RBC)	2.97	↓ 10^12/L	4.1-5.5
2	淀粉样蛋白(SAA)	7.90	mg/l	0-10	2	血红蛋白(HGB)	74	↓ g/L	104-143
3	白细胞计数(WBC)	0.32	危 10^9/L	5.5-13.6	3	红细胞比容(HCT)	23.5	↓ %	32-43
4	中性粒细胞数(#NEUT)	0.08	↓ 10^9/L	0.9-5.5	4	平均红细胞容积(MCV)	79.0	fL	71-86
5	中性粒细胞百分比(%NEUT)	25.7	%	13-54	5	平均红细胞血红蛋白量(MCH)	25.0	pg	24-30
6	嗜酸细胞数(#EOS)	0.04	10^9/L	0.04-0.74	6	平均RBC血红蛋白浓度(MCHC)	317	g/L	309-359
7	嗜酸细胞百分比(%EOS)	14.0	↑ %	0.5-9	7	RBC体积分布变异系数(RDW)	22.7	↑ %	11.5-14.5
8	嗜碱细胞数(#BASO)	0.00	10^9/L	0-0.14	8	血小板(PLT)	146	↓ 10^9/L	191-516
9	嗜碱细胞百分比(%BASO)	0.4	%	0-1	9	血小板比容(PCT)	0.111	%	0.1-2.4
10	淋巴细胞数(#LYMPH)	0.16	↓ 10^9/L	2.7-9.1	10	血小板平均容积(MPV)	7.6	fL	5.07-11.8
11	淋巴细胞百分比(%LYMPH)	46.9	%	35-76	11	血小板体积分布宽度(PDW)	15.3	%	10-30
12	单核细胞数量(#MONO)	0.04	↓ 10^9/L	0.2-1.14	12	大血小板(L-PLT)	19		
13	单核细胞百分比(%MONO)	13.0	%	2-14	13	大血小板比率 (PLCR)	13.4	%	11.0-45.0
14	未成熟粒细胞(IG)	9.5			14	有核红细胞(NRBC)	0		
					15	有核红细胞%(NRBC%)	0		

三、任务指导书

目前全自动血细胞分析仪在各检验科中已非常普及，提高了血细胞分析的效率。检测结果的准确性直接影响临床对疾病的诊断、治疗和检测，但由于仪器的种类繁多，性能差异较大，而且各种仪器的工作原理也不完全相同，完成一个项目测定要受到仪器、试剂、校准品、操作程序以及操作人员等因素影响。因此，应从人、机、物、法、环等因素做好检验前、检验中和检验后全过程的质量控制。

（一）检验前的质量控制

1.做好操作人员的培训　人是第一要素，是实验仪器的操作者，必须经过专门的技术培训。操作前仔细阅读说明书，要对分析仪的原理、操作规程、使用注意事项、细胞分布直方图及散点图的意义、异常报警的含义、引起实验误差的因素及仪器维护有充分的了解。

2.选择性能较好的分析仪器，并进行性能评估　实验室采购分析前应做充分的市场调研，选择各方面性能较好的分析仪，并按照相关规定对仪器的各项性能指标进行评估，包括仪器的线性范围、精密度、准确度、抗干扰性、白细胞分类以及携带污染率等。有条件的应与其他性能稳定、运行良好、结果具有可溯源性的仪器进行比对。

3. 校准物、质控物、试剂的选择 分析仪器、试剂和校准物组成一个完整分析仪标准检测系统，它是保证检测稳定和解决结果溯源问题的关键。

4. 良好的运行环境 血细胞分析仪的运行必须具有一个良好的运行环境，包括稳定电流、电压和接地保护的电源系统，放置仪器的实验台要稳固、防阳光直射，实验室防震、防尘，防潮、通风条件好，室内温度应在15~25℃，相对湿度应<80%，远离电磁干扰源、热源的位置。任何环境因素的变化都可能影响到仪器的稳定性，从而影响测定结果的精密度和准确度，要经常观察并做好相应的记录，及时纠正。

5. 标本的采集和运送 血液标本在分析前经过的环节较多，样本的质量直接影响检测的准确性。实验室应与临床保持沟通，制定标本采集运输手册指引等。

（二）分析中的质量控制

1. 开机 按照标准操作程序，开机后要检查分析仪的电压、气压、试剂等各种指标在仪器自检通过后方可使用。

2. 完成室内质控 检测样本前，先进性室内质控，通过后才可检测样本。

3. 样本检测 应检查样本是否有凝块、溶血等异常；充分混匀后进样检测。

4. 仪器的维护 做好分析仪日常保养工作并做好记录。

（三）分析后的质量控制

1. 结果分析 发出实验结果之前，应认真报告单，查看各项参数是否与临床诊断相符，数据间是否有矛盾，仔细观察细胞直方图的变化，以确定实验结果可否签发。如触犯复检规则，则需做好复检。

2. 保留标本备查 血样标本测定完毕，应在室温下保留至少1天，以备复核。

3. 参加室间质评 通过定期开展室间质评可以将本实验室血细胞分析仪的准确度与精密度和同类分析仪进行比较，有利于及时发现问题保证检测质量。

4. 定期征求临床对检验结果的评价 遵循循证医学的原则，定期向临床征求意见，不断验证结果的准确性，及时纠正偏差，保证检验质量的持续改进。

四、课后讨论

1. 分析仪出现报警时如何处理？

2. 检测结果与临床不符时该如何处理？

五、任务反馈

填写如下学生自评表。

任务：血细胞分析仪质量保证

评价项目	评价标准	分值	得分
血细胞分析仪质量保证	检验前质量控制	30	
	检验中质量控制	25	
	检验后质量控制	25	
学习态度	态度端正、积极好学	5	
协作能力	具有团结协作精神	5	
职业素质	检以求真、验以求实，不弄虚作假，不编造数据	5	
生物安全意识	生物安全意识强，医疗垃圾分类处理，注意做好个人防护	5	
合计		100	

目标检测

参考答案

1. 关于全血、血清和血浆的概念，下列叙述错误的是（　　）
   A. 血清是血液离体后自然凝固所分离出来的淡黄色透明液体
   B. 抗凝血一般是指血液加抗凝剂后的全血
   C. 血浆是不含纤维蛋白原的抗凝血
   D. 血浆是血液加抗凝剂所分离出的淡黄色透明液体
2. 三分类血细胞计数分析仪是指（　　）
   A. 将血细胞分为白细胞、红细胞、血小板
   B. 将白细胞分为小细胞、中间细胞、大细胞
   C. 将血细胞分为成熟红细胞、有核红细胞、网织红细胞
   D. 将血小板分为正常、大血小板、小血小板
3. 在电阻抗型血细胞分析仪中，与脉冲高低成正比的是（　　）
   A. 细胞的移动速度　　B. 细胞的数量
   C. 细胞的大小　　D. 细胞的比密
4. 红细胞直方图应分析的内容不包括（　　）
   A. 峰的数量　　B. 峰的高度
   C. 峰的位置　　D. 峰的形状

5. 新生儿WBC计数容易受（　　）影响

A. 红细胞　　　　B. 血小板

C. 有核红细胞　　　　D. 杂质

6. 患者白细胞计数为12.0×10^9/L，但分类100个白细胞中遇到有核红细胞20个，校正后白细胞报告为（　　）$\times 10^9$/L

A. 9.6　　　　B. 10

C. 12　　　　D. 14.4

7. 当仪器检测结果出现“PLT聚集报警”时，处理措施不包括（　　）

A. 检查标本是否有凝块

B. 涂片镜检估计PLT数

C. 如镜检PLT仍聚集，按实验室SOP进行

D. 直接复查报告

8. ICSH建议，血细胞计数时首选抗凝剂是（　　）

A. EDTA-K_2　　　　B. EDIA

C. EDTA-Na_2　　　　D. 肝素

9. 下列叙述中不正确的是（　　）

A. 误差是测量值与均值之间的差异

B. 均值是所有测量值的平均值

C. 标准差是指测定值与均值的离数程度

D. 变异系数是标准差与均值之比

10. 血细胞计数时，不属于技术误差者是（　　）

A. 充池不当　　　　B. 固有误差

C. 混合不匀　　　　D. 血液凝固

书网融合……

习题

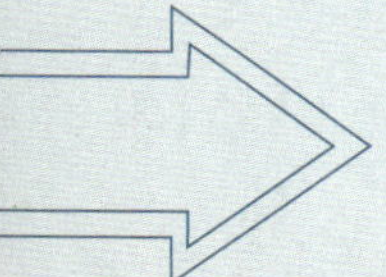

模块二 尿液一般检验技术

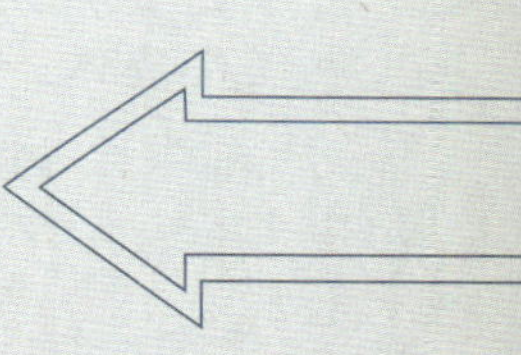

学习目标

1.掌握　尿液标本的采集方法、标本类型、保存和处理及其临床应用；熟悉尿液标本采集的要求、尿液标本性状异常的临床意义及尿液分析仪的临床应用。

2.学会尿液标本的采集与处理方法、尿液化学成分的检查方法、尿液分析仪的使用。

3.树立正确的无菌观念，培养对病患的爱心、耐心、细心、责任心。

情境导入

情境描述　患者，女，38岁。因尿频、尿急、排尿疼痛，且左肾区疼痛就诊。查体：体温39.2℃，左肾区叩击痛阳性。医生开具尿常规检验项目申请单。

讨论　1.检验科临床检验岗工作人员收到申请单后该如何指导患者采集标本？

2.检验科收到尿液标本该如何处理？

任务一　尿液标本采集与处理

PPT

一、任务技能点

1.尿杯的选择及标本采集要求

2.尿液标本的保存与处理

二、任务导入

请完成尿液标本的采集与处理学习任务，指导“情境导入”中患者采集尿液标本。

三、任务指导书

尿液是具有重要意义的排泄物，尿液成分的变化可以反映泌尿系统及其他组织器官的病变，其检验结果的准确性可直接关系到疾病的诊断与治疗。为了保证尿液检验结果的可靠性，必须坚持全面质量管理（total quality management，TQM）。正确、合理和规范化地采集和处理尿液标本，是尿液检测质量保证的主要内容。

（一）尿液标本采集的一般要求

（1）首先应告知患者关于尿液标本采集的目的，以书面的形式具体指导患者采集尿液标本（表2-1-1）。

（2）准确标记患者姓名、门诊号或病历号、性别、年龄、检验项目、采集尿液标本的日期和时间、标本量和类型等信息，或以条形码作为唯一标识。

表2-1-1　尿液标本采集一般要求

项目	一般要求
患者要求	患者处于安静状态，按常规生活、饮食
生理状态	运动、性生活、月经、过度空腹或饮食、饮酒、吸烟及姿势和体位等可影响某些检查结果
避免污染	①患者先洗手并清洁外生殖器、尿道口及周围皮肤 ②女性患者特别要避免阴道分泌物或月经污染尿液，男性患者要避免精液混入 ③要避免化学物质（如表面活性剂、消毒剂）、粪便等其他污染物混入
采集时机	用于细菌培养的尿液标本，必须在使用抗生素治疗前使用无菌容器采集，以利于细菌生长
特殊要求	①采用导尿标本或耻骨上穿刺尿标本时，医护人员应先告知患者及家属有关注意事项，然后由医护人员进行采集 ②采集婴幼儿尿标本时，由儿科医护人员指导，并使用小儿专用尿袋采集标本

（二）尿液标本采集的容器及器材的准备

1.常见尿杯　尿杯要求见表2-1-2。

表2-1-2　尿杯要求

指标	要求
材料	①透明、不渗漏、不与尿液发生反应的惰性环保材料 ②儿科患者使用专用的洁净、柔软的聚乙烯塑料袋
规格	①容积50~100ml，圆形开口且直径至少4~5cm ②底座宽而能直立、安全且易于启闭的密闭装置 ③采集计时尿（如24h尿）容器的容积应至少2~3L，且能避光
清洁度	容器洁净、干燥、无污染（菌落计数<10^4CFU/L）
标识	容器要标有患者姓名、病历号或门诊号、检验联号，并留有空间以填写标本留取时间
其他	①用于细菌培养的尿液标本容器采用特制的无菌容器 ②对于必须保存2h以上的尿液标本，建议使用无菌容器

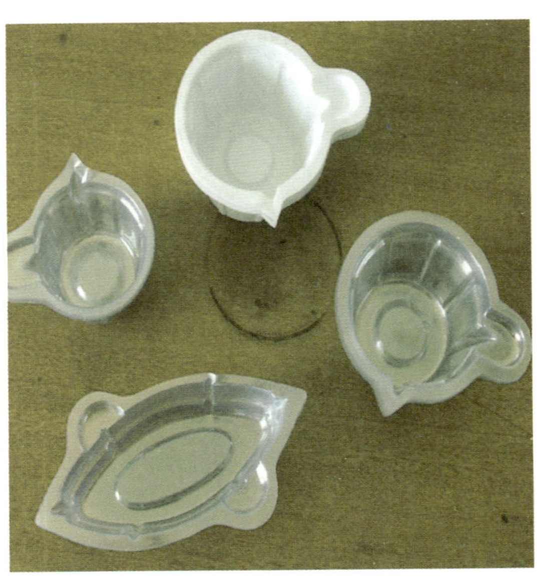

图 2-1-1　临床常用尿杯

2. 离心管　用于尿液沉渣检查的离心管应洁净、透明、有足够的强度，并有刻度，刻度上至少标明10ml、1ml、0.2ml。容积应大于12ml。试管底部呈锥形或缩窄形。试管口尽可能具有密封装置。最好使用不易破碎的一次性塑料试管。

3. 信息标记　尿液标本容器、离心管（试管）、载玻片必须便于标记和识别，且保持洁净。信息标记必须粘贴于容器外壁上（不能粘贴于容器盖上），且牢固、防潮，即使在冰箱内仍能保持信息清晰与完整。

（三）尿液标本类型及采集方法

选择尿液标本的类型和采集方式取决于尿液检查的目的（通常包括化学检查、尿液有形成分显微镜检查和细菌学检查等）、患者状况和检验要求。

1. 晨尿　首次晨尿指清晨起床后，未进早餐和做运动之前排出的尿液。通常晨尿在膀胱中的存留时间达6~8小时，各种成分较浓缩。可用于肾脏浓缩功能的评价、HCG测定及有形成分检查。

二次晨尿指采集晨尿后2~4小时内的尿液，要求患者从前一天晚上起到采集此次尿液标本时，只饮水200ml。以提高细菌培养和有形成分计数。

2. 随机尿　指患者无需任何准备、不受时间限制、随时排出的尿液标本。不能准确反映患者的状况。但标本新鲜、易得，最适用于门诊、急诊患者的尿液筛检。

3. 计时尿　指采集规定时段内的尿液标本。

（1）3小时尿　一般收集上午6至9时的尿液，多用于检查尿液有形成分，如1小时尿排泄率检查及衣原体、支原体培养等。

（2）餐后尿　通常收集午餐后2~4小时内的尿液，有利于检出病理性尿胆原、糖尿、蛋白尿。

（3）12小时尿　即从晚上8时开始到次晨8时终止的12小时内全部尿液。用于微量清蛋白、球蛋白排泄率测定。

（4）24小时尿　要规范采集此类尿标本最为困难，最常见的问题是未能采集到全部24小时内的尿量。开始采集标本的当天（如早晨8小时）患者排尿并弃去尿液，从此时开始计时并留取尿液，将24小时尿液全部收集于容器内。充分混匀，从中取出适量（一般约40ml）用于检验，余尿则弃去。主要用于肌酐清除率试验、儿茶酚按、17-羟皮质类固醇、总蛋白质、电解质等检查。

（四）尿液标本保存和处理

尿液标本应在采集后2小时内检查完毕，最好是30分钟内检测。对不能及时检查的尿液标本，必须进行适当处理或保存，以降低因标本送检延时而引起的理化性状改变。

1.尿液标本保存方法　冷藏是保存尿液标本最简便的方法，通常多保持在2~8℃冰箱。一般可保存6小时，避光加盖。冷藏保存在24小时内可保持尿液有形成分基本不变，抑制细菌生长，但有尿酸盐和磷酸盐沉淀可影响显微镜检查结果。

防腐常规筛检尽量不要使用防腐剂，然而对计时尿标本和在标本采集后2小时内无法进行尿液检查，或被检查的成分不稳定时，可加入特定的化学防腐剂，同时，尿液仍需冷藏保存。

尿液检查常用防腐剂及其作用见表2-1-3。

表2-1-3　尿液检查常用防腐剂及其作用

防腐剂	作用
甲醛	对尿细胞、管型等有形成分的形态结构有较好的固定作用
甲苯	可在尿标本表面形成一层薄膜，阻止尿中化学成分与空气接触；常用于尿糖、尿蛋白等化学成分的定性或定量检查
麝香草酚	可抑制细菌生长，保存尿有形成分，用于尿显微镜检查、尿浓缩结核杆菌检查以及化学成分保存
浓盐酸	用作定量测定尿17-羟、17-酮、肾上腺素、儿茶酚胺、Ca^{2+}等标本防腐
冰乙酸	用于检测尿5-羟色胺、醛固酮等的尿液防腐
戊二醛	用于尿沉淀物的固定和防腐
氟化钠	1%氟化钠能阻止葡萄糖酵解，适用于葡萄糖测定的尿液防腐

2.尿液标本检测后的处理

（1）检测后尿液　检测后尿液标本一律视为感染性生物污染源，必须经过10g/L过氧乙酸或漂白粉消毒处理后，才能排入下水道内。

（2）标本容器　如果所用的容器及试管不是一次性的，必须在30~50g/L漂白粉或10g/L次氯酸钠溶液中浸泡2小时，也可用5g/L过氧乙酸浸泡30~60分钟，再用清水冲洗干净。

（3）一次性尿杯　使用后的一次性尿杯，先消毒再按照医疗废弃物进行无害化处理。

四、课后讨论

（1）对用于尿液标本采集的容器及离心机有哪些具体要求？

（2）简述尿液标本种类、采集方法和临床应用。

（3）尿液标本保存的防腐剂有哪些？

（4）患者状态对尿液分析结果有什么影响？

（5）尿液标本采集的质量保证实施分为哪几个方面？

五、任务反馈

填写如下学生自评表。

任务：尿液标本采集与处理

评价项目	评价标准	分值	得分
知识	尿液标本的种类	15	
	尿液标本采集方法和临床应用	15	
	尿液标本采集的质量保证	10	
	尿液标本的保存和处理	10	
技能	能指导患者正确采集标本并按操作规程处理	30	
学习态度	态度端正、积极好学	5	
协调能力	能与队友进行友好、高效率的协调沟通	5	
职业素质	检以求真、验以求实，不弄虚作假，不编造数据	5	
生物安全意识	生物安全意识强，医疗垃圾分类处理，注意做好个人防护	5	
合计		100	

目标检测

参考答案

1.冷藏保存尿液，要求温度控制在（　　）

A. 6~18℃　　B. 4~12℃

C. 2~8℃　　D. 0~4℃

E. -2~-8℃

2. 对尿细胞、管型等有形成分的形态结构有较好固定作用的尿液防腐剂是（　　）

A. 甲醛　　B. 甲苯
C. 麝香草酚　　D. 浓盐酸
E. 冰乙酸

3. 测定类固醇、儿茶酚胺等物质时，应选用的尿标本防腐剂为（　　）

A. 40% 甲醛　　B. 甲苯
C. 二甲苯　　D. 浓盐酸
E. 4% 甲醛

4. 常用作尿液有形成分检验的防腐剂是（　　）

A. 浓盐水　　B. 冰醋酸
C. 甲苯　　D. 甲醛
E. 二甲苯

5. 1小时尿有形成分计数法，留取尿标本时间为（　　）

A. 半小时　　B. 1小时
C. 2小时　　D. 3小时
E. 4小时

6. 检查尿中管型最适宜标本为（　　）

A. 首次晨尿标本　　B. 餐后尿标本
C. 8小时尿标本　　D. 随机尿标本
E. 24小时尿标本

7. 尿液检查一般须在（　　）内完成

A. 2小时　　B. 6小时
C. 8小时　　D. 12小时
E. 24小时

任务二　尿液一般性状检查

PPT

一、任务技能点

检查尿液气味、尿量、外观（颜色、清晰度）、pH和比密等项目。

二、任务导入

请对“情境导入”案例中患者采集的尿液标本，进行一般性状的检查。

三、任务指导书

（一）气味

正常尿液的气味是由尿液中的酯类和挥发酸共同产生的。新鲜尿具有特殊微弱的芳香气味。尿液搁置过久，细菌污染繁殖，尿素分解，可出现氨臭味。尿液气味也可受到食物和某些药物的影响，如进食葱、蒜、韭菜、咖喱、过多饮酒，以及服用某些药物后尿液可出现各自相应的特殊气味。

（二）尿量

尿量（urine volume）主要取决于肾小球的滤过率、肾小管重吸收和浓缩与稀释功能。此外尿量变化还与外界因素如每日饮水量、食物种类、周围环境（气温、湿度）、排汗量、年龄、精神因素、活动量等相关。一般健康成人尿量为1~1.5L/24h。昼夜尿量之经为（2~4）:1，小儿的尿量个体差异较大，按体重计算较成人多3~4倍。

检测尿量的临床意义如下。

1. 多尿（polyuria） 24小时尿量大于2.5 L称为多尿。在正常情况下多尿可见于饮水过多或多饮浓茶、咖啡。精神紧张、失眠等情况；也可见于使用利尿剂或静脉输液过多时。病理性多尿常因肾小管重吸收障碍和浓缩功能减退，可见于以下情况。

（1）内分泌病　如尿崩症、糖尿病等。尿崩症时，由于抗利尿激素分泌不足或肾小管上皮细胞对抗利尿激素的敏感度降低（肾源性尿崩症），从而使肾小管重吸收水分的能力降低，此种尿比密很低（常小于1.010）。而糖尿病尿量增多为溶质性利尿现象，即尿中含有大量葡萄糖和电解质、尿比密高，借此可与尿崩症区别。

（2）肾疾病　慢性肾炎、肾功能不全、慢性肾盂肾炎、多囊肾、肾髓质纤维化或萎缩，肾小管破坏致使尿浓缩功能减退，均可导致多尿。其特点为昼夜尿量的比例失常，夜尿增多。

（3）精神因素　如癔病大量饮水后。

（4）药物　如噻嗪类、甘露醇、山梨醇等药物治疗后。

2. 少尿（oliguria） 24小时尿量少于0.4L或每小时尿量持续少于17ml称为少尿。生理性少尿见于机体缺水或出汗过多时，在尚未出现脱水的临床症状和体征之前可首先出现尿量的减少。病理性少尿可见于以下情况。

（1）肾前性少尿　①各种原因引起的脱水，如严重腹泻、呕吐、大面积烧伤引起的血液浓缩。②大失血、休克、心功能不全等导致的血压下降、肾血流量减少或肾血管栓塞肾动脉狭窄引起的肾缺血。③重症肝病、低蛋白血症引起的全身水肿、有效血容量减低。④当严重创伤、感染等应激状态时，可因交感神经兴奋、肾上腺皮质激素和抗利尿激素分泌增加，使肾小管再吸收增强而引起少尿。

（2）肾性少尿 ①急性肾小球肾炎时，滤过膜受损，肾内小动脉收缩，毛细血管腔变窄、阻塞、滤过率降低而引起少尿，此种尿的特性是高渗量性尿。②各种慢性肾功能衰竭时，由于肾小球滤过率下降也出现少尿，但其特征是低渗量性少尿。③肾移植术后急性排异反应，也可导致肾小球滤过率下降引起少尿。

（3）肾后性少尿 单侧或双侧上尿路梗阻性疾病，尿液积聚在肾盂而不能排出，可见于尿路结石、损伤、肿瘤以及尿路先天畸形和机械性下尿路梗阻导致的膀胱功能障碍、前列腺肥大症等。

3. 无尿（aburia） 24小时尿量小于0.1L，或在24小时内完全无尿者称为无尿。进一步排不出尿液，称为尿闭，其发生原困与少尿相同。

（三）外观

外观包括颜色及透明度。尿的颜色可随机体生理和病理的代谢情况而变化。正常新鲜的尿液呈淡黄至深黄色透明，影响尿液颜色的主要物质为尿色素（urochrome）、尿胆原（urobilinogen）、尿胆素（urobilin）及卟啉（porphyrin）等。此外，尿色还受酸碱度，摄入食物或药物的影响。透明度也可以用混浊度（turbidity）表示，分为清晰、雾状、云雾状混浊、明显浑浊几个等级。混浊的程度根据尿中含混悬物质种类及量而定。正常尿混浊的主要原因是含有结晶（由于pH改变或温度改变后形成或析出）。病理性混浊可因尿中含有白细胞、红细胞及细菌等所致。淋巴管破裂产生的乳糜尿也可引起混浊。在流行性出血热低血压期，尿中可出现蛋白、红细胞、上皮细胞等混合的凝固物，称膜状物，也应报告。

常见的尿外观改变的有以下几种。

1. 血尿（hematuria） 尿内含有一定量的红细胞时称为血尿。由于出血量的不同可呈淡红色云雾状、淡洗肉水样或鲜血样，甚至混有凝血块。每升尿内含血量超过1ml即可出现淡红色，为肉眼血尿。肉眼血尿主要见于各种原因所致的泌尿系统出血，如肾结核、肾肿瘤、肾或泌尿系结石以及某些菌株所致的泌尿系统感染等。洗肉水样外观常见于急性肾小球肾炎时。血尿还可由出血性疾病引起，见于血友病和特发性血小板减少性紫癜。镜下血尿指尿液外观变化不明显，而离心沉淀后进行镜检时能看到超过正常数量的红细胞。一般而言，每高倍镜视野均见3个以上红细胞时则可确定为镜下血尿。

2. 血红蛋白尿（hemoglobinuria） 正常血浆中的血红蛋白低于50mg/L，而且与珠蛋白形成大分子化合物，不能从肾小球滤过。当发生血管内溶血，血红蛋白超过珠蛋白的结合能力时，游离的血红蛋白就从肾小球滤出，形成不同程度的血红蛋白尿。在酸性尿中血红蛋白可氧化成为高铁血红蛋白（methemoglobin）而呈棕色，如含量多则呈棕黑色酱油样外观。血红蛋白尿与血尿不同，离心沉淀后前者上清液仍为红色；血尿时离心后上清透明，镜检时不见红细胞或偶见红细胞碎屑，潜血试验呈强阳性。血红蛋白尿还需与卟啉尿鉴别，后者见于卟啉症患者，尿液呈红葡萄酒色。此外碱性尿液中如存在酚红、番泻叶、芦荟等物质，酸性尿液中如存在氨基比林、磺胺等药物均可有不同程度的红色。

3. 胆红素尿（bilirubinuria） 为尿中含有大量的结合胆红素所致。外观呈深黄色，振荡后泡沫亦呈黄色。若在空气中久置可因胆红素被氧化为胆绿素而使尿液外观呈棕绿色。胆红素尿见于阻塞性黄疸和肝细胞性黄疸。服用痢特灵、核黄素、呋喃唑酮后尿液亦可呈黄色，但胆红素定性呈阴性。服用较大剂量的熊胆粉、牛黄类药物时尿液可呈黄色。

4. 乳糜尿（chyluia） 因淋巴循环受阻，从肠道吸收的乳糜液未能经淋巴管引流入血而逆流进入肾，致使肾盂、输尿管处的淋巴管破裂，淋巴液进入尿液中所致外观呈不同程度的乳白色，有时含有多少不等的血液。乳糜尿多见于丝虫病，少数可由结核、肿瘤、腹部创伤或者手术引起。乳糜尿离心沉淀后外观不变，沉渣中可见少量红细胞和淋巴细胞，丝虫病偶可在沉渣中查出微丝蚴。乳糜尿需与脓尿或结晶尿等混浊尿相鉴别，后二者经离心后上清转为澄清，而镜检可见多数的白细胞或盐类结晶，结晶尿加热加酸后混浊消失，为确定乳糜尿，还可于尿中加少量乙醚震荡萃取。尿中脂质成分溶于乙醚而使水层混浊程度比原尿减轻。

5. 脓尿（pyuria） 尿液中含大量白细胞而使外观呈不同程度的黄白色混浊或含脓丝状悬浮物。见于泌尿系统感染及前列腺炎、精囊炎。脓尿蛋白定性常为阳性，镜检可见大量脓细胞。还可通过尿三杯试验初步了解炎症部位，协助临床鉴别诊断。

6. 盐类结晶尿（crystalluria） 排出的新鲜尿外观呈白色或淡粉红色颗粒状态混浊，尤其是在气温寒冷的时常很快析出沉淀物。这类混浊尿可通过在试验管中加热、加酸进行鉴别。尿酸盐加热后混浊消失，磷酸盐、碳酸盐由混浊增加，但加乙酸后两者均变清，碳酸盐尿同时产生气泡。

除肉眼观察颜色与混浊度外，还可以通过尿三杯试验进一步对病理尿的来源进行初步定位。尿三杯试验是在一次排尿中，人为地把尿液分成三段排出，分别放于3个容器内，观察记录各杯尿颜色，混浊度，并进行显微镜检查。多用于男性泌尿生殖系统疾病定位的初步具体鉴别（表2-1-4）。

表 2-1-4 尿三杯试验结果及初步诊断

第一杯	第二杯	第三杯	初步诊断
有弥散脓液	清晰	清晰	急性尿道炎，且多在前尿道
有脓丝	清晰	清晰	亚急性或慢性尿道炎
有弥散脓液	有弥散脓液	有弥散脓液	尿道以上部位的泌尿系统感染
清晰	清晰	有弥散脓液	前列腺炎、精囊炎
有脓丝	清晰	有弥散脓液	尿道炎、前列腺炎、精囊炎

此外尿三杯试验还可帮助鉴别泌尿道出血部位：①全程血尿（三杯尿液均有血液）：血液多来自膀胱颈上部位；②终末血尿（即第三杯有血液）：病变多在膀胱三角区、颈部或后尿道（但膀胱肿瘤患者大量出血，可也见全血尿）；③初期血尿（即第一杯有血液）：病变多在尿道或膀胱颈。

（四）比密

尿比密（specific gravity，SG）是指在4℃时尿液与同体积纯水重量之比。因尿中含有3%~5%的固体物质，故尿比密常大于纯水。尿比密高低随尿中水分、盐类及有机物含量而异。在病理的情况下还受蛋白、尿糖及细胞成分等影响，如水代谢失调。尿比密测定可粗略反映肾小管的浓缩稀释功能。

尿比密测定可靠性不如尿渗量测定，易受非离子成分如糖、蛋白、造影剂等干扰，但由于方法简便，不需特殊仪器因此可作为尿液一般检查内容。近年来，比密测定有被尿渗量测定取代的趋势。尿比密和尿渗量测定比较见表2-1-5。

表 2-1-5 尿比密和尿渗量测定的比较

	尿比密	尿渗量
影响物质	晶体性溶质，胶体性溶质，各种有机物如葡萄糖、尿素、脂类、有机碘造影剂等。故蛋白质每增加10g/L，比密应减0.003；葡萄糖每增加10g/L，比密应减0.004；碘造影剂可使尿比密高达1.060	主要为晶体性溶质，溶质微粒总数，特别是离子化的溶质微粒；不能离子化的物质及大分子物质影响小
测定用仪器或器材	比密计；折射计；尿比密试带等	尿渗量测定仪采用冰点降低或沸点升高等原理，为精密电子仪器精确度高，不受尿的温度影响
报告方式	比密单位1.0XX	尿渗量，经mOsm/（kg·H_2O）表示
参考值范围	1.015~1.025	600~1000mOsm/（kg·H_2O）
肾调节范围	1.003~1.035	40~1400mOsm/（kg·H_2O）
临床应用	肾浓缩稀释功能初筛试验，尿比密等于1.010为等渗尿，说明肾浓缩功能严重不全	同时测定尿及血浆渗量，禁水12小时以后尿渗量应大于等于800mOsm/（kg·H_2O），正常人血浆渗透量多为275~305mOsm/（kg·H_2O），尿渗量与血浆渗量之比应>2.5，否则为肾浓缩功能受损。

1.参考值 晨尿或通常饮食条件下为1.015~1.025；随机尿为1.003~1.035。

2.临床意义

（1）高比密尿可见于高热、脱水、心功能不全、周围循环衰竭等；也可见于尿中含葡萄糖和碘造影剂时。

（2）低比密尿临床诊断更有价值。比密近于1.010（与肾小球滤液比密接近）的尿称为等渗尿，经常排出主要见于慢性肾小球炎、肾盂肾炎等导致远端肾单位浓缩功能严重障碍的疾病。

（3）尿比密测定有助于对糖尿病和尿崩症这两种多尿疾病的鉴别。尿崩症时，尿量极大，比密很低，接近于1；而糖尿病时，因尿中含有大量葡萄糖，比密增高。

（4）24小时连续多次测定尿比密有助于初步了解肾的浓缩稀释功能。

四、课后讨论

1.病理性多尿见于哪些疾病?

2.常见的尿外观改变有哪几种？

3.说明尿三杯试验结果及初步诊断。

4.尿酸碱反应的临床意义有哪些?

5.试比较尿比密和尿渗量测定。

五、任务反馈

填写如下学生自评表。

任务：尿液一般性状检查

评价项目	评价标准	分值	得分
知识	尿液一般性状检查内容及临床意义	20	
	尿液一般性状检查方法	20	
	尿液一般性状检查质量保证	10	
技能	能完成尿液一般性状检查	30	
学习态度	态度端正、积极好学	5	
协调能力	能与队友进行友好高效率的协调沟通	5	
职业素质	检以求真、验以求实，不弄虚作假，不编造数据	5	
生物安全意识	生物安全意识强，医疗垃圾分类处理，注意做好个人防护	5	
合计		100	

目标检测

参考答案

1. 下列有关化学试带法测定尿比密的说法中，错误的是（ ）

A. pH>7.0 时，测定值应增高 0.005

B. pH<7.0 时，测定值应增高 0.005

C. 试带法对过高的尿比密不敏感

D. 试带法对过低的尿比密不敏感

E. 评价肾脏的浓缩、稀释功能时，应连续多次测定

2. 下列说法不正确的是（ ）

A. 加热可产生沉淀的可能是脓尿

B. 加入 5%~10% 乙酸浑浊可消失，可能是磷酸盐

C. 蛋白定性阳性可能是结晶尿

D. 加热浑浊消失多为结晶尿

E. 加酸后浑浊消失，同时产生大量气泡的多为碳酸盐结晶

3. 下列不属于病理性多尿的原因是（ ）

A. 尿崩症　　B. DM

C. 慢性肾炎　　D. 癔症

E. 甲状腺功能亢进症

4. 尿色主要取决于（ ）

A. 尿色素、尿胆素、尿胆原　　B. 胆红素

C. 卟啉　　D. 运动

E. 渗透量

5. 不会引起低比重尿的疾病是（ ）

A. 尿崩症　　B. 蛋白质营养不良

C. 糖尿病　　D. 急性肾小管坏死

E. 肾小管间质性疾病

6. 检查肾脏浓缩功能的指标是（ ）

A. 蛋白质定性和定量　　B. pH

C. 尿渗透量　　D. 尿体积

E. 尿无机盐

7. 正常人尿渗透压多为（ ）

A. 280~320mOsm/（kg · H_2O）　　B. 320~400mOsm/（kg · H_2O）

C. 280~500mOsm/（kg·H_2O）　　D. 600~1000mOsm/（kg·H_2O）

E. 1000~2000mOsm/（kg·H_2O）

8. 成人无尿是指24小时尿量少于（　　）

A. 50ml　　B. 100ml

C. 200ml　　D. 300ml

E. 400ml

9. 关于尿比重干化学法的检测，说法错误的是（　　）

A. 尿液标本须新鲜，不能含有强碱、强酸等药物

B. 一般来说当尿液pH>7.0时，应该在干化学法测定结果的基础上增加0.005作为补偿

C. 新生儿尿比重不宜用于化学法检查

D. 多次随机尿标本中，尿比重在1.025以上，提示肾浓缩功能异常

E. 应使用与仪器匹配、合格、有效期内的试带

任务三　尿液有形成分显微镜检查方法

PPT

一、任务技能点

1. 未离心尿未染色涂片显微镜检查法
2. 离心尿未染色涂片显微镜检查（尿沉渣镜检法）
3. 离心尿染色涂片显微镜检查

二、任务导入

请对“情境导入”中患者的尿液标本行尿沉渣显微镜检查。

三、任务指导书

尿液有形成分显微镜检查是诊断泌尿系统疾病的重要手段之一。分析尿液有形成分可以了解泌尿系统各部位的变化，对泌尿系统疾病的诊断、鉴别诊断、预后判断等意义重大。

尿液有形成分显微镜检查方法有未离心尿未染色涂片显微镜检查法、离心尿未染色涂片显微镜检查（尿沉渣镜检法）、离心尿染色涂片显微镜检查、标准定量计数板法。本次任务主要学习离心尿未染色涂片显微镜检查（尿沉渣镜检法）。

（一）操作流程

尿沉渣镜检流程见图2-1-2。

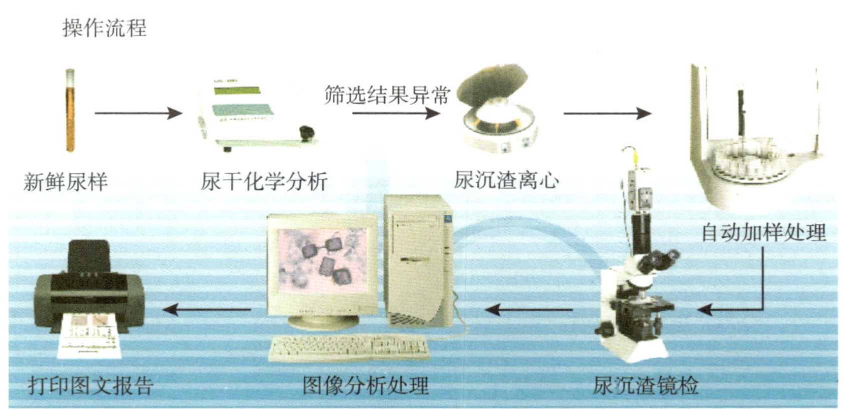

图2-1-2 尿沉渣镜检流程

尿沉渣是尿有形成分经离心沉淀、在显微镜下见到的尿有形成分。这些成分可来自肾脏或尿道脱落的细胞、形成的管型、结晶和感染的微生物、寄生虫等。传统的尿沉渣检测包括用显微镜对尿沉渣进行定性、定量检查以及各种有形成分的计数检测。现在可用尿液分析仪（试纸条法）及尿沉渣自动分析仪，对尿中某些有形成分进行自动检测。尿沉渣检测标准方法为：取新鲜混匀的尿液10ml于离心管内，以1500r/min离心5分钟，弃去上清液，留取0.2ml沉渣液，混匀后用下列方法检查。

1.玻片法 取尿10ml离心，采用水平式离心机，相对离心力（RCF）400g，离心5分钟。手持离心管45°~90°弃除上层尿液，保留0.2ml尿沉渣，轻轻混匀后，取1滴置于载玻片镜检。检查细胞，应观察10个高倍视野；检查管型，应观察20个低倍视野。计算平均值出报告；如数量过多可报告有形成分所占视野的面积情况，如1/3视野、1/2视野、满视野等。报告形式为：细胞XX/HPF；管型XX/LPF。

2.尿沉渣定量分析板法 本法是用特制的尿沉渣定量分析板（如FAST-READIO）替代玻片，并以每微升尿沉渣中各种成分的数量报告。

3.尿沉渣定量分析工作站（如DiaSys corporation）法 可对制备好的尿沉渣液自动定量取样、混匀和涂片，镜检后自动冲洗，作定量报告。必要时，可对制备的尿沉渣液进行染色，使沉渣中某些成分显色，提高镜检的灵敏度和可靠性。尿沉渣检测可提供许多有用的信息，这是试纸条法不能取代的，主要检测细胞、管型和结晶等。

（二）质量控制

1.标本采集 一般宜用新鲜、随机中段尿。要避免污染，尽量不加防腐剂。

2. 使用标准器材 如一次性清洁干燥容器、标准尿离心管、尿沉渣定量分析板等。

3. 采用可靠尿沉渣质控物 如无质控品，也可用患者新鲜尿标本重复性试验进行考核。

尿酸碱度和渗透压对有机沉渣物的影响见表2-1-6。

表 2-1-6 尿酸碱度和渗透压对有机沉渣物的影响

有形成分	红细胞	白细胞	管型
高渗尿	皱缩，体积变小，星形或桑葚状	体积缩小	可存在较久
低渗尿	膨胀，体积变大，不定形，无色	膨胀，易破坏	易崩裂
酸性尿	可存在一定时间，体积缩小	体积变小，能存在一定时间	可存在较久
碱性尿	溶解破裂，形成褐色颗粒	膨胀，形成块状结构	溶解，崩溃

四、任务反馈

填写如下学生自评表。

任务：尿液有形成分显微镜检查方法

评价项目	评价标准	分值	得分
知识	尿沉渣检查方法	20	
	尿沉渣检查临床意义	15	
	尿沉渣检查质量控制	15	
技能	能完成尿沉渣显微镜检查及报告结果	30	
学习态度	态度端正、积极好学	5	
协调能力	能与队友进行友好、高效率的协调沟通	5	
职业素质	检以求真、验以求实，不弄虚作假，不编造数据	5	
生物安全意识	生物安全意识强，医疗垃圾分类处理，注意做好个人防护	5	
合计		100	

目标检测

参考答案

（1~5题共用题干）

患者，男，33岁，病人浮肿、乏力、高血压、尿量减少；尿液外观呈洗肉水样血尿，混浊。尿分析仪结果：ERY（+++）、PRO（++）、SG（1.025）、WBC（+）；显微镜检查：

红细胞15~20/HPF，白细胞2~6/HPF，粗颗粒管型1~2/LPF，透明管型1~2/LPF，红细胞管型1~2个/LPF。

1. 该患者最可能的诊断是（　　）

A. 膀胱炎　　B. 肾盂肾炎

C. 肾结核　　D. 急性肾小球肾炎

E. 肾动脉硬化

2. 急性肾小球肾炎的尿特点是（　　）

A. 尿少、比重低　　B. 尿少、比重高

C. 尿多、比重高　　D. 尿多、比重低

E. 尿少、比重正常

3. 急性肾小球肾炎最典型的尿液变化是（　　）

A. 蛋白质增多　　B. 透明管型

C. 红细胞管型　　D. 上皮细胞管型

E. 脓细胞

4. 符合急性肾炎和慢性肾炎急性发作的典型尿液特点的是（　　）

A. 颗粒管型、蛋白尿　　B. 脓尿、蛋白尿

C. 白细胞管型、血尿　　D. 蛋白尿、多尿

E. 红细胞管型、蛋白尿

5. 肾小球病变的尿液中，不易见到（　　）

A. 红细胞　　B. 红细胞管型

C. 白细胞管型　　D. 颗粒管型

E. 透明管型

任务四　认识尿液中的有形成分

一、任务技能点

1. 认识尿液中的细胞
2. 认识尿液中的管型
3. 认识尿液中的结晶
4. 认识尿液中的其他有形成分

二、任务导入

请仔细观察“情境导入”案例患者尿沉渣标本中的有形成分。

三、任务指导书

尿液显微镜检查中，可见到的细胞成分有各类上皮细胞和血细胞，其形态特征及临床意义如下。

（一）红细胞

正常人尿中排出红细胞很少，24小时尿中排出红细胞数多不超过100万，红细胞为尿沉渣成分中最重要者。成人每4~7个高倍视野可偶见一个红细胞，如每个视野见到1~2个红细胞时应考虑为异常；若每个高倍视野均可见到3个以上红细胞，则诊断为镜下血尿。

新鲜尿中红细胞形态对鉴别肾小球源性和非肾小球源性血尿有重要价值，因此除注意尿中红细胞数量外还应注意其形态，用显微镜观察可将血尿分成以下三种。

1. 血尿的分类

（1）均一性红细胞血尿　红细胞大小正常，在少数情况下也可见到由于丢失血红蛋白而细胞外形轻微改变的棘细胞，总之红细胞形态较一致（图2-1-3），整个尿标本中不超过两种以上的红细胞形态类型。

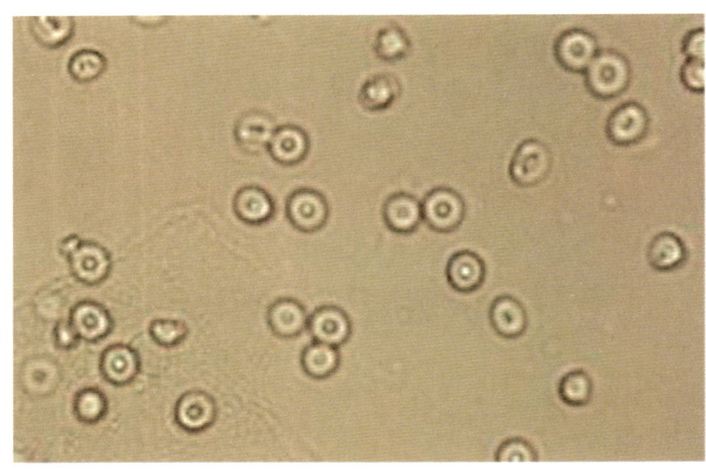

图 2-1-3　均一性红细胞血尿

（2）非均一性红细胞血尿　红细胞大小不一，体积可相差3~4倍，尿中可见到2种以上畸形红细胞，畸形红细胞>80%。见于急性或慢性肾小球肾炎、慢性肾盂肾炎、红斑狼疮性肾炎、肾病综合征等（图2-1-4）。

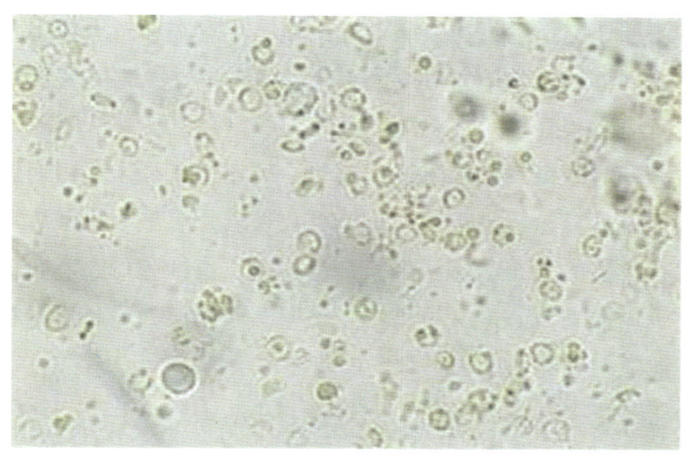

图 2-1-4　非均一性红细胞血尿

（3）混合性血尿　为上述两种血尿的混合（图2-1-5）。依据其中哪一类红细胞超过50%又可分为以变形红细胞为主和以均一红细胞为主的两种，肾小球源性血尿多为变形红细胞血尿，或以其为主的混合性血尿，通过相差显微镜诊断与肾活检的诊断符合率可达96.7%。非肾小球疾病的血尿，则多为均一性血尿，与肾活检诊断符合率达92.6%。如果进一步用扫描电镜观察血尿标本，更易观察到红细胞表面的细微变化，如红细胞有帽状、碗状、天面折叠、荷叶状、花环状等，即使红细胞有轻微的形态变化也可查出。

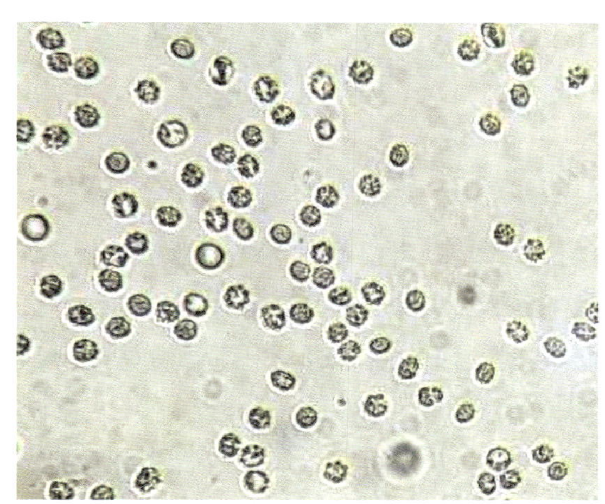

图 2-1-5　混合性血尿

肾小球性血尿红细胞形态学变化的机制目前认为可能是由于红细胞通过有病理改变的肾小球滤膜时，受到了挤压损伤；以后在通过各段肾小管的过程中又受到不同的pH和不断变化着的渗透压影响；加上介质的张力和多种代谢产物（脂肪酸、溶血卵磷脂、胆酸等）的作用，造成红细胞的大小、形态和血红蛋白含量等变化。而非肾小球性血尿主要是肾小球以下部位和泌尿通路上毛细血管破裂的出血，不存在通过肾小球滤膜造成的挤压损伤，因而红细胞形态正常。来自肾小管的红细胞虽受pH及渗透压变化影响，但因时间短暂，变化轻微，故呈均一性血尿。

在无条件进行相差显微镜及扫描电镜观察时，可用甲基绿染色液对新鲜的尿沉渣进行活体染色后通过普通光学显微镜进行观察。还可在盖玻片上加香柏油后用油镜观察红细胞的形态，如观察者有丰富的形态学辨认经验，也能提供红细胞形态变化的信息，与临床资料结合也有助于鉴别血尿来源。也有报道将新鲜尿沉渣制成薄涂片后进行瑞特染色，用油镜观察一定数量红细胞，对鉴别血尿来源也具有参考价值。

2. 参考值 未离心尿：0~偶见/HPF；离心尿：0~3/HPF

3. 临床意义 正常人特别是青少年在剧烈运动、急行军、冷水浴、久站或重体力劳动后可出现暂时性镜下血尿，这种一过性血尿属生理性血尿。女性患者还应注意月经污染问题，应通过动态观察加以区别，引起血尿的疾病很多，可以归纳为三类原因。

（1）泌尿系统自身的疾病　泌尿系统各部位的炎症、肿瘤、结核、结石、创伤、肾移植排异、先天性畸形等均可引起不同程度的血尿，如急、慢性肾小球肾炎及肾盂肾炎、泌尿系统感染、肾结石、肾结核等都是引起血尿的常见原因。

（2）全身其他系统的疾病　主要见于各种原历引起的出血性疾病，如特发性血小板减少性紫癜、血友病、弥散性血管内凝血、再生障碍性贫血和白血病合并有血小板减少；某些免疫性疾病如系统性红斑狼疮等也可引起血尿。

（3）泌尿系统附近器官的疾病　如前列腺炎、精囊炎、盆腔炎等患者尿中也可偶尔见到红细胞。

（二）白细胞

除在肾移植术后发生排异反应及淋巴性白血病时可在尿中见到淋巴细胞外，尿液中的白细胞常以中性分叶核粒细胞为主，尿中的白细胞来自血液，健康成人尿中排出白细胞和上皮细胞不超过200万/24小时，因此在正常尿中可偶然见到1~2个白细胞/HPF，如果每个高倍视野见到5个白细胞为增多。白细胞体积比红细胞大，呈圆球形，在中性、弱酸性或碱性尿中均见不到细胞核，通过染色可清楚地看到核结构（图2-1-6）。炎症时白细胞发生变异或其外形变得不规则，结构不清，称为脓细胞（图2-1-7）。尿标本久置室温后，因pH渗透压等改变，白细胞也可产生退行性变，难与脓细胞区别，故有人认为区别尿中白细胞与脓细胞并无实际意义，而其数量多少更为重要。急性肾盂炎时，在低渗条件下有时可见到中性粒细胞内颗粒呈布朗分子运动。由于光折射，在油镜下可见灰蓝发光现象，因其运动似星状闪光，故称为闪光细胞（glitter cell）（图2-1-8）。

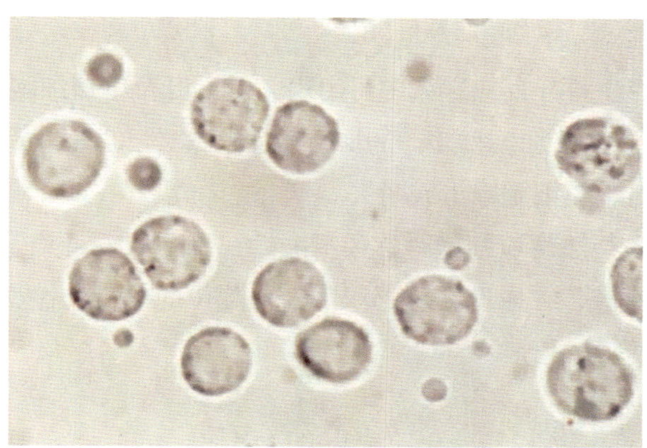

图 2-1-6　白细胞

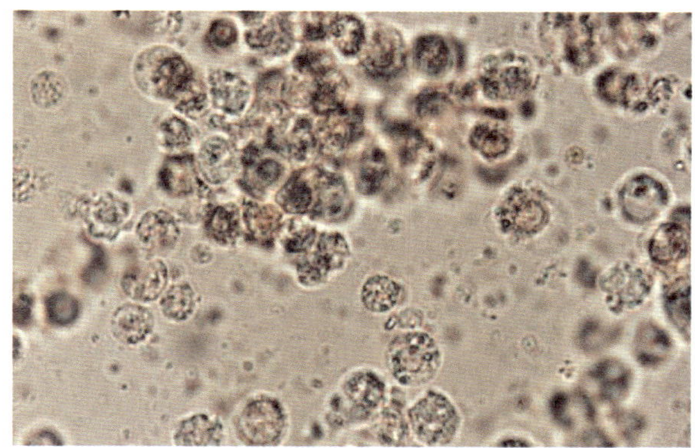

图 2-1-7　脓细胞

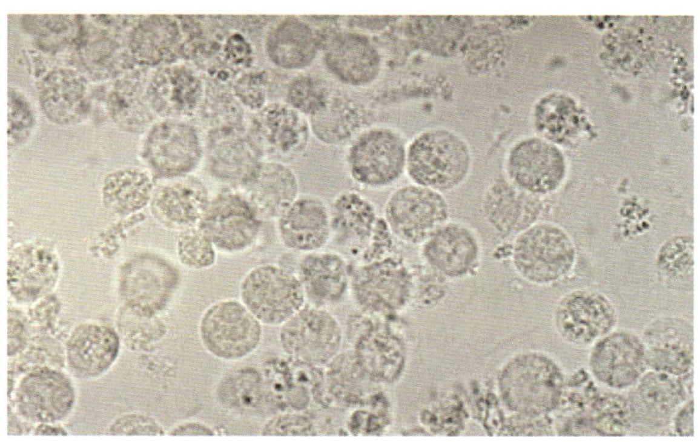

图 2-1-8　闪光细胞

白细胞检测的临床意义如下。

（1）泌尿系统有炎症时均可见到尿中白细胞增多，尤其在细菌感染时，如急、慢性肾盂肾炎及膀胱炎、尿道炎、前列腺炎、肾结核等。

（2）女性阴道炎或宫颈炎、附件炎时可因分泌物进入尿中，而见白细胞增多，常伴有大量扁平的上皮细胞。

（3）肾移植后如发生排异反应，尿中可出现大量淋巴及单核细胞。

（4）尿液白细胞中单核细胞增多，可见于药物性急性间质性肾炎及新月形肾小球肾炎；急性肾小管坏死时单核细胞减少或消失。

（5）尿中出现较多嗜酸性粒细胞时称为嗜酸性粒细胞尿，可见于某些急性间质性肾炎患者；药物导致变态反应，在尿道炎等泌尿系其他部位的非特异性炎症时，也可出现嗜酸性粒细胞尿。

（三）吞噬细胞

吞噬细胞比白细胞大，为含吞噬物的中性粒细胞（图2–1–9），可见于泌尿道急性炎症如急性肾盂肾炎、膀胱炎、尿道炎等，且常伴有白细胞增多。

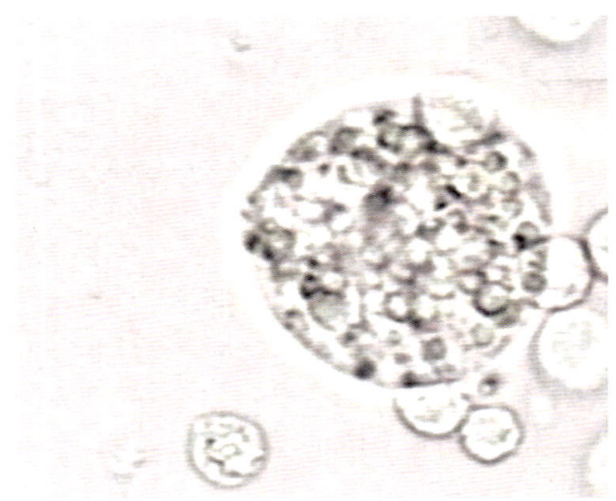

图 2–1–9　吞噬细胞

（四）上皮细胞

尿中所见上皮细胞由肾小管、肾盂、输尿管、膀胱、尿道等处脱落。肾小管为立方上皮，在肾实质损伤时可出现于尿中。肾盂、输尿管、膀胱等处均覆盖移行上皮细胞。尿道为假复层柱状上皮细胞，近尿道处为复层扁平上皮细胞所覆盖。在这些部位有病变时，尿中也全出现相应的上皮细胞增多。男性尿中偶尔见到前列腺细胞。

上皮细胞检测临床意义如下。

（1）扁平鳞状上皮细胞（pavement epithelium）　正常尿中可见少量扁平上皮细胞，这种细胞大而扁平，胞质宽阔呈多角形，含有小而明显的圆形或椭圆形的核（图2–1–10）。妇女尿中可成片出现，无临床意义，如同时伴有大量白细胞提示泌尿生殖系炎症，如膀胱、尿道炎等。在肾盂肾炎时也增多，肾盂、输尿管结石时也可见到。

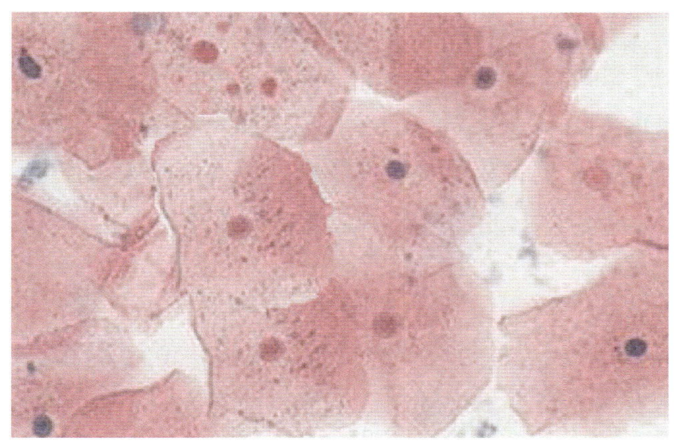

图 2-1-10　鳞状上皮细胞

（2）移行上皮细胞（transitional epithelium）正常时少见，有多种形态，如呈尾状称尾状上皮（图2-1-11），含有一个圆形或椭圆形的核，胞质多而核小。在肾盂、输尿管或膀胱颈部炎症时可成片脱落，但其形态随脱落部位不同而稍有区别。

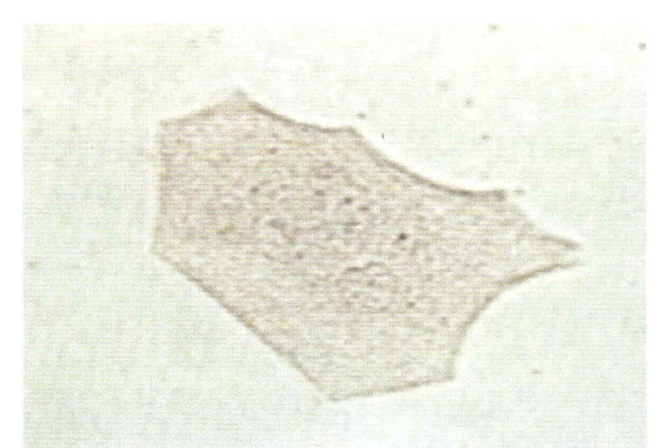

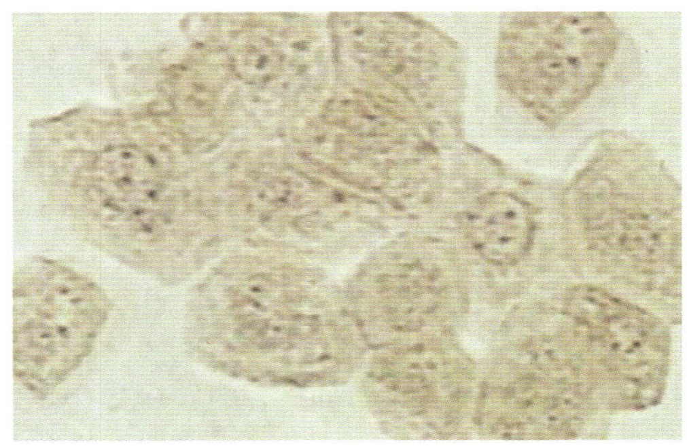

图 2-1-11　移行上皮细胞

（3）肾小管上皮细胞（renal tubular epithelium）来自肾小管，比中性粒细胞大1.5~2倍，含一个较大的圆形胞核（图2-1-12），核膜很厚，因此细胞核突出易见，在尿中易变形呈不规则的钝角状。胞质中有小空泡，呈颗粒或脂肪小滴，这种细胞在正常人尿中极为少见，在急性肾小管肾炎时可见到；急性肾小管坏死的多尿期可大量出现。肾移植后如出现排异反应亦可见成片脱落的肾小管上皮细胞。在慢性肾炎、肾梗死、充血性梗阻及血红蛋白沉着时，肾小管上皮细胞质中如出现含铁血黄素颗粒者称为复粒细胞，普鲁士蓝染色阳性，如为脂肪颗粒可用脂肪染色来区别。

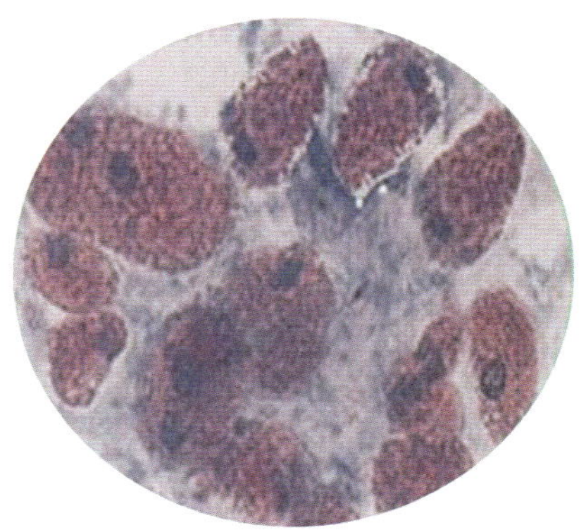

图 2-1-12　肾小管上皮细胞

（4）非典型细胞　尿中见脱落细胞时，应注意用染色方法来鉴别非典型细胞，如老年无痛性血尿中出现的恶性肿瘤细胞等。

（5）人巨细胞病毒（human cytomegalic virus，HCMV）包涵体　HCMV为一种疱疹病毒，含双股DNA，可通过输血、器官移植等造成感染。婴儿可经胎盘、哺乳等感染，在尿中可见含HCMV包涵体的上皮细胞，此外还可用PCR技术检测尿中是否有HCMV-DNA。

（五）管型

管型（cast）是尿有形成分中最有诊断价值的项目，正常人因为激烈运动后会出现透明管型，但并不是所有的人都会出现管型。一般情况下为肾小管出现了实质性的病变或者是泌尿系统出现炎症所引起，所以管型对肾实质性病变的预测、鉴别诊断有重要价值。管型是在一定的条件下，由蛋白质、细胞及其崩解产物在肾小管、集合管内凝固而成的圆柱形蛋白凝聚体；管型尿是由于蛋白质在肾小管内凝固。管型尿的形成与蛋白质的性质、浓度、酸碱度以及尿量有密切关系。管型尿只是肾病的一个临床表现。

1.管型的形成条件　管型是蛋白质、细胞或碎片在肾小管、集合管中凝固而成的圆柱形蛋白聚体。管型的形成条件如下。①尿中清蛋白肾小管上皮细胞产生的T-H糖蛋白是构成管型的基质。②肾小管仍有浓缩和酸化尿液的功能，前者可使形成管型的蛋白等成分浓缩，后者则促进蛋白变性聚集。③仍存在可交替使用的肾单位，处于休息状态的肾单位尿液瘀滞，有足够的时间形成管型。当该肾单位重新排尿时，已形成的管型便随尿排出。

2.常见管型的特征及临床意义

（1）透明管型（hyaline cast）　由T-H糖蛋白、清蛋白和氯化物组成，为无色透明、内部结构均匀的圆柱状体，两端钝圆，偶尔含有少量颗粒。由于折光性低，需在暗视野下观察。正常人0~偶见/LP，老年人清晨浓缩尿中也可见到。在运动、重体力劳动、麻醉、用利尿剂、发热时可出现一过性增多。在肾病综合征、慢性肾炎恶性高血压和心力衰竭时可见增多。有时透明管型内含有少量红细胞、白细胞和上皮细胞，又称透明细胞管型（图2-1-13）。

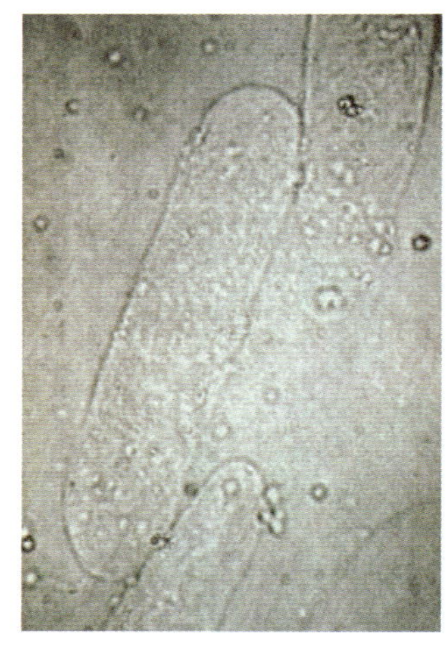

图2-1-13　透明管型

（2）颗粒管型（granular cast）　为肾实质病变崩解的细胞碎片、血浆蛋白及其他有形物凝聚于T-H蛋白上面，颗粒总量超过管型的1/3，可分为粗颗粒管型和细颗粒管型，开始时多为粗大颗粒，在肾脏停滞时间较长后，粗颗粒碎化为细颗粒（图2-1-14）。①粗颗粒管型，在蛋白基质内含有较多粗大面致密的颗粒，外形较宽、易断裂，可吸收色素而呈黄褐色，见于慢性肾炎、肾盂肾炎或某些原因（药物中毒等）引起的肾小管损伤。②细颗粒管型，在蛋白基质内含有较多细小而稀疏的颗粒，见于慢性肾炎或急性肾小球肾炎后期。

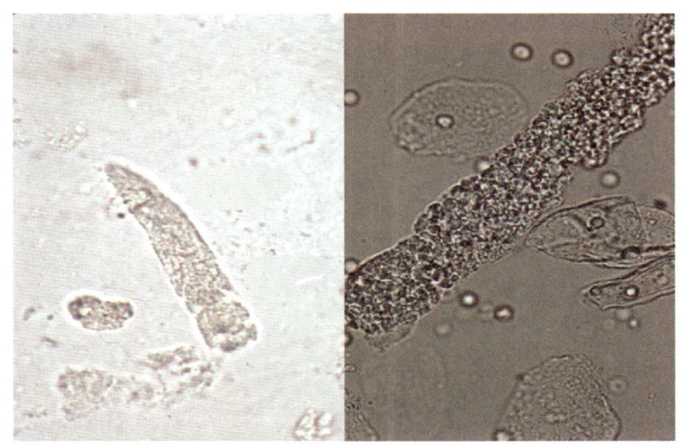

图 2-1-14　颗粒管型

（3）细胞管型（cellular cast）　细胞含量超过管型体积的1/3，称为细胞管型。①红细胞管型（red cell cast）：常与肾小球性血尿同时存在，临床意义与血尿相似。②白细胞管型（white cell cast）：常见于肾盂肾炎、间质性肾炎等。③肾小管上皮细胞管型（renal tubular epithelium cast），在各种原因所致的肾小管损伤时出现（图2-1-15）。④混合管型（mix cast）：同时含有各种细胞和颗粒物质的管型，可见于各种肾小球疾病。

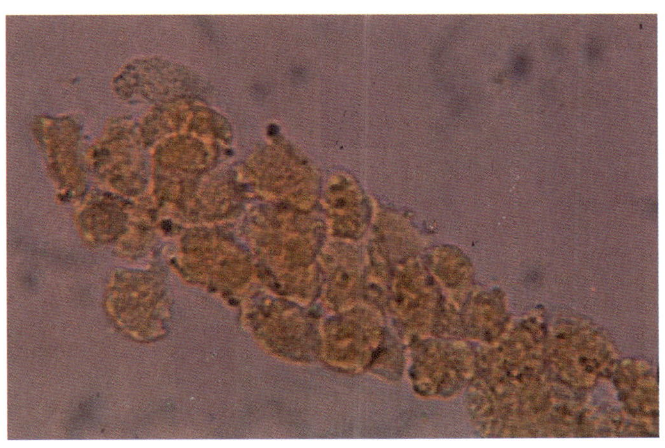

图 2-1-15　肾上皮细胞管型

（4）蜡样管型（waxy cast）　由颗粒管型、细胞管型在肾小管中长期停留变性或直接由淀粉样变性的上皮细胞溶解后形成，呈质地厚、有切迹或扭曲、折光性强的浅灰或浅黄色蜡烛状（图2-1-16）。该类管型多提示有严重的肾小管变性坏死，预后不良。

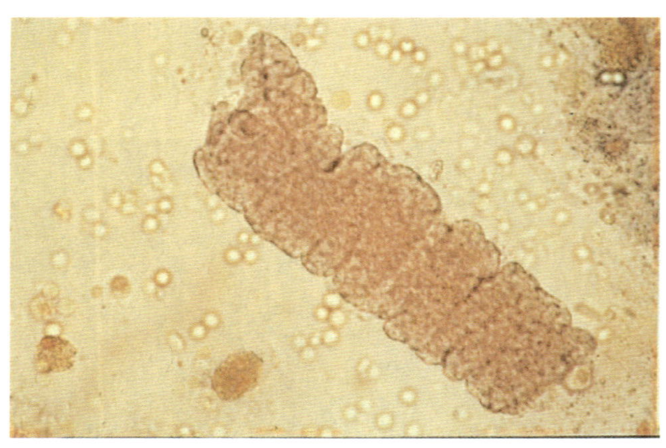

图 2-1-16 蜡样管型

（5）脂肪管型（fatty cast） 因管型中含有大小不一、折光性强的椭圆形脂肪小球而得名，常见于肾病综合征、慢性肾小球肾炎急性发作及其他肾小管损伤性疾病（图2-1-17）。

（6）宽幅管型 由蛋白质及坏死脱落的上皮细胞碎片构成，外形宽大、不规则，易折断。常见于慢性肾衰竭少尿期，提示预后不良，故又称肾衰竭管型。

（7）其他管型及类管型相似物 ①细菌管型：含有大量的细菌、真菌的管型，见于感染性疾病。②结晶管型：含盐类、药物等化学物质结晶的管型。③其他类似管型的物质：类圆柱体、黏液丝等。

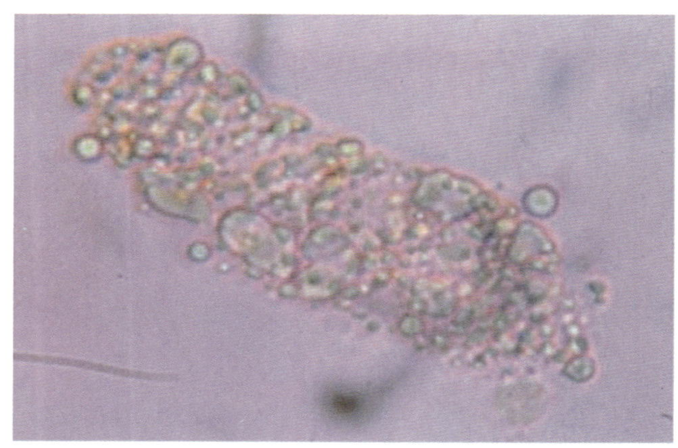

图 2-1-17 脂肪管型

（六）结晶

尿液经离心沉淀后，在显微镜下观察到形态各异的盐类结晶。尿液中结晶多来源于食物或盐类代谢，与尿中该物的pH、浓度、饱和度等有关。尿中的结晶一般分为生理性结晶和病理性结晶。

1.生理性结晶

（1）磷酸盐类结晶　包括无定形磷酸盐、磷酸铵镁、磷酸钙等，常在碱性或近中性尿液中见到，可在尿液表面形成薄膜。磷酸铵镁结晶（三联磷酸盐）无色透明，呈屋顶形或棱柱形，有强折光性（图2–1–18）。感染引起结石时，尿中常出现磷酸铵镁的结晶。磷酸钙有非晶形、粒状形、三棱形，排列呈束状或星状。如长期在尿液中见到大量的磷酸钙结晶（图2–1–19），则应与临床资料结合考虑是否患有甲状旁腺功能亢进症、肾小管性酸中毒，或因长期卧床引起的骨质脱钙。

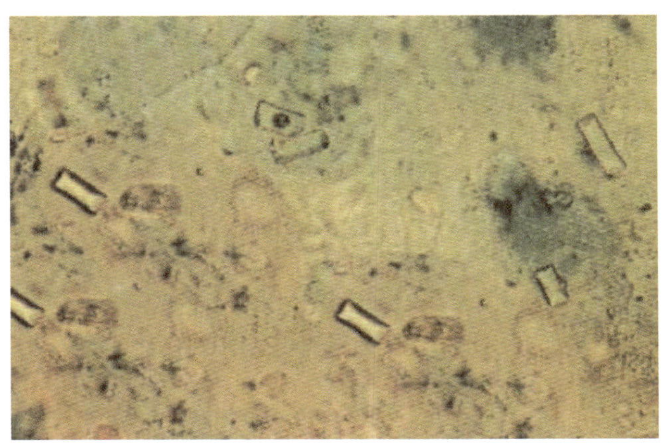

图2–1–18　磷酸铵镁结晶

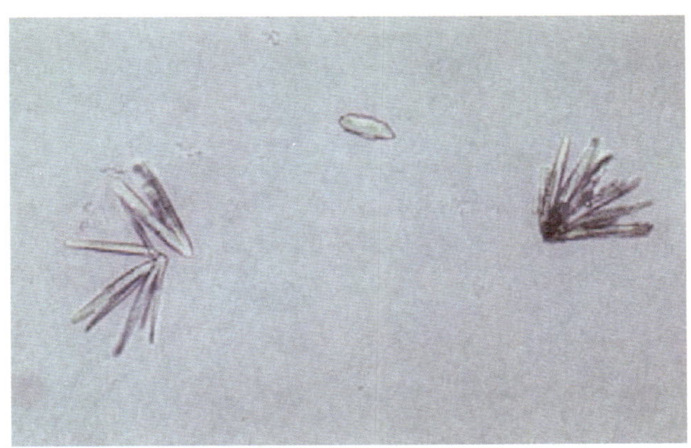

图2–1–19　磷酸钙结晶

（2）草酸钙结晶　为无色方形闪烁发光的八面体或信封样，有两条对角线互相交叉，有时呈菱形，不常见的形态为哑铃形或饼状，应与红细胞鉴别。结晶溶于盐酸但不溶于乙酸。新鲜尿中有大量草酸钙结晶（图2–1–20），并伴有红细胞，又有肾或膀胱刺激征时，多为肾或膀胱结石的征兆。

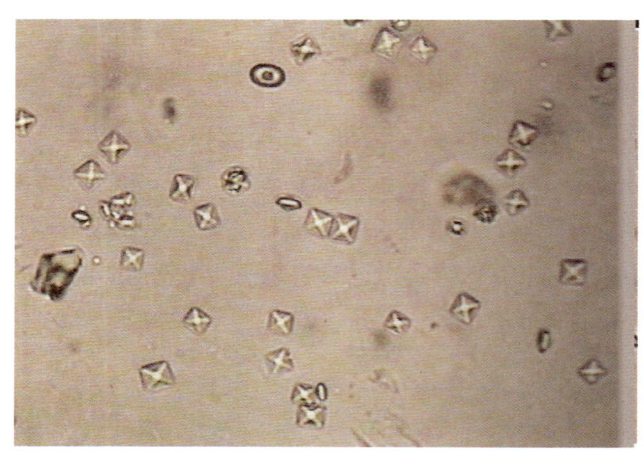

图 2-1-20　草酸钙结晶

（3）尿酸结晶　肉眼观察类似红砂细粒，常沉积在容器底层。在显微镜下呈黄色或暗棕红色的菱形、三棱形、长方形、斜方形的结晶体（图2-1-21），可溶于氢氧化钠溶液，而不溶于乙酸或盐酸。尿酸是嘌呤的一种代谢产物，常以尿酸或尿酸铵、尿酸钙、尿酸钠的形式随尿排出体外，正常情况下如多食含高嘌呤的动物内脏可使尿中尿酸增加，但在急性痛风症、小儿急性发热、慢性间质性肾炎、白血病时，因细胞核大量分解，也可排出大量尿酸盐。在肾小管对尿酸的重吸收障碍时也可见到高尿酸盐尿。

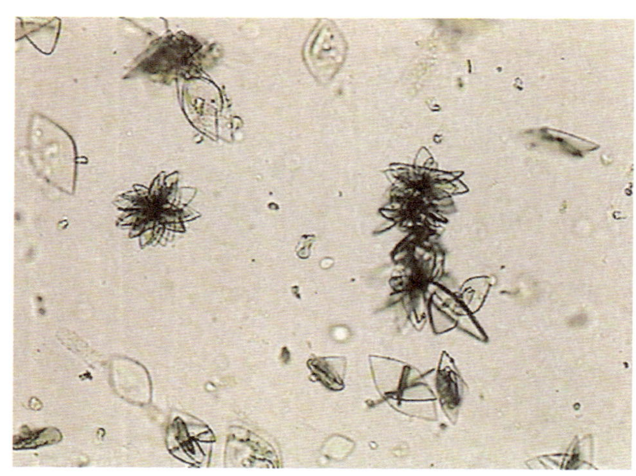

图 2-1-21　尿酸结晶

（4）尿酸铵结晶　黄褐色不透明，常呈刺球形或树根状，为尿酸与游离铵结合产生（图2-1-22）。尿酸铵结晶可在酸性、中性、碱性尿中见到，正常人尤其是小儿（新生儿、乳儿）尿中易见。如尿液放置时间过长后见到此结晶多无意义，但在新鲜尿中出现应考虑可能存在膀胱的细菌感染。

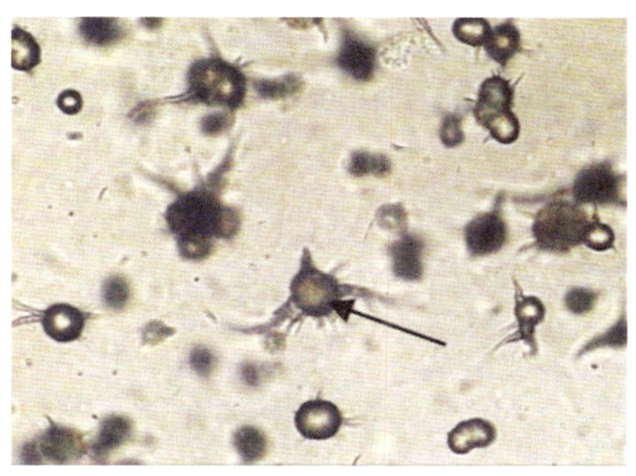

图 2-1-22　尿酸铵结晶

2.病理性结晶　尿液中病理性结晶是由于各种疾病因素或由于某种药物在体内代谢异常而出现的尿结晶。

（1）酪氨酸结晶　呈无色或略带黑色成束的细针状结晶，常见于组织大量坏死的疾病（图2-1-23A）。

（2）胱氨酸结晶　为无色、六边形，清晰、折光性强的薄片状结晶（图2-1-23B）。是蛋白质的分解产物，尿中大量出现是肾或膀胱结石的先兆。

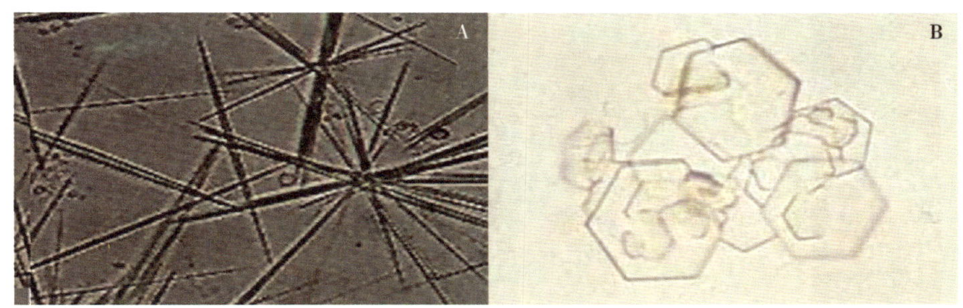

图 2-1-23　酪氨酸结晶和胱氨酸结晶

（3）亮氨酸结晶　呈淡黄色小球形油滴状，折光性强，有密集辐射状条纹（图2-1-24）。常见于组织大量坏死的疾病。

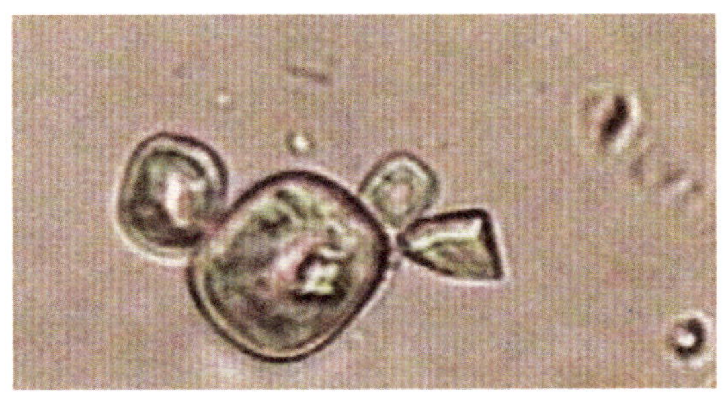

图 2-1-24　亮氨酸结晶

（4）胆固醇结晶　为无色、缺角的长方形或方形薄片状结晶（图2-1-25），可见于膀胱炎、肾盂肾炎、淋巴结病、乳糜尿、肾病综合征等，偶见于脓尿患者。

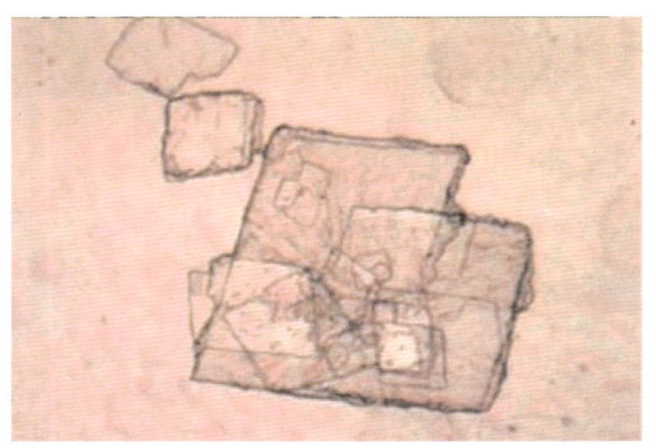

图2-1-25　胆固醇结晶

（5）胆红素结晶　为成束的针状或块状、橘红色结晶（图2-1-26），多见于黄疸、急性重型肝炎、肝癌、急性磷中毒等患者。

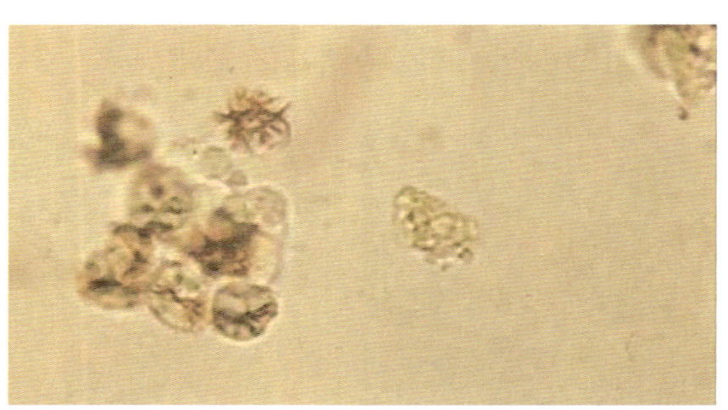

图2-1-26　胆红素结晶

（6）药物结晶　形态各异、有片状、哑铃形、球形、麦秸束状等（图2-1-27）。磺胺类药物较多，使用放射造影剂后也会出现结晶。

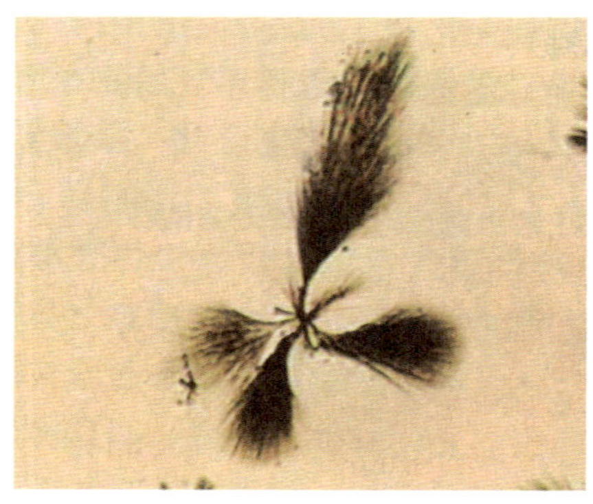

图2-1-27　磺胺类药物结晶

（七）其他有形成分

1. 细菌　正常尿液中无细菌存在。标本中大量细菌的存在提示泌尿道细菌感染（图2-1-28）。如果标本中同时有白细胞存在，有助于区分是污染还是感染标本。

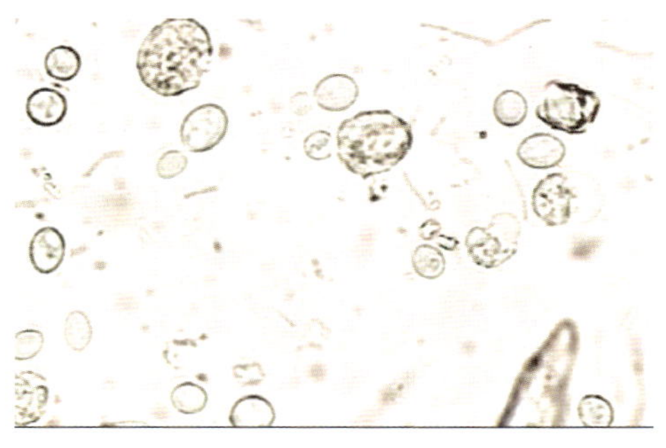

图 2-1-28　细菌

2. 黏液丝　尿中大量出现黏液丝提示泌尿道受刺激，出血热患者发热期尿中常有大量黏液丝（图2-1-29）。

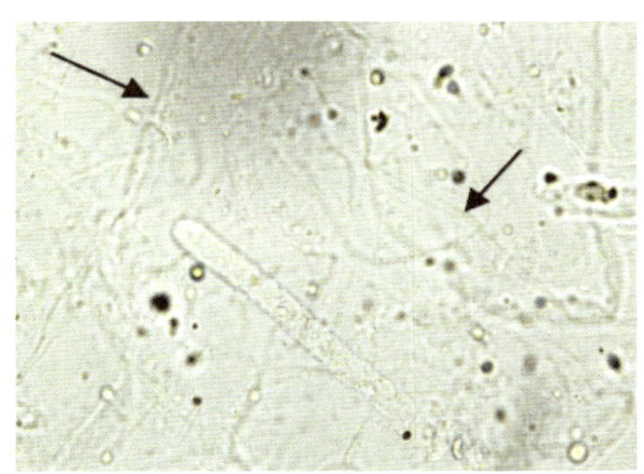

图 2-1-29　黏液丝

3. 精子　见于前列腺炎患者标本中，也可见于性交后的尿液标本中（图2-1-30）。

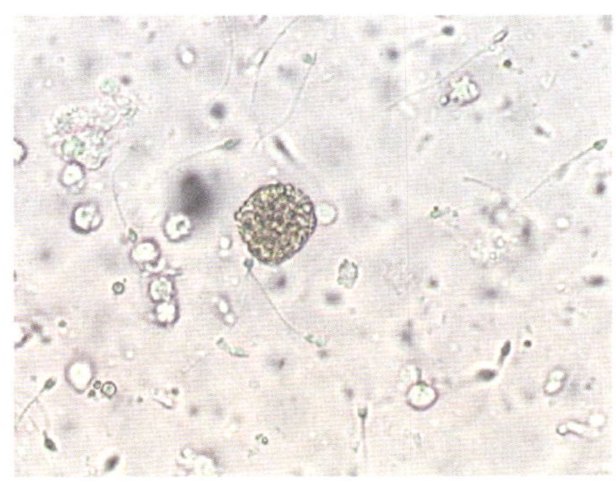

图 2-1-30　精子

4. 真菌 常见白色念珠菌，提示尿道念珠菌感染，特别是见于大量应用抗生素和糖尿病患者的标本中。尿样本中的真菌还常见于女性阴道念珠菌感染者被污染的尿液中（图2–1–31）。

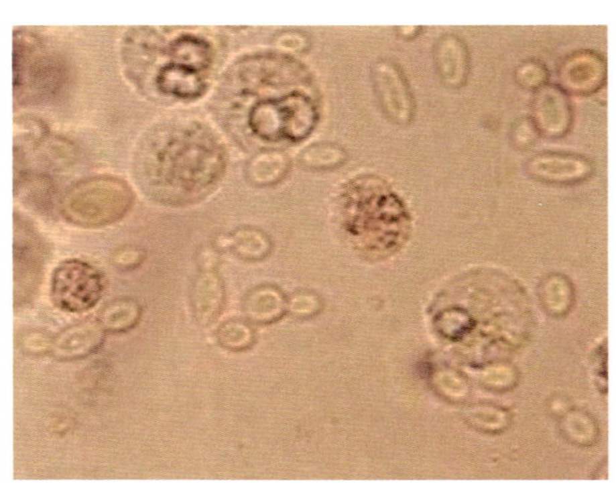

图2–1–31 真菌

5. 脂肪球 多出现于前列腺炎患者的标本中，与前列腺炎有关。

6. 滴虫 可见于泌尿道急性炎症如急性肾盂肾炎、膀胱炎、尿道炎等，且常伴有白细胞增多。

7. 淀粉小体 呈圆形或卵圆形的同心圆样，体积较大，是白细胞的10倍多，为磷酸钙沉积而成。多见于正常的前列腺液中，年龄越大数量越多，无临床意义。

四、课后讨论

1. 尿酸碱度和渗透压对有机沉渣物有何影响？
2. 简述我国尿沉渣检查标准化的要求。
3. 用相差显微镜观察，可将尿中红细胞分成哪三种？
4. 简述管型的定义、特征及临床意义。
5. 碱性和酸性尿液中可出现的结晶体有几种？
6. 尿液其他有形成分中，脂肪球有何诊断价值？

五、任务反馈

填写如下学生自评表。

任务：认识尿液中的有形成分

评价项目	评价标准	分值	得分
知识	尿液中的细胞及其临床意义	10	
	管型的形成、种类及其临床意义	15	
	尿中结晶种类及其临床意义	15	

续表

评价项目	评价标准	分值	得分
技能	能辨认尿液中的有形成分	40	
学习态度	态度端正、积极好学	5	
协调能力	能与队友进行友好、高效率的协调沟通	5	
职业素质	检以求真、验以求实，不弄虚作假，不编造数据	5	
生物安全意识	生物安全意识强，医疗垃圾分类处理，注意做好个人防护	5	
合计		100	

目标检测

参考答案

1. 1小时尿中有形成分计数成人女性红细胞应该（　　）

A. <30000/h　　B. <40000/h

C. <70000/h　　D. <140000/h

E. <60000/h

2. 常见于弱碱性尿、中性尿，有非结晶形、粒状形、三棱形，排列成星状或束状的结晶是（　　）

A. 草酸钙结晶　　B. 尿酸结晶

C. 非结晶形尿酸盐　　D. 磷酸钙结晶

E. 尿酸铵结晶

3. 下列说法中不正确的是（　　）

A. 胆红素管型见于严重阻塞性黄疸患者

B. 血小板管型见于DIC

C. 血红蛋白管型见于急性肾小球肾炎

D. 肌红蛋白管型见于肾梗死

E. 圆柱体见于急性肾炎

4. 管型呈浅灰色或淡黄色，直观性强、质地厚、易折断、有切迹或泡沫状，较短而粗，一般略有弯曲，两端常不整齐，这种管型是（　　）

A. 细颗粒管型　　B. 粗颗粒管型

C. 蜡样管型　　D. 脂肪管型

E. 细胞管型

5. 有关尿中吞噬细胞的说法，正确的是（　　）

A. 小吞噬细胞来自中性粒细胞　　B. 大吞噬细胞来自组织中单核细胞

C. 大吞噬细胞为白细胞的2~3倍　　D. 尿中出现吞噬细胞提示泌尿道急性炎症

E. 以上都正确

6. 下列不属于肾源性血尿的疾病是（　　）

A. 急性肾小球肾炎
B. 慢性肾小球肾炎
C. 肾盂肾炎
D. 泌尿系统结石
E. 肾病综合征

7. 下列说法中正确的是（　　）

A. 非肾小球源性血尿时，红细胞形态、大小多见正常
B. 肾小球源性血尿时，红细胞大小不一，体积可相差3~4倍
C. 肾性血尿，异型红细胞≥80%
D. 非肾性血尿，异型红细胞≤50%
E. 以上说法均正确

8. 正常尿液中的白细胞主要是（　　）

A. 中性粒细胞
B. 淋巴细胞
C. 单核细胞
D. 嗜酸性粒细胞
E. 嗜碱性粒细胞

9. 有关尿红细胞形态的叙述，以下错误的是（　　）

A. 可用来鉴别血尿的来源
B. 均一性红细胞多见于非肾小球源性疾病
C. 可呈酵母菌状
D. 非肾小球源性血尿多为变形红细胞
E. 肾小球源性血尿多为变形红细胞

10. 下列不属于正常人尿液检查结果的是（　　）

A. RBC 0~1/HP
B. WBC 0~3/HP
C. 透明管型偶见/HP
D. 脂肪管型0~1/HP
E. 尿糖（–）

11. 关于尿1小时细胞排泄率的叙述，下列错误的是（　　）

A. 肾盂肾炎患者白细胞排泄率显著增高
B. 临床意义类似于Addis计数
C. 标本收集时需控制过量饮水
D. 标本收集必须加入甲醛防腐
E. 应留取3小时尿液

12. 碱性尿中能见到的结晶为（　　）

A. 尿酸钠
B. 尿酸

C. 磷酸钙结晶　　D. 非结晶性尿酸盐

E. 磺胺结晶

13. 急性肝萎缩时，尿液中特征性结晶是（　　）

A. 尿酸结晶　　B. 草酸钙结晶

C. 亮氨酸结晶　　D. 胱氨酸结晶

E. 胆固醇结晶

14. 下列管型出现时，表明肾脏存在实质性病变的是（　　）

A. 透明管型　　B. 颗粒管型

C. 红细胞管型　　D. 脂肪管型

E. 白细胞管型

15. 关于管型的叙述，下列错误的是（　　）

A. 蜡样管型见于慢性肾衰竭患者

B. 透明管型见于心力衰竭患者

C. 脂肪管型见于肾病综合征患者

D. 白细胞管型见于肾盂肾炎患者

E. 红细胞管型见于膀胱炎患者

16. 下列说法中，正确的是（　　）

A. 尿蛋白定性阴性，则尿中不应有管型物质存在

B. 正常人清晨尿液中不可能见到透明管型

C. 典型的上皮细胞管型中，上皮细胞是同心圆排列

D. 变形管型一般不包括血细胞管型

E. DIC 患者尿中可见血小板管型

17. 正常人剧烈运动后，尿液中可出现（　　）

A. 颗粒管型　　B. 透明管型

C. 蜡样管型　　D. 白细胞管型

E. 红细胞管型

18. 尿液中出现何种管型，多提示存在早期肾小球病变（　　）

A. 红细胞管型　　B. 白细胞管型

C. 颗粒管型　　D. 蜡样管型

E. 透明管型

19. 正常人尿常规检查，不可能出现（　　）

A. RBC 0~1/HP　　B. WBC 0~3/HP

C. 透明管型 0~1/LP　　D. 颗粒管型 0~1/LP

E. 草酸钙结晶

20. 反映肾小管严重受损的管型是（　　）

A. 细胞管型　　B. 透明管型

C. 蜡样管型　　D. 脂肪管型

E. 颗粒管型

任务五　尿液化学成分检查 微课

PPT

一、任务技能点

1. 掌握　尿pH、尿蛋白、尿糖、尿酮体、尿胆红素、尿胆原检测的原理、方法、临床意义及方法学评价；熟悉本-周蛋白的概念及临床意义。

2. 学会　尿pH、尿蛋白、尿糖、尿酮体、尿胆红素、尿胆原的检测及鉴别本-周蛋白尿和乳糜尿。

二、任务导入

请对“情境导入”案例中尿液标本进行化学成分检查。

三、任务指导书

（一）尿液酸碱度测定

尿液酸碱度，又称尿液酸度、尿pH，是指尿液中所有能解离的氢离子浓度，通常用氢离子浓度的负对数来表示，可反映肾调节体液酸碱平衡的能力。尿液容易因细菌生长而变质，故测尿液pH的标本必须新鲜。

1. 检测原理及方法

（1）试带法　采用双指示剂法，膜块中含溴麝香酚蓝（pH 6.0~7.6）和甲基红（pH 4.6~6.2），变色范围为橙红色（pH 4.5）-黄绿色（pH 7.0）-蓝色（pH 9.0），检测结果多由仪器判读，也可肉眼目测与标准色板比较来判断。

（2）pH试纸法　pH试纸是浸渍有多种指示剂混合液的试纸条，色泽范围为棕红至深黑色，与标准色板比较，肉眼可判断尿液pH近似值。

（3）指示剂法　采用酸碱指示剂（indicator）原理。常用0.4g/L溴麝香酚蓝（bromothymol blue，BTB）溶液，当指示剂滴于尿液后，显示黄色为酸性尿，蓝色为碱性尿，绿色为中性尿。

（4）滴定法　滴定法（titration）利用酸碱中和反应原理。采用0.1mol/L NaOH溶液将定量尿液滴定至pH 7.4时，由NaOH消耗量求得尿液可滴定酸度。

（5）pH计法　又称电极法，银－氯化银指示电极通过盐桥与对pH灵敏的玻璃膜和参比电极（甘汞电极，$Hg-Hg_2Cl_2$）相连。当指示电极浸入尿液后，氢离子通过玻璃膜时，指示电极与参比电极之间产生电位差，经电压计测得后转为pH读数。

2.方法学评价　尿液pH测定的方法学评价见表2–1–7。

表2–1–7　尿液pH测定的方法学评价

方法	方法学评价
试带法	配套应用于尿液分析仪，是应用最广泛的筛检方法，能满足临床对尿液pH检查的需要
pH试纸法	操作简便，采用pH精密试纸可提高检测的灵敏度，但试纸易吸潮而失效
指示剂法	BTB变色范围为pH 6.0~7.6，当尿液pH偏离此范围时，检测结果不准确；黄疸尿、血尿可直接影响结果判读
滴定法	可测定尿液酸度总量；临床上用于尿液酸度动态监测，操作复杂

3.参考区间　正常新鲜尿液多为弱酸性，pH约6.0。因饮食种类影响和生理活动变化，pH波动在5.4~8.0之间。

4.临床意义　尿pH在诊断上的重要意义是：①肾小管性酸中毒，虽然肾小球滤过功能正常，但肾小管排H^+和H^+与Na^+交换能力明显减弱，此时尿pH仍可大于6.5，甚至呈中性或弱碱性。②判断泌尿系统结石种类：草酸盐、磷酸盐、碳酸盐结石多见于碱性尿；尿酸盐、胱氨酸结石多见于酸性尿。③初步判断感染细菌种类；具有分解尿素能力的细菌如变形杆菌、铜绿假单胞菌所致的泌尿系统感染存在时，尿液多为碱性。

（二）尿液蛋白质检查

正常尿液中含少量小分子蛋白，普通尿常规检查测不出。当尿蛋白超过150mg/24h或超过100mg/L时，蛋白定性试验呈阳性，称为蛋白尿。蛋白尿是肾脏病的常见表现，全身性疾病亦可出现蛋白尿。

蛋白尿分为生理性蛋白尿和病理性蛋白尿。生理性蛋白尿是由于人体受到各种刺激因素，而出现的尿液中白色泡沫增多的现象，因素解除后，可自行消失。病理性蛋白尿则可在数次尿液中反复呈现泡沫，无减少现象。

1.生理性蛋白尿

（1）功能性蛋白尿　功能性蛋白尿是一种轻度（24小时尿蛋白定量一般不超过0.5~1g）、暂时性蛋白尿，原因去除后蛋白尿迅速消失。常发生于青壮年，可见于精神紧张、严重受寒或受热、长途行军、强体力劳动、充血性心衰竭、进食高蛋白饮食后。

（2）体位性蛋白尿　又称直立性蛋白尿，长时间站立、行走或加强脊柱前凸姿势时，尿蛋白含量增多，平卧休息1小时后尿蛋白含量减少或消失，多发生于瘦长体型的青年或成人。

2.病理性蛋白尿 蛋白尿持续存在，尿中蛋白含量较多，尿常规检查常合并有血尿、白细胞尿和管型尿。并可伴有其他肾脏病表现，如高血压、水肿等。病理性蛋白尿主要见于各种肾小球、肾小管间质疾病、遗传性肾病、肾血管疾病和其他肾脏病。常见的如下。

（1）原发性肾小球疾病 ①肾炎可为隐匿性、急性、急进性或慢性。常合并血尿、高血压和水肿等。②肾病综合征24小时尿蛋白定量大于或等于3.5克，同时伴有血白蛋白减少及水肿、高血脂。③肾功能不全分为急性和慢性肾功能不全。蛋白尿为肾脏损害的表现。

（2）继发性肾小球疾病 ①狼疮性肾炎是系统性红斑狼疮累及肾脏的表现。育龄期女性多见。依据肾脏受累严重程度的不同，尿蛋白量可以表现为少量至大量。②紫癜性肾炎是过敏性紫癜肾脏受累的表现。主要表现为血尿、蛋白尿，儿童多见，成年人亦可发生。蛋白尿多数发生在紫癜出现后2~4周。③糖尿病肾病是糖尿病常见的并发症，早期肾脏受累，但是尿常规检查尿蛋白可为阴性，后逐渐出现微量白蛋白尿，再发展至大量蛋白尿，乃至终末期肾病，即肾功能衰竭需要透析等治疗。④痛风性肾病尿检异常出现较晚且轻微，仅见轻度蛋白尿及少量红细胞。晚期可进展至慢性肾衰竭。⑤高血压肾病原发性高血压病发生5~10年后常出现肾脏等损害。良性高血压导致的蛋白尿一般为轻至中度的尿蛋白（24小时尿蛋白定量一般不超过1.5~2克），很少出现大量蛋白尿。有些合并镜下血尿，常有高血压左心室肥厚、脑动脉和视网膜动脉硬化等表现。另外一种恶性高血压导致的蛋白尿常为突发性，24小时尿蛋白定量可由少至大量，多数伴有血尿和白细胞尿，肾功能多急剧恶化。

（3）肾小管间质疾病如肾盂肾炎、间质性肾炎等，尿蛋白多为+至++，24小时尿蛋白定量多<2克。

（4）遗传性肾病如Alport综合征、Fabry病、薄基膜肾病、先天性肾病综合征等，由于基因异常，导致肾脏结构缺陷，导致不同程度的蛋白尿。

（5）其他如高原性蛋白尿可见于从平原进入高原居留的人，尿蛋白阳性，定量>400毫克/24小时，去高原前无蛋白尿，进驻高原后发病，吸氧可好转，返回平原恢复正常。

尿液定性试验是用以筛选和粗略估计尿蛋白含量的方法。

3.尿蛋白检测方法 尿蛋白定性检查常用方法有试纸法、磺基水杨酸法和加热醋酸法。

磺基水杨酸法和加热醋酸法都是根据浊度反应将无混浊或无沉淀定为阴性（–），将出现混浊或沉淀的定为阳性（+）。磺基水杨酸法操作简便，灵敏度高，可广泛用于普查，但其对白蛋白的灵敏度高于球蛋白，且影响因素较多，易造成假阴性或假阳性。加热醋酸法对白蛋白和球蛋白的灵敏度基本一致，影响因素少，准确性较高。

（1）磺基水杨酸法 磺基水杨酸是一种生物碱，在略低于蛋白质等电点的酸性条件下，磺基水杨酸根阴离子与蛋白质氨基酸阳离子结合，形成不溶性的蛋白盐而沉淀。

试剂的配制：称取磺基水杨酸3克，加蒸馏水至100毫升面配成3%磺基水杨酸溶液。

配好的溶液要贮存在棕色瓶内，放在不见阳光的暗处保存，以免失效。

实验步骤：取一个干净的玻璃试管，加入尿液2毫升左右，然后用滴管在尿上滴加试剂3~5滴，观察有无蛋白出现。

结果判断：根据混浊、沉淀和凝固的程度不同，确定尿蛋白含量的多少。

磺基水杨酸法尿蛋白定性结果判定及报告见表2–1–8。

表 2–1–8　磺基水杨酸法尿蛋白定性结果判定及报告

反应现象	报告方式
尿液不显浑浊，外观仍清晰透明	–
轻微浑浊，隐约可见	±
明显白色浑浊，但无颗粒出现	+
稀薄乳样浑浊，出现颗粒	++
乳浊，有絮片状沉淀	+++
絮状浑浊，有大凝块下沉	++++

（2）加热法　过去实验室检查尿蛋白常用的方法，现已被磺基水杨酸法代替。此法简单，不需要什么试剂。

（3）试纸法　尿液试带法：指示剂蛋白误差法，溴酚蓝产生阴离子，与带阳离子的蛋白质（主要是白蛋白），发生颜色反应。此反应对白蛋白最为敏感，而对其他蛋白（球蛋白、血红蛋白、本周蛋白、黏蛋白等）稍次。该方法比较简单，取一条试纸，浸入被检尿内，立即取出，10~20分钟，观察试纸颜色变化（图2–1–32）。如无变化为阴性，显蓝色，即把所呈颜色与标准比色板对比，颜色的变化程度与蛋白质含量成正比。

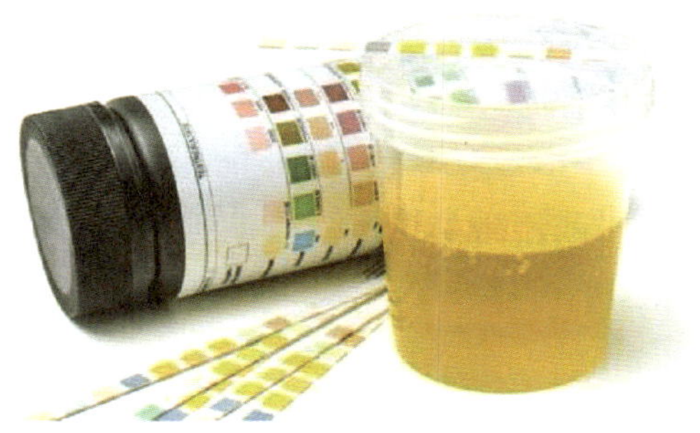

图 2–1–32　尿蛋白测定

（三）尿液葡萄糖检查

尿糖的检查是评估糖尿病控制情况的主要方法，反映了在收集尿液期间的平均血糖浓度。正常人尿中有微量葡萄糖（<2.8mmol/24h），定性试验为阴性。葡萄糖在肾小球滤出，在近端肾小管被主动重吸收。葡萄糖的重吸收是有限的，当血糖浓度平均大于8.88mmol/L

时，尿糖定性试验为阳性，称为糖尿。

1.尿糖定性方法 主要有干化学试带法和班氏法。

（1）干化学试带法 利用葡萄糖氧化酶法的原理。大多数试带法不与乳糖、半乳糖、果糖及还原物质发生反应。本法检测葡萄糖的特异性强、灵敏度高、简便快速，适用于自动化分析。

（2）班氏法 其原理为在高热、碱性溶液中，葡萄糖或其他还原性糖的醛基，能将班氏试剂的蓝色硫酸铜还原为黄色的氢氧化亚铜，后者在空气中氧化为红色的氧化亚铜沉淀。根据沉淀有无和色泽变化判断含量。

取班氏试剂1ml于试管中，加热煮沸，若不变色，则可加入尿液（0.1ml），混匀，继续煮沸1~2分钟，冷却后观察结果。

班氏法是非特异性测定葡萄糖的试验，可检出多种尿糖，如乳糖、果糖、戊糖等。本法简便，但易受其他还原物质干扰。

2.临床意义 正常人尿液中葡萄糖为阴性，尿糖阳性见于糖尿病、肾性糖尿病、甲状腺功能亢进症、急性应激情况下（如颅脑外伤、胰腺炎、心脑血管意外等）。此外，服用大剂量维生素C或一些新型抗生素可以使结果呈假阳性。

（四）尿液酮体检查

酮体包括丙酮、乙酰乙酸和β-羟丁酸。后者虽然不是酮类，但经常与前两者伴随出现，故统称为酮体，是脂肪酸分解代谢的中间产物。当某种原因造成肝内酮体产生速度超过肝外组织利用速度时，则血中酮体增加，产生酮血症。过多的酮体从尿中排出，产生酮尿。酮体是酸性物质，在血中堆积严重时，可抑制神经中枢，引起酸中毒（酮中毒）。故酮体测定常为急诊检验项目。此外，术前查尿酮可观察肝功能是否正常，以防止麻醉意外。酮体大量形成时，尿中首先可检出丙酮、乙酰乙酸，病情严重者，始可检出β-羟丁酸。故临床上以检出丙酮提示酸中毒；检出β-羟丁酸表示病情严重。

尿酮体测定一般指丙酮、乙酰乙酸的测定，有两种方法，即酮体粉法和试纸法。尿酮体粉法是经典的方法，结果准确可靠。尿酮体也可以用尿酮体试纸来测定，方法简单易行，但尿糖试纸存在准确性的问题。

1.尿丙酮、乙酰乙酸检验

（1）粉剂法（Rothera法）

1）原理 丙酮或乙酰乙酸在碱性溶液中与硝普钠（亚硝基铁氰化钠）和硫酸铵作用，生成异硝基或异硝基胺，后者与Fe（CN）生成紫红色复合物。

2）操作步骤 试剂准备：先将亚硝基铁氰化钠放入乳钵研细，再将10g无水碳酸钠、20g硫酸铵放在同一乳体内一道研磨均匀，密闭防潮保存。于凹玻片或白磁反应板孔内加入1小勺（约1g）酮体显色粉，加尿液2~3滴于粉剂上（以完全将粉剂湿润为度），出现紫色为阳性。根据出现的快慢和颜色深浅，报告弱阳性、阳性、强阳性，或用“+”~“++++”表示，5分钟以上不出现紫色，仅出现淡黄色或棕黄色者为阴性。

3）注意事项　尿内有多量非晶形尿酸盐时，可出现橙色反应，高浓度肌酐可致假阳性结果。丙酮和乙酰乙酸都具有挥发性，且乙酰乙酸容易分解为丙酮，因此检查时要尽量用新鲜尿以提高检出率。

（2）朗格（Lange）环状法

1）原理　丙酮或乙酰乙酸和亚硝基铁氰化钠混合后，与氨接触呈紫色环，在试验中加冰乙酸少许，以防止过量肌酐呈假阳性反应。

2）操作步骤　准备试剂：冰乙酸，亚硝基铁氰化钠粉末（或饱和水溶液），280g/L氢氧化铵（氨水）取尿液约2ml于中号试管，加冰乙酸数滴后混匀，加亚硝基铁氰化钠粉约30mg，振荡促其溶解（或加饱和水溶液0.2ml混匀）。

沿管壁轻轻滴入浓氨水0.5ml作环状试验。立即出现深紫色环为强阳性；接触时立即显淡紫色，而后转深紫色为阳性；缓慢出现淡紫色环为弱阳性；5分钟后无紫色环出现为阴性。

3）注意事项　氨水因挥发，浓度降低可使显色不佳。

（3）干化学试带法　试带模块中的硝普钠在碱性条件下与尿中的尿酸乙酸、丙酮反应生成紫红色化合物。

2.尿中β-羟丁酸检验　将尿液加酸煮沸除去丙酮、乙酰乙酸后，加入氧化剂过氧化氢，使β-羟丁酸氧化成乙酰乙酸，再使之分解成丙酮，按丙酮检验法即可测知是否有β-羟丁酸的存在。

酮体阳性可能有以下情况。

（1）糖尿病酸中毒　糖尿病患者的糖代谢发生障碍时，脂肪和脂肪酸大量分解，肝生成的酮体超过肝外组织，转化、利用时就会引起酮血症、酮尿症。

（2）非糖尿病性酮尿　妊娠呕吐、妊娠中毒症、腹泻脱水、严重营养不良、严重饥饿、运动过度、禁食、过分节食、严重呕吐、酒精性肝炎、肝硬化等，因糖代谢障碍而出现酮尿。

（3）中毒　如氯仿、乙醚麻醉等。

（4）服用双胍类降糖药　对于服用双胍类降糖药治疗者，虽出现酮尿，但血糖、尿糖正常。

（五）尿液胆红素与尿胆原检查

尿液胆红素主要来源于衰老红细胞的分解物。当肝及胆道内外各种疾病引起胆红素代谢障碍时，可使非结合胆红素及结合胆红素在血中潴留。后者可溶于水，部分可以从尿中排出。正常人尿液胆红素定性检查为阴性，在肝细胞性黄疸与阻塞性黄疸时，尿中可出现胆红素。溶血性黄疸患者的尿中，一般不见胆红素。这区别有助于黄疸的诊断和鉴别诊断。结合胆红素随胆汁排泄进入肠道，在肠道细菌的作用下先脱去葡萄糖醛酸基，再逐步还原为中胆素原、尿胆原、粪胆素原等，从粪便中排出为粪胆原，从肠道重吸收的尿胆原，大部分经肝脏（肠肝循环）转化为结合胆红素再排入肠腔，小部分尿胆原则从肾小球滤过或肾小管排出。无色尿胆原经空气氧化及光照后形成黄色的尿胆素。

1.检测原理及方法

（1）尿胆红素的测定

1）偶氮法　试带法多采用此原理。在强酸介质中，结合胆红素与重氮盐发生偶联反应呈红色。其颜色深浅与胆红素含量成正比。

2）氧化法　①Harrison法：胆红素被硫酸钡吸附而浓缩，与$FeCl_3$反应，被氧化为胆青素、胆绿素和胆黄素复合物，呈蓝绿色、绿色或黄绿色。呈色快慢和深浅与胆红素含量成正比。②Smith碘环法：胆红素被碘氧化成胆绿素，在尿液与试剂接触面呈现绿色环。

（2）尿胆原的测定

1）试带法　①醛反应法：基于改良的Ehrlich醛反应原理。②偶氮法：在强酸性条件下，尿胆原与对四氧基苯重氮四氟化硼发生偶联反应，生成胭脂红色化合物，其呈色深浅与尿胆原含量成正比。

2）改良Ehrlich法　在酸性溶液中，尿胆原与对二甲氨基苯甲醛发生醛化反应，生成樱红色缩合物，其呈色深浅与尿胆原含量成正比。

3）Schleisinger法　在无胆红素尿液标本中，加入碘液，尿胆原氧化成尿胆素，后者与试剂中锌离子作用，形成带绿色荧光的尿胆素–锌复合物。

2.注意事项

（1）检查前禁止剧烈运动、重体力劳动，停止服用咪嗪、吩噻嗪、维生素C、亚硝酸盐、氯丙嗪等药物，检查时放松身体，消除紧张、焦虑的情绪。

（2）尿液应新鲜，由于胆红素不够稳定，尤其在阳光照射下更易分解、尿胆原在空气中氧化为尿胆素而导致假阴性结果，故应于留尿后及时测试。

（3）采集患者尿液标本时以清晨第一次尿为宜，急诊患者可随时留取，盛尿液的容器必须清洁干燥，要求留取中段尿。排出到检测应在2小时内完成。如不能及时送检或分析，应置4℃下冷藏保存，但冷藏时间不得超过6小时。

3.临床意义

（1）尿胆红素阳性见于肝实质性病变，如病毒性肝炎、酒精性肝炎、中毒性肝炎、肝硬化、胆石症、肝细胞坏死、肝癌、胆道阻塞（胆石症、胆道肿物、胰头癌）和新生儿黄疸、家族性黄疸等。

（2）尿胆原阳性见于肝细胞性黄疸、溶血性黄疸、心力衰竭、败血症、猩红热等。

（3）尿液胆红素、尿胆原在黄疸鉴别中有重要作用。

不同类型黄疸的鉴别诊断见表2-1-9。

表 2-1-9　不同类型黄疸的鉴别诊断

标本	指标	健康人	溶血性黄疸	肝细胞性黄疸	阻塞性黄疸
尿液	颜色	浅黄	深黄	深黄	深黄
	尿胆原	阴性或弱阳性	强阳性	阳性	阴性
	尿胆素	阴性	阳性	阳性	阴性
	胆红素	阴性	阴性	阳性	阳性

（六）尿液亚硝酸盐检验

1. 原理　尿液中含有来源于食物或蛋白质代谢产生的亚硝酸盐，如果感染了大肠埃希菌或其他具有亚硝酸盐还原酶的细菌时，则可将亚硝酸盐还原为NIT。尿液NIT先与对氨基苯磺胺（或对氨基苯砷酸）形成重氮盐，再与3-羟基-1，2，3，4-四氢苯并喹啉（或N-1-萘基乙二胺）结合形成红色偶氮化合物，其颜色深浅与NIT含量成正比。

2. 方法学评价　本试验简便、快速，可以自动化检验，敏感度为0.3~0.6mg/L。但有假阳性和假阴性，需要尿细菌培养进行确证。

NIT阳性取决于3个条件：①尿液中是否存在硝酸盐。②尿液中的致病菌是否存在亚硝酸盐还原酶。③尿液在膀胱内停留足够长的时间（4小时以上）。

3. 质量保证

（1）待检者　①食物：尿液中亚硝酸盐主要来源于正常饮食，体内蛋白质代谢或由氨内源性合成。不能正常饮食者体内缺乏硝酸盐，即使有细菌感染，也可出现阴性。②药物：服用非那吡啶会导致假阳性；大剂量维生素C可抑制Griess反应而呈假阴性；服用利尿药后，由于排尿次数增多会使结果呈假阴性。

（2）标本　①晨尿标本较好，尿液在膀胱内停留时间长，细菌有充分作用时间，防止假阴性。②及时送检，尽快检测，防止非感染性细菌污染而出现假阳性。③防止尿液被偶氮试剂污染而产生假阳性。

4. 参考区间　阴性。

5. 临床意义　NIT可作为尿路感染的快速筛查试验。与大肠埃希菌感染的相关性高，阳性结果常表示有细菌存在，但阳性程度不与细菌数量成正比，阴性结果不能排除泌尿系统细菌感染；阳性结果也不能完全肯定是尿路感染。要结合白细胞酯酶和尿显微镜检查结果进行综合判断。

（七）尿液血红蛋白检验

1. 试带法

（1）原理　利用血红蛋白的类过氧化物酶作用。干化学试带的血红蛋白测定试剂块含有色原物质（常用的有邻联甲苯胺、氨基比林、联苯胺等）、过氧化物和表面活性剂。表面活性剂能破坏完整红细胞使之释放血红蛋白，血红蛋白的血红素中心能催化过氧化物作为电子受体，使色素原氧化呈色，其颜色的深浅与血红蛋白含量成正比。

（2）方法学评价　试带法试剂稳定，操作简便、快速，敏感度高（0.15~0.3mg/L），除与游离血红蛋白反应外，也与完整的红细胞反应，是目前广泛使用的尿液血红蛋白测定方法，但受多种因素干扰。

假阴性：①浓缩尿、高蛋白尿可降低试带反应的灵敏度。②维生素C或其他还原物质可抑制氧化还原反应，导致假阴性。

假阳性：①某些氧化药物如漂白粉也可导致假阳性。②尿中含对热不稳定酶、尿路感染时细菌产生的过氧化物酶，与干化学试带反应出现假阳性，可将尿液煮沸2分钟使其破坏。

该法既能检出游离血红蛋白，也能使完整红细胞呈阳性反应。因此，尿液潜血试验阳性程度与显微镜下红细胞数量不一定成正比。

该法遇到肌红蛋白尿也呈阳性反应，需加以鉴别。

2. 化学法

（1）原理　同试带法。常用物质有邻甲苯胺、邻联甲苯胺、愈创木脂、无色孔雀绿和氨基比林（又称匹拉米洞）等。

（2）方法学评价　操作简单，但试剂稳定性差，特异性低，灵敏度低（如邻甲苯胺法0.3~0.6mg/L），干扰因素同试带法。

3. 免疫法

（1）原理　采用单克隆抗体免疫胶体金法测定胶体金和枸橼酸合成的胶体物质，具有胶体化的性质，呈紫红色。特制的乙酸纤维素膜上含有氯化均匀涂布的胶体金标记的羊抗人血红蛋白单克隆抗体和鼠IgG，再在试带上端涂上包被羊抗人Hb多抗和羊抗鼠IgG抗体。检测时将试纸条浸入尿液中，通过层析作用，尿液沿着试带上行。如尿中含有Hb，在上行的过程中与胶体金标记羊抗人Hb单抗结合，待行至羊抗人Hb多抗体线时，形成金标记抗人Hb单抗-尿Hb-羊抗人Hb多抗复合物，在试带上显现一条紫红色线，即为血红蛋白试验阳性；试带上无关的金标记鼠IgG尿液上行至羊抗鼠IgG处，与之结合又形成一条紫红色线，为阴性对照线（试剂质控对照线），即血红蛋白阳性时，试带上出现两条紫红色线，如果只显现一条紫红色线为血红蛋白试验阴性，试带上无紫红色线出现即说明试带已失效。

（2）方法学评价　操作快速，使用方便，敏感度更高（0.2μg/ml），特异性强，干扰因素少，基本克服了化学法、试带法的缺点，不受动物血红蛋白干扰，可作为确证试验。但若出血量过大会产生假阴性（需要将标本适当稀释）。

（3）质量保证　①标本应新鲜，及时检验，长时间放置可因细菌繁殖造成假阳性，或因红细胞破坏导致干化学法与镜检法不一致。②待检者大剂量应用维生素C可产生假阴性，故应用大剂量维生素C后5小时内不宜做尿血红蛋白测定。③器材清洁、干燥，防止被血，脓、铁剂、硝酸、铜、锌、铋、碘化物等物质污染而产生假阳性。④做好两种水平的室内质控或设置阳性对照，验证试剂，以保证其有效性和可靠性。

（4）参考区间　阴性。

（5）临床意义　①辅助诊断泌尿系统疾病：任何泌尿系统疾病引起的出血都可导致隐血试验阳性。但有些情况下，潜血试验阳性程度与尿沉渣红细胞数不成比例。②辅助诊断血管内溶血性疾病：阵发性睡眠性血红蛋白尿、阵发性寒冷性血红蛋白尿、行军性血红蛋白尿、自身免疫性溶血性贫血、血型不合输血等，尿潜血试验均呈阳性。

（八）尿液其他化学成分检查

1. 本－周蛋白尿的鉴定

（1）原理　本－周蛋白是免疫球蛋白的轻链单体、二聚体或多聚体，分子量22000~44000。它又因抗原性不同而分为k（Kappa）型和λ（Lambda）型。在浆细胞恶性增生时，由异常浆细胞合成并且在未与重链装配前，即从细胞内分泌于血浆中。由于分子量小，故可自由地通过肾小球滤过膜而排于尿中。本－周蛋白具有在加热至56℃左右时出现白色混浊及凝固，继续加热接近100℃时溶解，冷却至56℃左右时又重新出现沉淀和凝固的特性，故又称为凝溶蛋白。通常含有本－周蛋白的尿液称为本周蛋白尿。

①加热法：准备试剂2mol/L乙酸－乙酸钠缓冲液［pH（4.9±1）］；冰乙酸4.1ml、乙酸钠（$CHCOONa \cdot 3H_2O$）17.5g，蒸馏水溶解后加至100ml。取新鲜透明尿液4ml置于试管内，加入乙酸－乙酸钠缓冲液1ml，混匀。在56℃水浴中15分钟。尿液浑浊或出现沉淀，再将试管移置于沸水中3分钟，如混浊变清或减弱，即为本－周蛋白阳性。如尿液中同时存在清蛋白和球蛋白，煮沸后混浊，沉淀比56℃时增加，可将沸水中的标本趁热立即过滤，滤液从透明至温度降低后又浑浊，再煮沸又透明，为本－周蛋白阳性。

②甲苯磺酸沉淀法：准备试剂：对甲苯磺酸12g加入冰乙酸溶解至100ml。取13mm×100mm试管，放入2ml清晰尿液。沿管壁缓慢加入1ml对甲苯磺酸试剂，用手指轻弹管壁使溶液混匀。本法操作较为简便，灵敏度为0.05g/L，常用作筛查实验。

（2）注意事项　①尿液必须新鲜，否则白蛋白、球蛋白分解变性可干扰试验。②尿液pH必须调整到4.5左右，浑浊尿液应离心后取上清液试验。③除去尿液中清、球蛋白时，动作要迅速，并需保持高温，否则也将本－周蛋白滤掉。④本－周蛋白含量过高时，可将尿液稀释后再测，否则在100℃时溶解不完全；含量太少时可将滤液分为3管，各加等量30g/L磺基水杨酸，分别置于室温、56℃和100℃中，当56℃管比室温管和100℃管明显浑浊（后两者均无沉淀）时，可判为阳性。⑤本-周蛋白的确证试验为乙酸纤维膜电泳，可在g~y球蛋白区出现一条浓集的区带（又称M蛋白带）。如要作分型则常用免疫方法，将标本与已知抗k链和抗λ链血清进行免疫双向扩散鉴定。

（3）临床意义　①多发性骨髓瘤：是浆细胞恶性增生所致的肿瘤性疾病，其异常浆细胞（骨髓瘤细胞），在制作免疫球蛋白的过程中，产生过多的轻链且在未与重链装配前即从细胞内分泌排出，经血循环由肾脏排至尿中，有35%~65%的病例本-周蛋白尿呈阳性反应，但每日排出量有很大差别，可从一克至数十克，最高达90克者，有时定性试验呈间歇阳性，故一次检查阴性不能排除本病。

②华氏巨球蛋白血症：属浆细胞恶性增殖性疾病，血清内IgM显著增高为本病的重要特征，约有20%的病人尿内可出现本-周蛋白。

③其他疾病：如淀粉样变性、恶性淋巴瘤、慢淋白血病、转移瘤、慢性肾炎、肾盂肾炎、肾癌等患者尿中也偶见本-周蛋白，可能与尿中存在免疫球蛋白碎片有关。

2. 乳糜尿的鉴定

（1）原理　经肠道吸收的脂肪皂化后的乳糜液，若各种原因致淋巴液不能沿正常淋巴道引流入血，而逆流至泌尿系统的淋巴管中，引起淋巴管内高压、破裂，乳糜液即可进入尿内，使尿呈乳样白色，表面可见一层脂肪膜，称乳糜尿。乳糜尿中如混有血液则称为血性乳糜尿。乳糜尿常采用染色方法检查。

（2）鉴定方法　苏丹Ⅲ染色法。

（3）操作步骤　准备试剂乙醚和苏丹Ⅲ染液（苏丹Ⅲ染液1g溶于95%乙醇100ml中）：①置尿液于大试管中，加约1/2尿量乙醚，加塞后充分振荡。②静置待醚层分离，尿液浑浊度较前明显减低或变清，可能为乳糜尿。③吸取乙醚层于蒸发皿内，置水浴中蒸发至干，若蒸发皿内留有油状沉渣，则可能为脂肪。④加入数滴苏丹Ⅲ染液于残渣上，搅匀后吸出置于载玻片上镜检。⑤镜下如见大小不等橘红色球形小体（中性脂肪染呈橘红色，脂肪酸染呈橙黄色或不着色）为阳性，可报告为乳糜尿。

（4）注意事项　乳糜尿易与许多盐类结晶尿或脓尿混淆。盐类结晶可加酸、加碱或加热溶解来鉴别；脓尿常成颗粒样浑浊。离心后上层液体清晰，底层为大量细胞；而乳摩尿离心后仍浑浊，无上下层之分，镜检管底沉淀仅有少数淋巴细胞（血性乳糜尿除外）。在肾脂肪栓塞、长骨骨折及脂肪过多症等患者中可出现脂肪尿。脂肪尿中的脂肪小涵，呈圆形具强折光性，而乳糜尿中的乳糜微粒如未发生球状结合，镜下是不能看见的。

（5）临床意义　①正常人为阴性。②因丝虫或其他原因阻塞淋巴管，使尿路淋巴管破裂而形成乳糜尿。丝虫病患者的乳糜尿的沉渣中常见红细胞，并可找到微丝蚴。

四、课后讨论

1. 尿液常见的化学成分有哪些？
2. 尿液常见的化学成分检查方法有哪些？如何进行方法学评价？

五、任务反馈

请填写如下学生自评表。

任务：尿液化学成分检查

评价项目	评价标准	分值	得分
尿液酸碱度测定	能正确进行尿液酸碱度测定	10	
尿液蛋白质定性检查	能正确进行尿液蛋白质定性检查	10	
尿液葡萄糖定性检查	能正确进行尿液葡萄糖定性检查	10	
尿液酮体定性检查	能正确进行尿液酮体定性检查	10	
尿液胆红素与尿胆原定性检查	能正确进行尿液胆红素与尿胆原定性检查	10	
尿液亚硝酸盐定性检验	能正确进行尿液亚硝酸盐定性检验	10	
尿液其他化学成分检查	能正确进行尿液其他化学成分检查	10	
学习态度	态度端正、积极好学	5	
协调能力	能与队友进行友好、高效率的协调沟通	5	
职业素质	检以求真、验以求实，不弄虚作假，不编造数据	5	
生物安全意识	生物安全意识强，医疗垃圾分类处理，注意做好个人防护	5	
合计		100	

目标检测

参考答案

1. 试带法检测尿蛋白的原理是（　　）
   A. 利用葡萄糖氧化酶法原理
   B. 利用pH指示剂蛋白误差原理
   C. 利用亚硝基铁氰化钠法原理
   D. 利用指示剂法的原理
   E. 利用过氧化物酶法原理
2. 下列除哪项外都是酸性尿中的结晶（　　）
   A. 非晶形尿酸盐
   B. 草酸钙结晶
   C. 尿酸胺结晶
   D. 尿酸结晶
   E. 尿酸钠结晶
3. 临床上最多见的蛋白尿是（　　）
   A. 组织性蛋白尿
   B. 肾小球性蛋白尿

C. 肾小管性蛋白尿
D. 混合性蛋白尿
E. 溢出性蛋白尿

4. 目前属于尿蛋白首选筛检试验是（　　）
A. 加热醋酸法
B. 干化学试剂法
C. 丽春红法
D. 黄硫酸－硫酸钠比浊法
E. 磺基水杨酸法

5. 试带法检测尿蛋白的原理是（　　）
A. 利用葡萄糖氧化酶法原理
B. 利用pH指示剂蛋白误差原理
C. 利用亚硝基铁氰化钠法原理
D. 利用偶氮反应法原理
E. 利用过氧化物酶法原理

6. 尿蛋白定性干化学试带法只适用于检测（　　）
A. 白蛋白
B. 球蛋白
C. 糖蛋白
D. 黏蛋白
E. 甲胎蛋白

7. 尿蛋白定性经典且特异性较好的方法是（　　）
A. 3%磺硫酸法
B. 10%磺柳酸法
C. 加热醋酸法
D. 双缩脲法
E. 试带法

8. 引起磺基水杨酸法尿蛋白定性试验假阴性的是尿中存在（　　）
A. 含碘造影剂
B. 大剂量青霉素
C. 强碱性物质
D. 庆大霉素
E. 磺胺

9. 导致加热乙酸法检查尿蛋白呈假阴性的原因有（　　）
A. 长期禁盐患者
B. 含碘造影剂
C. 降血糖药
D. 尿液中含大量细菌分解的蛋白质
E. 加乙酸量不适当

10. 导致加热乙酸法呈假阴性的原因有（　　）
A. 操作过程中加酸过多
B. 应用含碘造影剂
C. 超大剂量青霉素
D. 尿液中含大量细菌分解的蛋白质
E. 尿pH接近蛋白质等电点

11. 下列疾病的尿蛋白含量最高的是（　　）
A. 肾结石
B. 肾盂肾炎
C. 慢性肾炎
D. 肾结核
E. 膀胱炎

12. 目前临床上最常用的尿糖定性方法是（　　）

A. 试带法　　B. 班氏法

C. 滴定法　　D. 比色法

E. 薄层层析法

13 . 当血糖浓度超过（　　）mmol/L时，尿液中开始出现葡萄糖

A. 5.88　　B. 6.88

C. 7.88　　D. 8.88

E. 9.88

14 . 尿液葡萄糖班氏法测定，试剂：尿液为（　　）

A. 1 ∶ 10　　B. 10 ∶ 1

C. 9 ∶ 1　　D. 1 ∶ 9

E. 1 ∶ 2

15. 丙酮与亚硝基铁氰化钠和硫酸铵作用后生成化合物的颜色为（　　）

A. 红色　　B. 绿色

C. 蓝色　　D. 黑色

E. 紫色

16. 尿酮体阳性，有助于早期诊断（　　）

A. 低血糖　　B. 糖尿病酮症酸中毒

C. 心脑疾病乳酸中毒　　D. 高血糖高渗透性糖尿病

E. 嗜铬细胞瘤

17. 试带法检测尿酮体的原理是（　　）

A. 利用葡萄糖氧化酶法原理　　B. 利用pH指示剂蛋白误差原理

C. 利用亚硝基铁氰化钠法原理　　D. 利用偶氮反应法原理

E. 利用过氧化物酶法原理

任务六　尿液干化学分析仪及临床应用

PPT

一、任务技能点

（1）认识尿液干化学分析仪构造及工作原理及尿液干化学试带的组成及原理。

（2）熟练操作尿液干化学分析仪。

（3）分析尿干化学试带的原理及影响因素。

二、任务导入

请对“情境导入”中患者采集的尿液标本，完成尿液干化学11项指标的检查并分析结果。

三、任务指导书

（一）尿液干化学分析仪构造及工作原理

尿液干化学分析仪通常由机械系统、光学系统、电路系统部分组成。

1.机械系统 将待检的试带传送到检测区，仪器检测后将试带传送到废料盒内或手动取下试带。

2.光学系统 包括光源、单色处理、光电转换三部分。光源照射到已产生化学反应的试剂块上，其反射光被检测器接收。根据试剂块显色颜色深浅不同，表现为反射光强度不同，故反射光的强度与试剂块的颜色深浅成反比例关系。根据光电比色原理，不同强度的反射光再经过接收装置转换为电信号并进行放大处理。

3.电路系统 将光信号转换成电信号放大，经模/数转换，再用电脑进行数据分析，打印结果。

（二）尿液干化学试带构造及工作原理

1.单项试带 以滤纸为载体，将各种试剂成分浸渍、干燥后作为试剂层，再在表面覆盖一层纤维膜作为反射层。尿液浸入试带后与试剂发生反应，产生颜色变化。

2.多联试带 将多种检测项目的试剂膜块，按一定间隔、顺序固定在同一试带上，可同时检测多个项目。多联试带采用多层膜结构，分为尼龙膜层、绒制层、吸水层、支持层。

（1）尼龙膜层：起保护作用，防止大分子物质对反应的污染。

（2）绒制层：包括试剂层和碘酸盐层。试剂层含有试剂成分，主要与尿液中的化学物质发生反应，产生颜色变化。碘酸盐层可防止维生素C等物质的干扰。

（3）吸水层：可使尿液均匀快速地渗入，并能抑制尿液渗透到相邻反应区。

（4）支持层：由尿液不浸润的塑料片做成，起支持作用。

3.试带颜色深浅与被测尿液成分的浓度成正比，与反射光成反比。

4.双波长测定试剂模块的颜色变化，消除背景光和其他杂散光的影响。

（1）测定波长 被测试剂块的灵敏特征波长。620nm：测PRO、GLU、pH、VitC、BLD；550nm：测BIL、URO、NIT、KET。

（2）参考波长 被测试剂块不敏感的波长。如720nm。

5.空白模块 消除尿液本身的颜色在试剂膜上所产生的检测误差。

6.将测定的每种试剂区反射光的光量值与空白块的反射光量值进行比较。计算出发射率，然后与标准曲线比较，仪器根据反射率确定尿液中生化成分的含量，反射率公式如下：

$$R\%=\frac{T_m \times C_s}{T_s \times C_m} \times 100\%$$

R—反射率；

T_m—试剂模块对检测波长的反射强度；

T_s—试剂模块对参考波长的反射强度；

C_m—空白块对检测波长的反射强度；

C_s—空白块对参考波长的反射强度。

（三）尿干化学试带检测参数和结果

尿干化学检测参数和结果见表2-1-10。

表 2-1-10 尿干化学检测参数和结果

参数	英文缩写	反应原理	参考区间
比重	SG	多聚电解质离子解聚法	1.015~1.025
蛋白质	PRO	pH指示剂蛋白误差法	阴性
葡萄糖	GLU	葡萄糖氧化酶-过氧化物酶法	阴性
胆红素	BIL	偶氮反应法	阴性
尿胆原	URO	醛反应、重氮反应法	阴性或弱阳性
酮体	KET	亚硝酸基铁氰化钾法	阴性
亚硝酸盐	NIT	亚硝酸盐还原法	阴性
潜血或红细胞	BLD	血红蛋白亚铁血红素类过氧化物酶法	阴性
白细胞	LEU	酯酶法	阴性
维生素C	VitC	吲哚酶法	阴性
pH	pH	酸碱指示剂法	随机尿：pH4.5~8.0

（四）尿干化学法方法学评价

1.优点 标本用量较少、速度快、项目多、重复性好、准确性较高，适用于大批量标本的筛检。

2.局限性 尿干化学法方法学评价见表2-1-11。

表 2-1-11 尿干化学法方法学评价

项目	方法学评价
PRO	只对白蛋白敏感，对球蛋白不敏感，对本-周蛋白不反应；易造成对骨髓瘤漏诊
GLU	只对葡萄糖产生反应，对乳糖、半乳糖、果糖及蔗糖不反应
KET	酮体膜块对乙酰乙酸最敏感，丙酮次之，对β-羟丁酸不反应
BIL/UBG	胆红素及尿胆原膜块灵敏度比Harrison手工法低得多

续表

项目	方法学评价
SG	只能反映尿中阳离子多少，与比重计结果不一；对婴儿等低比重尿不敏感
形态检查	不能代替病理性尿液标本的显微镜检查，对WBC、管型和结晶的检测属于间接检测
BLD	对完整RBC及Hb均有反应；不稳定酶、Mb、菌尿会引起假阳性；高渗性RBC易漏检
LEU	只测脂酶，对中性粒细胞有反应，对淋巴细胞无反应；易漏诊肾移植早期排异反应
NIT	与含硝酸盐还原酶的某些细菌反应，对于大多数G^+菌等无反应，易出现尿道感染漏诊
药物影响	Vit C：GLU、BLD假阴性；青霉素：LEU、PRO假阴性

（五）注意事项

（1）使用任何一种仪器与尿分析试带前，均应认真阅读使用说明书，并严格按其要求和仪器操作方法进行。

（2）每天必须使用尿化学质控物来检测试带结果是否在规定范围内，否则该批试带不能使用。

（3）试带应密封、避光，加干燥剂在2~8℃保存，必须在有效期内使用。试带保存不当对检验质量影响很大，尤其在开启筒盖取试带后，应立即紧塞筒盖严防受潮。从冰箱中取出试带盒，应恢复至室温后方能启盖使用。

（4）使用试带时禁止用手触摸试带中任何一个测试膜块。浸湿试带应将所有测试膜块同时浸入尿中，浸渍后的试带不宜甩动，否则易影响结果。

（5）浸尿时间和反应时间，对结果影响很大，甚至仪器负压泵吸力大小也会影响试带中尿液的多少，最终影响检查结果。

（6）由于温度将影响酶促反应速度，尿标本温度和室温对测定结果也有较大影响，应坚持用尿化学质控物在相同条件下监测。

（7）特别注意患者用药对实验结果的干扰作用，试带受药物及其他物质干扰，可造成一定假阳性和假阴性。

常见干化学法与显微镜法

表 2-1-12　常见干化学法与显微镜法不符的情况

参数	干化学法	显微镜法	原因
管型与蛋白	PRO+	CAST−	未满足管型形成条件；pH>9，强碱性药物、精液或阴道分泌物污染
	PRO−	CAST+	试带仅对白蛋白敏感；pH<3，大量青霉素、黏液丝干扰
NIT与细菌	NIT+氨基磺胺	BAC−	陈旧尿、偶氮剂污染尿、非那吡啶等药物影响
	NIT−	BAC+	非硝酸盐还原酶细菌感染，尿液体内贮存时间短；利尿剂、大量维生素C

续表

参数	干化学法	显微镜法	原因
白细胞	+	–	白细胞破坏；甲醛污染、高胆红素尿等影响
	–	+	以淋巴细胞或单核细胞为主；高比重尿，尿中含维生素C/庆大霉素等
	+	–	以淋巴细胞或单核细胞为主；高比重尿，尿中含维生素C/庆大霉素等
红细胞	–	+	少见，见于误认（真菌孢子），大量维生素C或试带失效时

四、课后讨论

1. 试述尿液干化学分析仪的检测参数和原理。
2. 干化学与镜检结果冲突时，如何解释？

五、任务反馈

填写如下学生自评表。

任务：尿液干化学分析仪的使用

评价项目	评价标准	分值	得分
知识	认识尿液干化学分析仪构造及工作原理	15	
	认识尿液干化学试带的组成及原理	15	
	分析尿干化学试带的原理及影响因素	40	
技能	熟练操作尿液干化学分析仪	10	
学习态度	态度端正、积极好学	5	
协调能力	能与队友进行友好、高效率的协调沟通	5	
职业素质	检以求真、验以求实，不弄虚作假，不编造数据	5	
生物安全意识	生物安全意识强，医疗垃圾分类处理，注意做好个人防护	5	
合计		100	

目标检测

参考答案

（1~3题共用题干）

患者，男，40岁。常间歇性腰部酸胀、钝痛。因突然发作而就诊，肉眼血尿，呈洗肉水色；尿分析仪检查结果：ERY（++++）、PRO（++）、WBC（–）；显微镜镜下见大量红细胞。

1. 该患者最可能患有（　　）

A. 急性肾小球肾炎　　B. 肾结核

C. 急性膀胱炎　　D. 急性肾盂肾炎

E. 肾结石

2. 该患者蛋白尿可能为（　　）

A. 直立性蛋白尿　　B. 非肾性蛋白尿

C. 溢出性蛋白尿　　D. 非选择性蛋白尿

E. 混合性蛋白尿

3. 非泌尿系统的结石是（　　）

A. 肾结石　　B. 输尿管结石

C. 胆结石　　D. 膀胱结石

E. 尿道结石

书网融合……

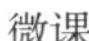
微课

重点小结

习题

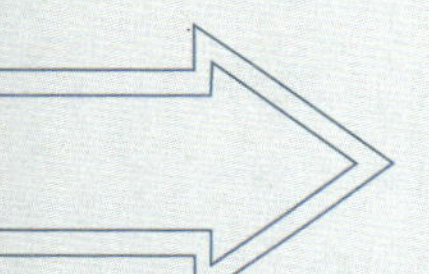

模块三　粪便一般检验技术

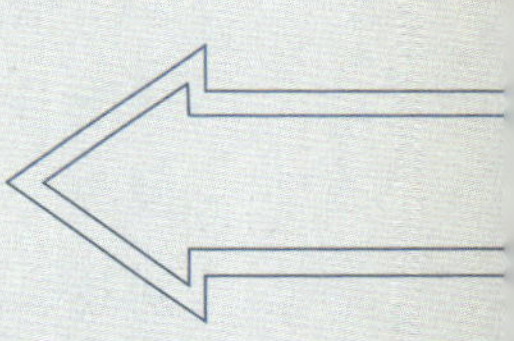

学习目标

通过本章内容学习，学生能够：

1. 掌握　粪便颜色、性状改变的临床意义；粪便中白细胞、红细胞、巨噬细胞的形态特点及临床意义；潜血试验的结果判断及临床意义；了解粪便分析工作站的组成及临床应用。

2. 学会制备粪便标本，会看粪便中的病原微生物及结晶；会做粪便潜血试验。

3. 培养工作的耐心、细心、责任心，克服处理标本过程的各种困难。

情境导入

情境描述　患者，男，40岁，建筑工人。间断性上腹部饱胀，疼痛35天，疼痛进食后加重，伴胃灼热、反酸等症状。查体：生命体征平稳，轻度贫血貌，上腹部压痛（+）。胃镜下见：胃体小弯侧有一1.2cm×0.8cm大小的溃疡面，表面附着白苔，周边黏膜充血水肿。

讨论　（1）该患者初步诊断为什么疾病？粪便检查应做哪些项目？

（2）粪便检查的项目可能出现什么结果？

任务一　粪便标本的采集与处理

PPT

一、任务技能点

（1）粪便标本采集

（2）粪便标本检验后的处理

二、任务导入

（1）指导“情境导入”案例中患者正确采集标本。

（2）处理好检查后的粪便标本。

三、任务指导书

（一）粪便标本采集

粪便标本的采集方法是否得当，直接影响检验结果的准确性。通常采用自然排出的粪便，采集时应注意下列几点。

（1）采集新鲜粪便，盛于洁净、干燥、无吸水性的带盖容器中。细菌学检查，粪便应采集于无菌有盖的容器内。样本采集后应立即送检，收到样本后，应在1小时内进行检查。时间过久，由于pH和消化酶的作用，可使粪便中有形成分分解破坏及病原微生物死亡而影响检验结果。

（2）采集标本时应用干净竹签首先挑取外观异常的粪便，如黏液、脓血等，如外观无异常的粪便须从表面、深处及便端多处取材，其量为指头大小（3~5g，稀汁样粪便3~5ml）。

（3）送检标本力求新鲜，检查溶组织内阿米巴原虫滋养体时，从脓血和稀软处取材，并注意保温，立即送检。检查蛲虫卵需用透明薄膜拭子或玻璃拭子于晚上12时或清晨未排便前自肛门周围皱褶处拭取，并立即送检。

（4）化学法潜血试验时，应于试验前3天禁食动物血、肉类和某些蔬菜，并禁服铁剂及维生素C等药物。

（二）粪便标本检验后的处理

（1）纸类、塑料等容器标本盒投入焚化炉中进行烧毁。或由专业机构统一收集，集中处理。

（2）搪瓷容器、载玻片等用消毒液（500~1000mg/L含氯消毒剂）浸泡30分钟~1小时后，流水冲洗干净晾干或烘干备用。

知识链接

粪便的组成如下。

（1）未被消化的食物残渣，如淀粉颗粒、肉类纤维、植物细胞、植物纤维、植物种子等。

（2）已消化但未被吸收的食物、食糜。

（3）消化道分泌物，如胆色素、酶、黏液和无机盐等。

（4）分解产物，如靛基质、粪臭素、脂肪酸和各种气体、等。

（5）肠壁脱落的上皮细胞。

（6）细菌，有大肠埃希菌、肠球菌，也有一些过路菌等。

在病理情况下，粪便中可见血液、脓液、黏液、致病菌、寄生虫及其虫卵、包囊、胆石、胰石等。

四、课后讨论

粪便检验有什么临床作用？

五、任务反馈

填写如下学生自评表。

任务：粪便标本采集与处理

评价项目	评价标准	分值	得分
知识	粪便标本采集方法	20	
	粪便标本临床应用	20	
	粪便标本采集的质量保证	15	
	粪便标本的保存和处理	15	
技能	能指导患者正确采集标本并按操作规程处理	10	
学习态度	态度端正，积极好学	5	
协调能力	能与队友进行友好、高效率的协调沟通	5	
职业素质	检以求真、验以求实，不弄虚作假，不编造数据	5	
生物安全意识	生物安全意识强，医疗垃圾分类处理，注意做好个人防护	5	
合计		100	

目标检测

参考答案

粪便常规检查应采取的标本是（　　）

A. 黏液　　B. 脓液

C. 血液　　D. 脓血黏液处的粪便

E. 无脓液的粪便

任务二　粪便一般性状检验

一、任务技能点

（1）观察粪便的量

（2）观察粪便的颜色

（3）观察粪便的性状

（4）观察粪便中有无寄生虫及结石

二、任务导入

请通过肉眼检验“情境导入”案例中患者采集的粪便的一般性状。

三、任务指导书

（一）观察粪便的量

一般正常成人，每天排便多为一次，因各人习惯不同，也有健康成人两天大便一次。排便量为100~250g（干重25~50g），其量的多少随食物的种类、进食量及消化器官的功能而异。进食精细食物及肉食者，粪便细腻而量少；进食粗粮，特别多食蔬菜者，尤其是粗纤维食物，粪便量多。消化系统（如胃、肠道、胰腺）有炎症或功能紊乱时，排便量和排便次数有不同程度的增加。

（二）观察粪便的颜色

正常人的粪便因含粪胆素而呈黄褐色或黄色。婴儿粪便呈黄绿色或金黄色。粪便颜色在病理情况下可发生不同的变化（表3–1–1）。

表 3–1–1　粪便颜色变化及临床意义

颜色	临床意义	
	病理性	非病理性
鲜红色	肠道下段出血，如痔疮、肛裂、直肠癌等	因进食西瓜、西红柿、辣椒等
果酱红色	急性阿米巴痢疾、肠套叠等	进食大量可可、咖啡、巧克力等
灰白色	胆道阻塞，胰腺疾病	服用钡餐、金霉素，进食过量脂肪

续表

颜色	临床意义	
	病理性	非病理性
绿色	婴儿肠炎	食用大量绿色蔬菜，含绿色色素食品或甘汞
黑色	上消化道出血	服用铁剂、活性炭、动物血和肝脏、某些中药
淡黄色	胆红素未氧化，脂肪不消化	新生儿粪便

（三）观察粪便的性状

正常成人粪便成条带状、质软，一些病理情况下可使粪便的性状改变（表3-1-2）。

表 3-1-2　粪便性状变化的特点及临床意义

粪便性状	粪便特点	临床意义
黏液便	黏液混于粪便中，见于小肠病变 黏液非混匀于粪便中，见于大肠病变 黏液附着于粪便表面，见于直肠炎	肠道炎症、肿瘤、某些细菌性痢疾
脓血便	以黏液脓为主，脓中带血 以血为主，血中带脓，暗红色果酱样 黏液脓血样	细菌性痢疾 阿米巴痢疾 结肠癌、肠结核、溃疡性结肠炎
稀汁便	水样便、黄绿色稀汁样便并含有膜状物 洗肉水样 红豆汤样 稀糊或稀汁样	假膜性肠炎、隐孢子虫感染 副溶血性弧菌食物中毒 出血性小肠炎 急性胃肠炎
米泔样便	白色淘米水样、内含黏液片块	霍乱、副霍乱
鲜血便	排便之后有鲜血滴落 鲜血附着于粪便表面	肛裂、痔疮 结肠癌、直肠息肉
溏便	粥样、内含物粗糙	消化不良、慢性胃炎、胃窦潴留等
胨状便	黏胨状、膜状、纽带状	肠易激综合征（IBS）、慢性痢疾
乳凝块状便	白色乳凝块或蛋花样	脂肪或酪蛋白消化不完全，婴儿消化不良、婴儿腹泻
形状改变便	球形硬便 扁平带状或细条 细铅笔状	习惯性便秘，老年人排便无力 直肠或肛门狭窄 肠痉挛、肛裂、痔疮、直肠癌

（四）观察粪便有无寄生虫及结石

粪便中寻找寄生虫时，应将患者一次全量大便送检，如存在虫体较大的肠道寄生虫如蛔虫、蛲虫、绦虫等或其片段时，肉眼即可分辨。过筛冲洗后可发现钩虫、鞭虫等细小虫体。

粪便中可见到的结石有胆石、胰石、粪石、肠结石等。最多见的是胆结石，应用排石药物或碎石术后，肉眼可见到较大结石，而结石较小时，要将粪便筛洗后才能找到。

四、课后讨论

标本采集对粪便一般性状有什么影响？

五、任务反馈

填写如下学生自评表。

任务：粪便一般性状检验

评价项目	评价标准	分值	得分
正确观察粪便的一般性状	正确观察粪便的量	15	
	正确观察粪便的颜色	15	
	正确观察粪便的性状	10	
	掌握粪便性状变化的特点	10	
	正确分析粪便性状变化的临床意义	30	
学习态度	态度端正，积极好学	5	
协作能力	能与同学进行友好、高效率的协调沟通	5	
职业素质	检以求真、验以求实，不弄虚作假，不编造数据	5	
生物安全意识	生物安全意识强，医疗垃圾分类处理，注意做好个人防护	5	
合计		100	

目标检测

参考答案

1. 菌痢时大便的性状为（　　）

A. 酱色黏液便　　B. 脓、黏液带血便

C. 水样便　　D. 粥样浆液便

E. 黏液便

2. 粪便外观为果酱色，镜检可见成堆的红细胞，较少白细胞，应注意查找（　　）

A. 痢疾杆菌　　B. 巨噬细胞

C. 兰氏贾第鞭毛虫　　D. 钩虫卵

E. 溶组织阿米巴滋养体

任务三 显微镜检查粪便有形成分

一、任务技能点

（1）检查粪便中的细胞

（2）检查粪便中的细菌和真菌

（3）检查粪便中的寄生虫卵及原虫

（4）检查粪便中的结晶

（5）检查粪便中的食物残渣

二、任务导入

通过显微镜检查“情景导入”案例中粪便的有形成分。

三、任务指导书

（一）标本制备

如下以直接涂片法为例。

1. 器材 粪便盒、竹签、载玻片、盖玻片、显微镜。

2. 试剂 0.9% 生理盐水。

3. 操作步骤 取载玻片→加生理盐水 1 滴→挑取粪便少许→与生理盐水混合呈薄膜状→加盖玻片→低倍镜观察全片→高倍镜观察 10~20 个视野。

（二）结果报告方式

1. 寄生虫卵、原虫和食物残渣 低倍镜报告，如“找到某某虫卵”“见到（少量、大量）脂肪滴”“粪便中存在较多植物细胞和纤维素”等。

2. 细胞 以高倍镜报告，发现细胞应写明细胞名称，并以“最低~最高 /HP”“平均值/HP”或“+~++++”等方式报告。

3. 未见异常报告 如类便标本低倍镜、高倍镜下均未见到异常成分，可报告“未见异常”。

（三）参考区间

正常人粪便无红细胞，不见或偶见白细胞，无寄生虫和虫卵、原虫滋养体和包囊，可有少量食物残渣。

（四）有形成分形态及临床意义

1. 细胞

（1）白细胞（脓细胞）　正常粪便中无或偶见白细胞。消化道炎症时可大量出现，主要是退变的中性粒细胞，呈灰白色，胞体肿胀、坏死、破碎，结构不完整，胞质内充满细小颗粒，核不清楚，常成堆出现，称为脓细胞。粪便中白细胞数量多少与炎症程度及病变部位有关。①小肠炎症时，白细胞增多不明显，一般<15个/HP，均匀混合于粪便中，且细胞已被部分消化，难以辨认。②细菌性痢疾时，白细胞大量出现，并可出现成堆脓细胞。③过敏性肠炎、肠道寄生虫病（如阿米巴痢疾或钩虫病）时，粪便中有较多的嗜酸性粒细胞，并伴有夏科－莱登结晶（Charcot–Leyden crystal）。

（2）红细胞　正常粪便无红细胞，上消化道出血时，由于胃液及肠液的作用红细胞被破坏，粪便中难以见到，可通过潜血试验予以证实。下消化道炎症或出血时可见红细胞，如痢疾、溃疡性结肠炎、结肠癌、直肠息肉、痔疮、急性血吸虫病等。消化系统疾病时由于炎症损失出血，红细胞、白细胞同时存在。细菌性痢疾时白细胞多于红细胞，红细胞多分散存在且形态正常；阿米巴痢疾的类便中以红细胞为主且多粘连成堆并有残碎现象。

（3）大吞噬细胞（巨噬细胞）　由血循环中的单核细胞进人组织演变而来。胞体大，直径>20μm，为中性粒细胞的3倍或以上，呈圆形、椭圆形或不规则形，胞质常有伪足突起；胞核1~2个，大小不等，常偏于一侧；胞质内常吞噬有颗粒或细胞碎屑等异物，有时可见含有红细胞、白细胞、细菌等。

健康人粪便无巨噬细胞，粪便中见到巨噬细胞是急性细菌性痢疾的诊断依据，也可见于急性出血性肠炎，偶见于溃疡性肠炎。

（4）上皮细胞　粪便中的上皮细胞为肠黏膜上皮细胞，整个小肠、大肠黏膜上皮细胞均为柱状上皮细胞，直肠段为被覆复层鳞状上皮细胞，细胞呈卵圆形或短柱状，两端钝圆，细胞较厚，结构模糊，多与白细胞共同存在。

正常情况下，肠道脱落的少量上皮细胞已被破坏，故健康人粪便中很少见到。柱状上皮增多见于结肠炎症、假膜性肠炎。

2. 细菌和真菌

（1）正常菌群　健康成人粪便中的正常菌群以大肠埃希菌、肠球菌、厌氧杆菌等为主，约占80%，其次为产气杆菌、变形杆菌、铜绿假单胞菌，一般不超过10%，为过路菌。婴幼儿类便中主要为双歧杆菌、葡萄球菌和肠球菌。正常情况下，正常人粪便中菌量和菌谱处于相对稳定状态，保持着细菌与人体肠道的动态平衡。若正常菌群的比例失调或者突然消失，临床上称为菌群失调症。

（2）霍乱弧菌　取米泔样粪便用生理盐水制成悬滴（压滴）标本，用高倍镜或暗视野下可见鱼群穿梭样活泼的弧菌。粪便黏液涂片革兰染色及稀释苯酚复红染色后，油镜观察可见到革兰染色阴性的红色鱼群样排列，呈逗点状或香蕉样形态的弧菌，需及时报告和进行培养鉴定，霍乱弧菌引起的霍乱属于甲类传染病，霍乱孤菌肠毒素有极强的致病力，主要促进小肠黏膜细胞的分泌功能，导致肠液大量分泌，引起呕吐腹泻，患者出现水及电解质紊乱而死亡。

（3）真菌　粪便中的真菌分为单细胞（酵母菌）和多细胞（丝状菌或霉菌）两类。正常人粪便中很少见。粪便中真菌可见普通酵母菌、人体酵母菌、假丝酵母菌（念珠菌）。普通酵母菌呈卵圆形，因芽生增殖呈出芽或短链状排列，是一种环境中常见的真菌，由于环境污染而进入肠道，也可见于服用酵母片之后。人体酵母菌为圆形或卵圆形，大小为5~15μm，内含一个大而透明的圆形体，称为液泡。此菌有时易与原虫包囊和红细胞误认。如与原虫包囊不易区别时，将标本涂片于蒸馏水中，人体酵母菌很快破坏消失，原虫包囊则不被破坏。以上两种酵母菌一般无临床意义，也可在腹泻粪便中出现。假丝酵母菌正常粪便中较少见，在病理情况下，可出现白色假丝酵母菌，常见于长期使用广谱抗生素、激素、免疫抑制剂、放射治疗、化学治疗之后及各种慢性消耗性疾病患者的粪便中。

3.寄生虫卵及原虫　粪便中可见到的寄生虫卵有蛔虫卵、鞭虫卵、钩虫卵、蛲虫卵、华支睾吸虫卵、血吸虫卵、姜片虫卵、带绦虫卵等，它们的形态学检验及鉴别要点请参阅《寄生虫检验技术》。

本书以肠道原虫为例。

（1）溶组织内阿米巴　又称痢疾阿米巴，生活史中有滋养体和包囊两种形态。

①滋养体：又分为大滋养体和小滋养体。大滋养体为20~60μm，但最常见的为20~30μm，内外质分界明显，外质透明，内质呈细颗粒状，活动时有伪足伸出。内质中可见一个细胞核，还可见被吞噬的红细胞，数量不等，呈淡黄绿色，这是痢疾阿米巴大滋养体与其他阿米巴的重要鉴别特征之一。小滋养体为12~30μm，呈圆形或椭圆形，内外质不分明，伪足小，内质中含有许多细菌，而无红细胞。

②包囊：痢疾阿米巴包囊呈圆球形，直径为10~20μm，外有囊壁，内含1~4个细胞核。包囊在低倍镜下呈无色透明的圆形小体，内部结构不清，高倍镜下隐约可见具反光性的棒状拟染色体和圆形的核。经碘液染色或铁苏木素染色后，核的结构清晰。

（2）蓝氏贾第鞭毛虫

①滋养体：虫体大小约为15μm × 10μm，新鲜粪便涂片中，虫体透明或略带蓝绿色，借鞭毛的摆动可做直线翻滚运动。

②包囊：大小约为10μm × 8μm，无色透明椭圆形小体，内部结构不清。囊内有2个或

4个细胞核。

（3）隐孢子虫　卵囊呈圆形或椭圆形，直径4~6μm，囊壁薄而光滑，内含4个裸露的子孢子及1个残余体。子孢子呈月牙形，残留体由颗粒状物和一空泡组成，在改良抗酸染色样本中，卵囊为玫瑰红色，背景为蓝绿色，对比性很强，囊内子孢子排列不规则，形态多样，残余体为暗黑（棕）色颗粒。常用的检测方法有金胺-酚染色法、改良抗酸染色法、金胺-酚改良抗酸染色法、免疫学检测法、基因检测等，该虫是引起艾滋病和儿童腹泻的主要病原体。隐孢子虫检测已列为艾滋病患者的检测项目之一。

（4）人芽囊原虫　曾经长期被认为是一种对人体无害的肠道酵母菌，近年来大量证据表明该虫是寄生于高等灵长类动物和人体肠道的机会致病性原虫。该虫大小差异较大，直径为4~63μm，大多数为6~15μm，形态结构复杂，体外培养有空泡型、颗粒型、阿米巴型和复分裂型四种类型虫体，粪便中常见为空泡型。光学显微镜下空泡型虫体呈圆形或卵圆形，直径为4~15μm，中央见一透亮的大空泡，周边绕以狭窄的细胞质，胞质内含有少数折光小体，核为1~4个不等，呈月牙状或块状。其易与白细胞及酵母样真菌相混淆。鉴别方法是用蒸馏水代替生理盐水做粪便涂片，人芽囊原虫迅速破坏消失，白细胞及酵母样真菌不易被破坏。常用的检查方法有生理盐水直接涂片法、碘液染色法、固定染色法（瑞氏染色或吉姆萨染色法）及培养法。

4. 结晶　正常人粪便可见少量磷酸盐、草酸钙、碳酸盐、胆固醇等结晶，与食物有关，一般无临床意义。有病理意义的结晶有：①夏科-莱登结晶，其形态特点为无色菱形，两端尖长、大小不等，折光性强，主要见于阿米巴痢疾、过敏性肠炎及钩虫病，并可同时见到嗜酸性粒细胞。②血红素结晶，为棕黄色斜方形结晶，遇硝酸呈蓝色。③脂肪酸结晶，多见于阻塞性黄疸，由于胆汁排放减少引起的脂肪酸吸收不良所致。④三联磷酸盐结晶，呈方柱状、信封状或羽毛状，无色，有很强的折光性。一般无临床意义。

5. 食物残渣

（1）脂肪　粪便中的脂肪有中性脂肪、游离脂肪酸和结合脂肪酸三种形式，用苏丹Ⅲ染色后可以区分。中性脂肪即脂肪小滴，大小不一，圆形，折光性很强，用苏丹Ⅲ染色后呈朱红色或橘红色；游离脂肪酸呈片状，针束状结晶，加热熔化，片状者被苏丹Ⅲ染成橘黄色，针状者不着色；结合脂肪酸是脂肪酸与钙、镁等形成的不溶性物质，呈黄色、不规则块状或片状，加热不溶解，不被苏丹Ⅲ染色。

正常人食物中的脂肪95%以上被胰腺脂肪酶消化吸收，粪便中很少见到。有消化系统疾病时，可因缺少脂肪酶而使脂肪分解不全，脂肪的消化吸收障碍，粪便中的脂肪增多。如果镜检脂肪小滴>6个/HP，可视为脂肪排泻增多；当脂肪的排泄量>6g/d，称为脂肪泻。可见于胰腺功能减退、吸收不良综合征、儿童腹泻、阻塞性黄疸。慢性胰腺炎时，可排出有特征性的粪便，数量多，泡沫状，灰白色，有光泽，恶臭，显微镜下可见到较多脂肪小滴。

（2）淀粉颗粒　一般外形为圆形、椭圆形或多角形颗粒，大小不等，在盐水涂片中一般可见同心形的折光条纹，无色，具有一定折光性，滴加碘液后呈黑色，若部分水解为红糊精者为棕红色。正常粪便中偶见淀粉颗粒，如大量出现，常见于消化功能不良、腹泻、慢性胰腺炎、胰腺功能不全。当糖类消化不良时，可引起粪便发酵，在粪便中可见大量的小气泡，并常伴有较多的脂肪小滴和肌肉纤维。还可以见到嗜碘性的细菌或酵母菌。

（3）肌肉纤维　为黄色带横纹的卵圆形消化未完的肌纤维，两端保特圆形，但横纹肌已不清楚，能被伊红染成红色，加5mmol/L乙酸后结构清晰，正常人大量食肉后类便中可见少量肌纤维。在病理情况下，肠蠕动亢进，蛋白质消化不良时可增多，当胰腺分泌核酸酶减少时，肌纤维的纵横纹均可见，甚至可见到细胞核。

（4）结缔组织　为无色或带黄色边缘不清的线条状物，加入5mmol/L乙酸后，结缔组织膨胀，而弹力纤维的丝状形态更为清晰。正常粪便中很少见到，增多时见于胃蛋白酶缺失、腹泻等。

（5）植物纤维和植物细胞　形态多种多样，有螺旋式小管，有蜂窝状植物组织，植物细胞有圆形、椭圆形、多角形，双层细胞壁，有时细胞内有叶绿素小体，易与虫卵相混。植物毛多为细长、有强折光、一端呈尖状的管状物，中间有管腔，植物纤维和植物细胞增多时，见于胃蛋白酶缺三、肠蠕动亢进、腹泻等。

知识链接

粪便移植是指经过处理的使康人的粪便植入患者体内，通过重建肠道菌群使菌群失调恢复平衡来治疗疾病的方法。

4世纪我国医生葛洪首先用粪便悬液治疗严重腹泻，到了17世纪，被用来治疗有肠道疾病的乳牛。这是一项针对现代人滥用抗生素后导致难以治愈的肠道微生态紊乱非常有效的治疗技术。

粪便移植的主要作用机制是利用粪便中有益菌种的生态占位，定植抗力，生物夺氧，免疫调节，降低肠腔pH及细菌代谢产物的营养等，重建肠道菌群使菌群失调恢复平衡。

本法可以治疗假膜性肠炎、肠易激综合征、艰难梭菌感染、炎症性肠病等。

三、课后讨论

标本采集对粪便显微镜检查的影响？

四、任务反馈

填写如下学生自评表。

任务：显微镜检查粪便标本的有形成分

评价项目	评价标准	分值	得分
学会用显微镜检查粪便标本的有形成分	正确识别粪便中的细胞	15	
	正确识别粪便中的细菌和真菌	15	
	正确识别粪便中的寄生虫卵及原虫	10	
	正确识别粪便中的结晶	10	
	正确识别粪便中的食物残渣	10	
	正确分析粪便中有形成分的临床意义	20	
学习态度	态度端正、积极好学	5	
协作能力	能与队友进行友好、高效率的协调沟通	5	
职业素质	检以求真、验以求实，不弄虚作假，不编造数据	5	
生物安全意识	生物安全意识强，医疗垃圾分类处理，注意做好个人防护	5	
合计		100	

目标检测

参考答案

1. 粪便显微镜检查应报告（　　）高倍视野中的细胞平均值

A. 1~3　　B. 3~5
C. 5~8　　D. 10~20
E. 20~30

2. 粪便镜检有大量白细胞常见于（　　）

A. 肠炎　　B. 阿米巴痢疾
C. 痔疮　　D. 溃疡性结肠炎
E. 肠结核

3. 正常人粪便镜检不可见的成分是（　　）

A. 红细胞　　B. 白细胞
C. 淀粉颗粒　　D. 草酸钙结晶
E. 细菌

4. 下列疾病粪便中可同时出现红细胞、白细胞和巨噬细胞的是（　　）

A. 急性菌痢　　B. 阿米巴痢疾

C. 十二指肠炎　　D. 溃疡性结肠炎

E. 消化不良

5. 粪便中最有意义的结晶是（　　）

A. 夏科–莱登结晶　　B. 磷酸盐结晶

C. 草酸钙结晶　　D. 碳酸钙结晶

E. 硫酸钙结晶

6. 夏科–莱登结晶的形态是（　　）

A. 无色八面体形　　B. 无色羽毛状

C. 球形　　D. 红棕色玫瑰花形

E. 无色菱形，两端尖长，大小不等，折光性强

任务四　粪便潜血试验 微课

一、任务技能点

掌握粪便潜血试验三个方法。

（1）邻–甲苯胺法

（2）干化学试带法（半定量检测法）

（3）免疫法（单抗免疫胶体金法）

二、任务导入

请对“情境导入”案例中的粪便标本完成粪便潜血试验。

三、任务指导书

当上消化道少量出血（<5ml）时，红细胞被破坏，肉眼不见血液，显微镜检查也看不到红细胞，需要用化学法、免疫法才能证实，故称为潜血，检测粪便潜血的试验方法称为潜血试验。

粪便潜血试验有邻–甲苯胺法、干化学试带法和免疫法。

（一）邻–甲苯胺法

1. 原理　血红蛋白中的亚铁血红素有类似过氧化物酶的结构，具有弱过氧化氢酶的活

性，能催化过氧化氢放出新生态的氧，将邻－甲苯胺氧化为邻－甲偶氮苯，呈现蓝色。

2. 试剂

（1）邻－甲苯胺冰醋酸溶液，取邻－甲苯胺（AR级）15ml，加冰醋酸至100ml，置于棕色瓶内。

（2）3%（V/V）过氧化氢溶液。

3. 器材　便盒、竹签、消毒棉签或白瓷板。

4. 操作步骤

（1）用竹签挑取少许粪便涂于消毒棉签或白瓷板上。

（2）滴加邻－甲苯胺冰醋酸溶液2~3滴，再加过氧化氢溶液2~3滴。

5. 结果判断

++++：加入试剂后立即出现蓝黑褐色

+++：加入试剂后立即出现蓝褐色。

++：加入试剂后初显浅蓝色，逐渐呈明显蓝褐色。

+：加入试剂10秒后，初显浅蓝色逐渐变为蓝色。

－：加入试剂2分钟后仍不变色。

6. 参考区间　阴性。

7. 注意事项

（1）患者准备，由医护人员告知患者，实验前3天禁食动物血、肉、肝脏以及含叶绿素类食物及铁剂、中药等药物，以免引起假阳性。

（2）过氧化氢不稳定易分解失效，要经常检查。方法是将其滴在末染色的新鲜血膜上，能产生较多小气泡表示有效，否则要重新配制。

（3）邻－甲苯胺应避光保存于4℃冰箱中，如变为深褐色，应重新配制。

（4）维生素C等还原性物质可干扰过氧化氢对显色物的氧化，引起假阴性。

（5）所用器材必须清洁，不得有铁、铜等金属的污染，更不能沾污血迹和脓液，否则会导致假阳性，实验用具应加热去除污染的过氧化物酶，避免对试验的影响。

（二）干化学试带法（匹拉米洞半定量检测法）

1. 原理　匹拉米洞作为呈色指示剂，在酸及过氧化氢的作用下，与血红蛋白反应，产生紫蓝－紫红色的颜色，根据颜色不同对阳性结果进行半定量。

2. 试剂　商品试剂盒。

3. 操作步骤　按试剂盒说明书进行操作。

4. 结果判断

++++：加入试剂B后立即产生紫蓝色。

+++：加入试剂B后10秒内产生紫蓝色。

++：加入试剂B后1分钟内产生紫红色。

+：加入试剂B后1~2分钟才逐渐产生紫红色。

-：加入试剂B后，2分钟内无任何颜色反应。

5.参考区间 阴性。

6.注意事项

（1）在粪便标本的采集、运输过程中和使用试剂进行检测的过程中，操作人员应注意做好个人防护，避免人体接触，以防止可能产生的污染。

（2）对无任何明显症状但却怀疑可能有少量出血的患者，建议应该连续3天取粪便标本，每天从标本的不同部位取材做两次实验，3天之内共做6次潜血检查。

（3）检查前2天内应禁食动物血、脏器及叶绿素类食物，铁剂、中药等药品，尽量避免出现假阳性结果。

（4）冬天室温过低时反应可能较迟缓，应适当延长观察时间。

（5）注意试剂盒的有效期，请在有效期内使用。

（三）免疫法（单抗免疫胶体金法）

1.原理 胶体金是由氯化金和枸橼酸合成的胶体物质，具有胶体化的性质，呈紫红色。特制的乙酸纤维素膜上含均匀涂布的胶体金标记的羊抗人血红蛋白单克隆抗体和鼠IgG，再在试带上端涂上包被羊抗人Hb多抗和羊抗鼠IgG抗体。检测时将试纸条浸人粪便悬液中，通过层析作用，悬液沿着试带上行。如粪便中含有Hb，在上行的过程中与胶体金标记羊抗人Hb单抗结合，待行至羊抗人Hb多抗体线时，形成金标记羊抗人Hb单抗-粪Hb-羊抗人Hb多抗复合物，在试带上显现一条紫红色线，即为潜血试验阳性；试带上无关的金标记鼠IgG粪便悬液上行至羊抗鼠IgG处，与之结合又形成一条紫红色线，为阴性对照线（试剂质控对照线），即潜血试验阳性时，试带上出现两条紫红色线。如果只显现一条紫红色线为潜血试验阴性，试带上无紫红色线出现即说明试带已失效。

2.试剂 商品试剂盒、蒸馏水。

3.操作步骤

（1）制备粪便悬液，取洁净载玻片，滴加蒸馏水1~2滴，用竹签挑取少许粪便，均匀涂抹于蒸馏水中，制成混悬液。

（2）将试带的反应端浸人混悬液中，5分钟内观察结果。

4.结果判断

阳性：在质控对照线和检测线均出现紫红色。

阴性：仅在质控对照线出现紫红色样。

无效：质控线和检测线均不出现紫红色。

5. 参考区间 阴性。

6. 注意事项

（1）所用试带应低温保存，但不能冰冻，用前应复至室温。

（2）粪便应新鲜，应多部位、多层面采集。

（3）如果粪便外观呈柏油样，而试验结果为阴性时，可能是由于血红蛋白过多，出现抗原过剩（后带现象），应将粪便混悬液稀释后再进行检测，或者用化学法复检。

知识链接

粪便潜血试验对消化道出血、消化道肿瘤的诊断具有重要的临床意义。

（一）粪便潜血试验阳性

主要见于消化道出血，如消化道溃疡、消化道肿瘤、结肠息肉、钩虫病等，是药物引起胃黏膜损伤而致的出血。

（二）恶性肿瘤与消化性溃疡出血的鉴别

在消化道溃疡时，潜血试验的阳性率达40%~70%且呈间断性阳性，治疗后当粪便颜色转为正常后，潜血试验阳性可持续5~7天，如出血点完全停止，潜血试验即可转为阴性。当消化道恶性肿瘤时，潜血试验阳性率可高达95%，且呈持续阳性。

（三）可作为消化道恶性肿瘤的筛检指标

目前对消化道恶性肿瘤（特别是早期的直肠癌、结肠癌）的检查缺少较好的检查手段，临床医生往往忽视或不做直肠指诊的检查，导致直肠癌的漏诊率较高，所以粪便潜血试验对筛查消化道恶性肿瘤具有非常重要的意义，尤其对中老年人建议每年做1~2次粪便潜血试验。

四、课后讨论

1. 采集潜血试验的粪便标本有什么注意事项？

2. 如何保证粪便潜血试验结果的正确性？

五、任务反馈

填写如下学生自评表。

任务：粪便潜血试验

评价项目	评价标准	分值	得分
粪便潜血试验	掌握粪便潜血试验常用方法原理	15	
	正确操作邻－甲苯胺法	15	
	正确操作干化学试带法	15	
	正确操作免疫法	15	
	粪便潜血试验的临床应用	20	
学习态度	态度端正、积极好学	5	
协作能力	能与队友进行友好、高效率的协调沟通	5	
职业素质	检以求真、验以求实，不弄虚作假，不编造数据	5	
生物安全意识	生物安全意识强，医疗垃圾分类处理，注意做好个人防护	5	
合计		100	

目标检测

参考答案

1. 粪便隐血试验最好是连续检查（　　）
   A. 2天　B. 3天
   C. 4天　D. 5天
   E. 6天
2. 粪便隐血试验能区别于消化道良性出血与恶性肿瘤出血的关键（　　）
   A. 出现阳性的程度　B. 出现阳性的颜色深浅
   C. 出现阳性的持续时间　D. 标本采集的方法
   E. 出现阳性的早晚

任务五　认识粪便分析工作站

一、任务技能点

（1）了解粪便分析工作站的基本组成
（2）了解粪便分析工作站的工作原理

二、任务导入

请将“情境导入”案例中粪便标本行粪便分析仪器检测。

三、任务指导书

（一）粪便分析工作站的基本组成

粪便分析工作站包括样本浓缩收集管、自动加样装置、流动计数池、带摄像的优质显微镜（内置数码相机）、计算机系统等，可自动吸样、染色、混匀、重悬浮、传动装置，通过观察类便沉渣成分做出定量计数。

（二）粪便分析工作站的检测原理

粪便分析工作站利用流动计数池和医学图像信息全焦距分层扫描技术及镜检自动识别技术，对粪便中的成分进行自动定位、摄像、储存，然后自动分析图像，判读结果。粪便分析工作站采用专用离心管，它是一种快速一次性过滤器，利用三次过滤套环技术提供洁净收集样本和高效率浓缩寄生虫卵、幼虫、原生动物包囊、球虫卵囊等。在标本室中加人甲醛（可以固定虫卵、原虫、幼虫、细胞等的基本形态与结构保持不变，而且还具有消毒、除臭作用）和乙酸乙酯（乳化作用，使虫卵溢出，可抑制臭味）处理后，离心管旋紧封闭，经过旋转摇晃使其乳化，然后经过离心，去掉混合室和过滤环，除去脂肪物质并倒掉沉渣上面的液体，余下的粪沉渣收集于底部呈浓集液。在电脑控制蠕动泵的作用下自动吸入沉淀物，然后经过染色、混匀、重悬浮等，在光学流动管标准流动计数池内可定量计数寄生虫卵、原虫、幼虫。该系统设计每次吸入量和吸入时间恒定，并可对高浓度样本自动稀释，分析后自动冲洗。

知识链接

粪便分析工作站无需特别的培训，操作简单快速，按照操作提示，工作站数秒内就可以完成自动吸样、自动染色、定量样本输送和自动冲洗的过程，并可以进行重复的检测工作。粪便分析工作站与显微镜系统、电脑和打印机组合，可以储存、查询并打印检验结果。工作站的干扰因素少，在样本收集管中对样本进行浓集和过滤，避免粪便沉渣对观察视野的影响，使检查视野非常的清晰，易于发现病理成分，还能对高液度派缩物进行自动稀释。工作站的检查结果阳性率提高，两个双通道流动计数室——染色和不染色，能够双重计数，提高了阳性率。工作站的安全性高，样本的前处理是无害化处理，是在粪便浓缩离心管内经过甲醛杀菌，乙酸乙酯乳化，已达到无臭无污染。处理后样本分析的全过程都是在封闭的系统中进行操作，避免了类便标本对操作人员的危害和环境污染。工作站的成本低且智能化，操作过程不需要吸管、载玻片和益玻片等，检测后可自动清洗管道及双通道流劝计数室。工作站与计算机网络连接，实现了无纸化数据传输、储存和检索。

四、课后讨论

粪便分析工作站能具体检查什么项目？

五、任务反馈

填写如下学生自评表。

任务：认识粪便分析工作站

评价项目	评价标准	分值	得分
粪便分析工作站的基本组成和工作原理	粪便分析工作站的基本组成	15	
	粪便分析工作站的工作原理	15	
	熟练工作站工作流程	15	
	正确解读检测结果	15	
	检验结果的审核与报告	20	
学习态度	态度端正、积极好学	5	
协作能力	能与队友进行友好高效率的协调沟通	5	
职业素质	检以求真、验以求实，不弄虚作假，不编造数据	5	
生物安全意识	生物安全意识强，医疗垃圾分类处理，注意做好个人防护	5	
合计		100	

目标检测

参考答案

粪便分析工作的基本组成，主要包括（　　）

A. 样本浓缩收集管　　B. 自动加样装置

C. 流动计数池　　D. 带摄像的优质显微镜

E. 计算机系统

书网融合……

微课

重点小结

习题

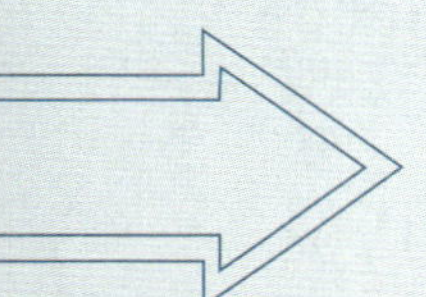

模块四　体腔液检验技术

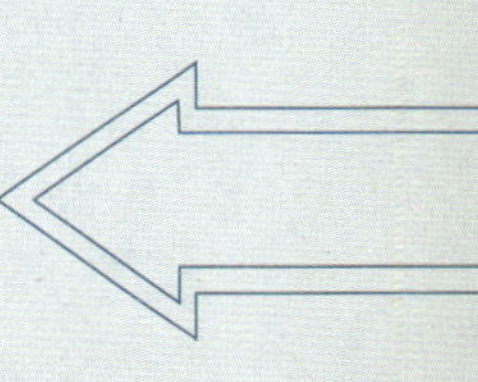

项目一　脑脊液检验技术

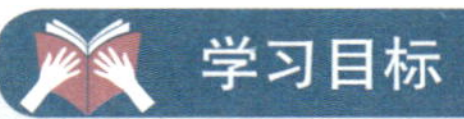

学习目标

通过本章内容学习，学生能够：

1. 掌握　脑脊液标本的采集与处理、标本一般性状检查、化学成分检查方法，临床意义。
2. 学会脑脊液细胞计数及化学成分的检查方法。
3. 树立求真务实的科学态度。

情境导入

情境描述　患者，男，52岁。6年前，患者确诊“急性早幼粒细胞白血病”。2022年，脑脊液流式细胞监测示“不除外中枢神经系统白血病”。3天前患者出现右上肢及右下肢麻木感，右下肢无力伴感觉减退，吐词不清、嘴唇麻木感，来院就诊。入院后行脑脊液检查结果如下。

【脑脊液常规】

住院

医院检验报告单

姓　　名　　性别　　年龄　　样本号
住院号　　病区　　床号　　样本类型 脑脊液
标签联号　　备注

	检验项目	结果	提示	参考范围	单位
1	颜色	淡黄		无色	
2	透明度	雾状		透明	
3	离心后上清颜色	淡黄		无色	
4	离心后上清透明度	透明		透明	
5	凝固物	未见		未见	
6	潘氏试验	**阳性**		阴性	
7	红细胞计数	125	↑	0～0	10^6个/L
8	红细胞边缘整齐率	80			%
9	红细胞边缘不齐率	20			%
10	有核细胞计数	7211	↑	0～8	10^6个/L
11	单个核细胞百分比	15			%
12	多核细胞百分比	85			%

送检医生　　检验者　　审核者
接收时间　　检验时间
※本报告单仅对本标本负责※

讨论　请对脑脊液检查结果进行分析。

任务一　脑脊液标本的采集与一般性状检查

PPT

一、任务技能点

（1）脑脊液标本采集与处理

（2）脑脊液标本一般性状检查

二、任务导入

请分析“情境导入”案例中患者脑脊液一般性状检查结果。

三、任务指导

脑脊液（cerebrospinal fluid，CSF）是存在于脑室、蛛网膜下腔和脊髓中央管中的无色透明液体。70%来自脑室脉络丛主动分泌和超滤所形成的液体，30%由大脑和脊髓细胞间隙所产生。成人脑脊液总容量为120~180ml；新生儿脑脊液总容量为10~60ml。

CSF生成与吸收处于动态平衡状态。在脑室与蛛网膜下腔中处于不断地循环流动，每天更新3~4次。

血浆选择性透过血－脑屏障进入脑室而成为脑脊液。氯化物、Na^+、K^+、乙醇自由通过；蛋白质、葡萄糖、乳酸选择性通过；胆红素、纤维蛋白原不能通过。

脑脊液具有缓冲作用，可保护脑和脊髓免受外力振荡损伤、调节颅内压、为中枢神经系统提供营养物质，运走代谢产物、维持pH的稳定和参与内分泌调节。

（一）脑脊液标本的采集与处理

脑脊液标本的采集一般由临床医生通过腰椎穿刺采集。脑脊液标本的采集有一定的创伤性，临床上应严格掌握其适应证和禁忌证。脑脊液检查适应证与禁忌证如表4-1-1。

表 4-1-1　脑脊液检查适应证与禁忌证

适应证	禁忌证
1.有脑膜刺激征者 2.疑有颅内出血者 3.疑有脑膜白血病者 4.有剧烈头痛、抽搐、昏迷或瘫痪等神经系统体征而原因未明者	1.颅内压显著升高，视神经乳头水肿、疑有颅内肿瘤者、颅后窝有占位性病变或伴有脑干症状者 2.凡患者处于休克、衰竭或濒危状态以及局部皮肤有炎症者 3.开放性颅脑损伤或有脑脊液漏者

临床医生腰椎穿刺成功后先进行压力测定（80~180mm/H_2O），撤去压力测定管后，将脑脊液分别收集于3只无菌试管中，每管1~2ml，第一管作化学检查和免疫学检查；第二管作细菌学检查；第三管作常规检查；若怀疑为恶性肿瘤，采集第四管做脱落细胞学检查。

脑脊液标本采集后应立即由专人或专用的物流系统转运送检，并在1小时内检验完毕。若不能及时检查，需在2~4℃环境下保存，4小时内完成检验。标本久置可导致细胞变形或破坏、纤维蛋白凝集、葡萄糖酵解、细菌自溶等，影响检验结果。

（二）脑脊液标本的一般性状检查

脑脊液标本的一般性状如颜色、透明度、凝固性均可通过肉眼观察到。

1.颜色

（1）参考值　无色或淡黄色。

（2）结果报告　脑脊液的颜色可直接用观察到的颜色进行描述性报告，如“黄色”“红色”等。

（3）临床意义　病理情况下，脑脊液的颜色可出现不同程度的改变（见表4-1-2）。

表 4-1-2　脑脊液的颜色变化及临床意义

颜色	原因	临床意义
无色		正常脑脊液、病毒性脑炎、轻型结核性脑膜炎、脊髓灰质炎、神经梅毒
红色	出血	穿刺损伤出血、蛛网膜下腔或脑室出血
黄色	黄变症	陈旧性出血、黄疸、瘀滞和梗阻、黄色素、黑色素、胆色素、胡萝卜素增高
乳白色	白细胞增高	脑膜炎球菌、肺炎球菌、溶血性链球菌引起的化脓性脑膜炎
淡绿色	脓性分泌物增多	铜绿假单胞菌、肺炎链球菌、甲型链球菌引起的脑膜炎
褐色或黑色	色素增多	脑膜黑色素瘤、高胆红素血症

2.透明度

（1）参考值　清晰透明。

（2）结果报告　以“清晰透明”“微浑”“浑浊”三级报告。

（3）临床意义　脑脊液的透明度与其所含细胞数量和细菌量有关，脑脊液浑浊原因多见于细胞成分增多、蛋白质含量增加及大量细菌、霉菌感染。不同的病原体感染脑脊液的浑浊状态也不一样，如结核性脑膜炎脑脊液呈毛玻璃样浑浊，而化脓性脑膜炎患者脑脊液呈灰白样浑浊。

此外，脑脊液透明度观察也可用来鉴别脑脊液新鲜出血与陈旧性出血（表4-1-3）。

表 4-1-3　脑脊液新鲜出血与陈旧性出血的鉴别

项目	新鲜性出血	陈旧性出血
外观	浑浊	清亮、透明
易凝性	易凝	不易凝
离心后上清液	无色透明	红、黄褐色或柠檬色
红细胞形态	无变化	皱缩
上清液潜血试验	多为阴性	阳性
白细胞计数	不增高	继发性或反应性增高

3. 凝固性

（1）参考值　放置12~24小时后无薄膜、凝块或沉淀。

（2）结果报告　可按“有薄膜”“无凝块”“有凝块”“胶冻状”等描述。

（3）临床意义

①薄膜形成：见于结核性脑膜炎（漏斗样薄膜）。

②凝固或沉淀物：见于化脓性脑膜炎。

③黄色胶样凝固：见于蛛网膜下腔梗阻。

当脑脊液同时存在胶样凝固、黄变症和蛋白质-细胞分离（蛋白质明显增高，细胞正常或轻度增高）称为Froin-Nonne综合征，这是蛛网膜下腔梗阻的脑脊液特点。

四、课后讨论

1. 脑脊液标本采集与处理有哪些注意事项?

2. 脑脊液标本的一般性状检查包括哪些?

五、任务反馈

填写如下学生自评表。

任务：脑脊液标本采集与处理、一般性状检查

评价项目	评价标准	分值	得分
脑脊液标本采集与处理	掌握脑脊液标本采集方法	10	
	掌握脑脊液标本的处理方法	20	
	标本采集质量保证	10	
脑脊液标本的一般性状检查	掌握脑脊液标本一般性状检查内容	20	
	正确进行脑脊液标本一般性状检查	20	

续表

评价项目	评价标准	分值	得分
学习态度	态度端正、积极好学	5	
协作能力	具有团结协作精神	5	
职业素质	检以求真、验以求实，不弄虚作假，不编造数据	5	
生物安全意识	生物安全意识强，医疗垃圾分类处理，注意做好个人防护	5	
合计		100	

任务二　脑脊液标本有形成分的检查

一、任务技能点

（1）脑脊液细胞学检查方法

（2）脑脊液病原学检查方法

二、任务导入

请对“情境导入”案例中脑脊液检验结果中的细胞检验结果进行分析。

三、任务指导书

（一）细胞学检查

（1）细胞总数计数

①直接计数法：如脑脊液标本较清亮或微浑，用滴管吸取已混匀的脑脊液标本少许，直接滴入牛鲍计数板，充入计数池内，静置2~3分钟。低倍镜下计数：若9个大方格中细胞数少于200个，则计数9个大方格；若9个大方格中细胞数大于200个，则计数4个角的大方格；若1个大方格中细胞数大于200个，则计数中央大方格内4个角和中央1个中方格。在报告时，换算成每升脑脊液的细胞总数。

②稀释计数法：如果脑脊液的细胞过多、浑浊或血性脑脊液可用红细胞稀释液稀释后计数，最后换算成每升脑脊液的细胞总数。

除显微镜计数外，血液分析仪可自动分析计数细胞。

（2）白细胞计数

①直接计数法：非血性标本，为减小误差，用吸管吸取的冰乙酸应全部吹出，这

样管壁仅附着少许冰乙酸，然后用同一吸管吸取少量混匀的脑脊液标本，滴入计数池内计数。

②稀释计数法：若白细胞过多，则用白细胞稀释液稀释后再计数，计数结果应乘以稀释倍数。

③血性标本的校正计数：若混有血液的脑脊液标本混匀后，加入1%的冰乙酸溶液稀释后计数。为了排除因出血而带来的白细胞，可进行校正：

$$脑脊液白细胞/L（校正）= 脑脊液白细胞/L - \frac{脑脊液红细胞/L \times 血液白细胞/L}{血液红细胞/L}$$

④质量保证：脑脊液细胞计数应在标本采集后1小时内完成。不宜放置太久，否则细胞会沉淀或破坏，纤维蛋白凝集成块，计数不准确。标本须充分混匀后方可进行计数。

穿刺损伤血管引起的血性脑脊液，进行白细胞计数必须校正。

细胞计数时，如发现较多皱缩或肿胀的红细胞，应予以措述，以鉴别陈旧性和新鲜性出血。

注意红细胞、淋巴细胞与新型隐球菌的鉴别，新型隐球菌具有“出芽”现象，不溶于乙酸，滴加0.35mol/L的乙酸后，显微镜下仍保持原形，而红细胞则被乙酸溶解消失，淋巴细胞不溶于乙酸，但细胞核和细胞质更加明显。滴加印度墨汁1滴，加盖玻片，高倍镜下见新型隐球菌未染色的荚膜，而红细胞或淋巴细胞无此现象。

检查完毕，采用75%乙醇消毒计数板60分钟。勿用苯酚消毒，以防损伤计数池的刻度。

（3）白细胞分类计数

①直接分类法：白细胞直接计数后，在高倍镜下观察细胞形状和细胞核的形态，计数白细胞和内皮细胞100个，分别计算单个核细胞和中性粒细胞所占的比例，以百分数表示。如白细胞总数不足100个，则直接写出单个核细胞和中性粒细胞的具体个数。如白细胞总数在30个以下，可不做直接分类计数或用染色分类计数。

②染色分类法：脑脊液标本离心，取沉淀涂片，制成均匀薄膜，置室温或37℃孵箱中，干燥后进行瑞氏染色，油镜下作分类计数，结果以百分率表示。如有内皮细胞，则另作描述报告。

③方法学评价：血液分析仪白细胞分类计数精密度高，简单快速。直接分类法虽简便，但只能粗略分类，细胞识别率低。染色分类法虽相对操作复杂、费时，但对细胞形态观察较清楚，识别率高，尤其发现异常细胞如肿瘤细胞，因此染色分类法是首选分类方法。

④质量保证：涂片染色分类法，标本离心速度不能太快，涂片固定时间不宜过长，更不能高温固定，以减少细胞的破坏和变形。细胞涂片要均匀集中，以利于观察。

（4）参考值

红细胞，无。

白细胞：成人（0~0.008）$\times 10^9$/L；儿童（0~0.015）$\times 10^9$/L。

有核细胞分类：多为淋巴细胞及单核细胞（7∶3）。内皮细胞偶见。

（5）临床意义

脑脊液细胞数增多见于中枢神经系统病变，增多程度及细胞种类与病变的性质有关，如化脓性脑膜炎经有效的抗生素治疗后，细胞总数迅速下降；结核性脑膜炎早期以中性粒细胞为主，后期以淋巴细胞为主。①中枢神经系统病毒感染、结核性或霉菌性脑膜炎，细胞中度增多，以淋巴细胞（图4-1-1）为主。②化脓性脑膜炎，细胞显著增加，以中性粒细胞（图4-1-2）为主。③脑寄生虫病以嗜酸粒细胞增多为主。④脑室或蛛网膜下腔出血出现大量红细胞。⑤新型隐球菌脑膜炎，细胞总数可轻度升高，早期以嗜酸性粒细胞为主，后期以淋巴细胞占优势。

脑脊液细胞学检查也是显微镜检查的重要内容之一。近年来，常采用玻片离心法、沉淀室法、微孔薄膜筛滤法、纤维蛋白网细胞捕获法等收集细胞，并进行染色。常用染色方法有May-Grünwald-Giemsa染色法、高碘酸雪夫染色法、过氧化酶染色法、脂类染色法、硝基四氮唑蓝染色法和吖啶橙染色法等，重点检查脑脊液腔壁细胞、肿瘤细胞如脑脊液转移癌细胞（图4-1-3）和污染细胞。脑脊液细胞学检查的临床意义见下表4-1-4。

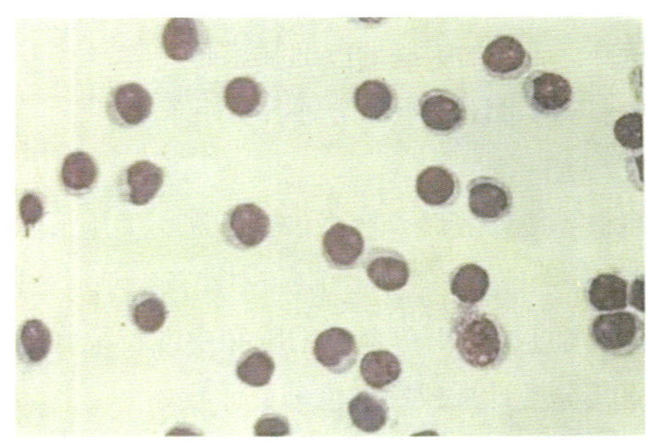

图 4-1-1　脑脊液淋巴细胞

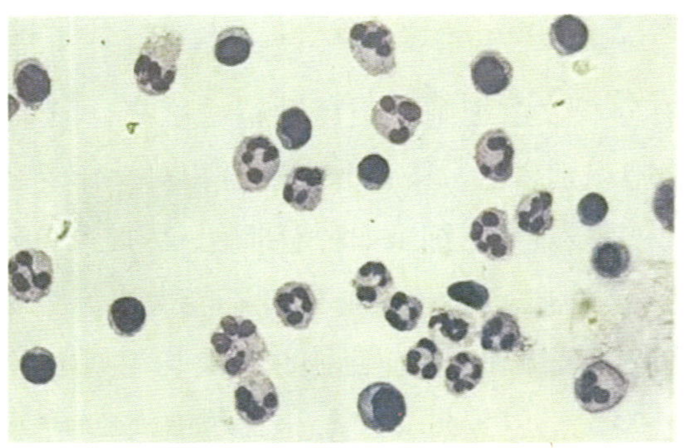

图 4-1-2　脑脊液中性粒细胞

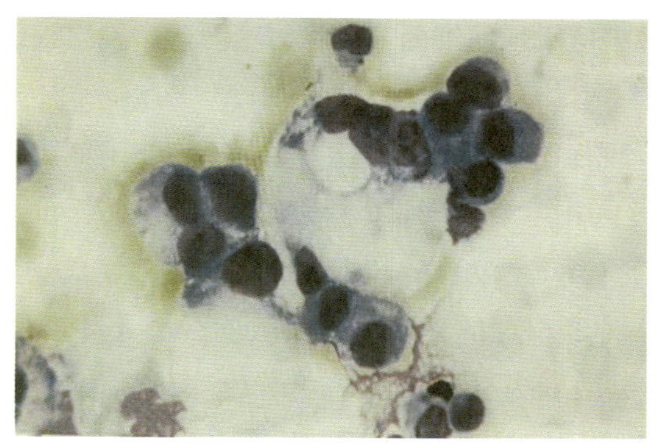

图 4-1-3　脑脊液转移癌细胞（胃癌）

表 4-1-4　脑脊液细胞学检查临床意义

细胞	细胞类型	临床意义
腔壁细胞	脉络丛室管膜细胞 蛛网膜细胞	脑积水、脑室穿刺、气脑、脑室造影或椎管内给药气脑、脑室造影或椎管穿刺后，多为蛛网膜机械性损伤所致
肿瘤细胞	恶性细胞	原发性肿瘤、转移性肿瘤、白血病和淋巴瘤
污染细胞	骨髓细胞	穿刺损伤将其带入脑脊液中所致
红细胞		穿刺损伤脊膜管所致

（二）脑脊液病原学检查

（1）细菌检查

①显微镜检查：采用脑脊液涂片革兰染色或碱性亚甲蓝染色检查病原菌。检查肺炎链球菌、流感嗜血杆菌、葡萄球菌、铜绿假单胞菌、链球菌、大肠埃希菌等用革兰染色法；检查脑膜炎球菌用碱性亚甲蓝染色法。化脓性脑膜炎显微镜镜检阳性率为60%~90%。若怀疑为结核性脑膜炎，可进行抗酸染色，油镜下寻找抗酸杆菌。如检查新型隐球菌，常用印度墨汁染色法，若呈假阳性，可采用苯胺墨染色法。

②细菌培养：主要适用于脑膜炎奈瑟菌、链球菌、葡萄球菌、大肠埃希菌、流感嗜血杆菌等。同时，也要注意厌氧菌和真菌的培养。

③ELISA法：结核杆菌感染时，可产生特异性抗结核抗体。如果脑脊液中抗结核抗体水平高于血清，这对结核性脑膜炎的诊断及鉴别诊断具有特殊价值。

④PCR检测：PCR检测是目前检查脑脊液中结核杆菌最敏感的方法。

⑤质量保证：因流感杆菌、肺炎球菌、脑膜炎球菌等十分脆弱，故宜在床边采集和接种脑脊液标本，同时作涂片检查，以及时获得准确的病原诊断。颅内脓肿需考虑在厌氧条件下转运标本和进行厌氧培养。

⑥参考值：阴性。

⑦临床意义：脑脊液中应无任何细菌，排除污染因素，检出细菌均视为有病原菌感染。

（2）寄生虫检查

①显微镜检查：可发现血吸虫卵、肺吸虫卵、弓形虫、阿米巴滋养体等。

②脑囊虫检查：脑囊虫补体结合试验诊断脑囊虫的阳性率可达88%，致敏乳胶颗粒玻片凝集试验诊断脑囊虫的符合率为90%；ELISA法对诊断脑囊虫病具有高度的特异性。

③梅毒螺旋体检查：神经梅毒的诊断首选灵敏度、特异性均很高的螺旋体荧光抗体吸收试验（FTA-ABS），其灵敏度为50%~60%，特异性为90%。其次选用性病研究实验室玻片实验（VDRL），现在多使用快速血清反应素实验（RPR）作为筛检，梅毒螺旋体微粒凝集实验（TPPA）作为梅毒确诊实验。

④参考值：阴性。

⑤临床意义：在脑脊液中发现寄生虫虫卵即可诊断为寄生虫病。病理时，脑脊液中还可能检出阿米巴、弓形虫等。

四、课后讨论

1.脑脊液白细胞计数方法有哪些？

2.脑脊液中可能存在的病原有哪些？

五、任务反馈

填写如下学生自评表。

任务：脑脊液标本显微镜检查

评价项目	评价标准	分值	得分
脑脊液细胞学检查	正确对脑脊液进行总细胞计数、白细胞计数及分类计数	40	
	正确分析脑脊液细胞检查结果	20	
脑脊液病原学检查	正确进行脑脊液标本病原学检查	10	
	正确分析脑脊液病原学检查结果	10	
学习态度	态度端正，积极好学	5	
协作能力	具有团结协作精神	5	
职业素质	检以求真、验以求实，不弄虚作假，不编造数据	5	
生物安全意识	生物安全意识强，医疗垃圾分类处理，注意做好个人防护	5	
合计		100	

任务三　脑脊液标本化学成分的检查

一、任务技能点

（1）脑脊液化学成分如蛋白质、葡萄糖、氯化物、酶类的检测方法

（2）脑脊液检测的临床应用。

二、任务导入

请对“情境导入”案例中脑脊液检查结果中的化学成分进行分析。

三、任务指导书

（一）蛋白质检查

（1）检测方法　蛋白质定性检查方法有Pandy试验、硫酸铵试验和Leevinson试验。

①Pandy试验（潘氏试验）：蛋白质与苯酚结合成不溶性的蛋白盐，所需标本量少、灵敏度高、操作简便，结果易于观察，但本试验过于灵敏，部分正常人可出现弱阳性。

②硫酸铵试验：利用球蛋白在饱和硫酸铵中可产生沉淀或混浊。操作较为复杂，灵敏度不如Pandy试验，但特异性高。

③Leevinson试验：操作费时，特异性低。

一般来说，最常用的是潘氏试验。

（2）潘氏试验操作步骤　取试剂（一般为5%苯酚溶液）2~3ml置于透明洁净的小试管内，用毛细滴管滴入脑脊液1~2滴，衬以黑色背景，立即观察结果；必要时，可用另一透明洁净的试管盛装蒸馏水作为对照。

值得说明的是，若脑脊液浑浊，应离心后取上清液滴入苯酚溶液，观察结果。

（3）参考区间　阴性或弱阳性。

（4）结果判定

①阴性：清晰透明，不显雾状。

②极弱阳性（±）：微呈白雾状，在黑色背景下才能看到。

③阳性：（+）为灰白色云雾状；（++）为白色浑浊；（+++）为白色浓絮状沉淀；（+++）为白色凝块。

（5）临床意义　脑脊液蛋白含量增高，是血－脑屏障被破坏的标志，见于脑脓肿、脑

膜炎、脊髓灰质炎、蛛网膜下腔出血等；降低常见于甲状腺功能亢进症、良性颅内高压等。①脑脊液蛋白质阳性常见于脑组织和脑膜炎症性病变，如化脓性脑膜炎、结核性脑膜炎、脊髓灰质炎、中枢神经系统梅毒、流脑等。②脑脊液蛋白质强阳性见于脑出血、脑外伤等（血液混入脑脊液）。

（二）葡萄糖检查

（1）检测方法　正常情况下，脑脊液中葡萄糖含量约为血浆葡萄糖浓度的60%。脑脊液葡萄糖测定的方法主要有葡萄糖氧化酶法和己糖激酶法。葡萄糖氧化酶法易受一些还原性物质干扰，造成测定结果偏低；己糖激酶法基本不受溶血、脂血、黄疸、尿酸、维生素C及药物的干扰，准确性、特异性都高于葡萄糖氧化酶法。

（2）参考区间　婴儿3.9mmol/L；儿童及成人2.5~4.4mmol/L。

（3）质量控制　脑脊液中葡萄糖和含量低于血糖。为提高检测灵敏度，可将标本用量加倍；病理情况下脑脊液中常含有细胞和真菌，其葡萄糖的测定应及时进行，如不能及时处理，需加适量防腐剂抑制细菌或细胞酵解葡萄糖，预防假性减低。

（4）临床意义　脑脊液葡萄糖含量约为血糖的60%，其高低与血糖浓度、血－脑屏障的通透性、葡萄糖的酵解程度及葡萄糖膜转运系统的功能有关。脑脊液中葡萄糖浓度的高低与血浆葡萄糖浓度、血脑屏障的通透性、葡萄糖酵解程度及葡萄糖膜转运系统的功能有关。其增高见于乙型脑炎、病毒性脑炎、脑水肿、脑肿瘤及糖尿病；降低见于化脓性脑膜炎、结核性脑膜炎、脑脓肿等。

（三）氯化物检查

（1）常用方法　除离子选择性电极法外，还有硝酸汞滴定法、电量分析法、硫氰酸汞比色法。脑脊液氯化物检查常用方法评价见表4-1-5。

表4-1-5　脑脊液氯化物检查常用方法评价

方法	优点	缺点
硝酸汞滴定法	手工操作，不需要特殊仪器	操作复杂，影响因素多，准确度差
电量分析法	参考方法；精密度、准确度高	
硫氰酸汞比色法	精密度和准确度良好	不适合检测体液标本
离子选择性电极法	常规方法；精密度和准确度良好	需使用专用仪器

（2）质量控制

①离子选择性电极法：氯电极使用一段时间后会出现AgCl而影响结果，应及时擦去或更换电极。

②电量分析法：试剂中若含有杂质，可能会影响电流效率，选用纯试剂进行空白校

正，通过预电解去杂质。

（3）参考区间 儿童111~123mmol/L；成人120~130mmol/L。

（4）临床意义 因脑脊液蛋白含量少，而为维持脑脊液和血浆渗透压的平衡，氯化物含量为血浆的1.2倍左右。其增高见于尿毒症、肾功能不全等；降低见于结核性脑膜炎、霉菌性脑膜炎、化脓性脑膜炎等。

（四）酶类检查

健康人脑脊液中有20多种酶，如天冬氨酸基转移酶（AST）、丙氨酸氨基转移酶（ALT）、乳酸脱氢酶（LDH）、腺苷脱氨酶（ADA）、肌酸激酶（CK）、溶菌酶（LZM）等等，某些病理情况可导致脑脊液该类酶异常。

（1）检验方法 除溶菌酶外多用酶速率法；溶菌酶多数采用比浊法进行测定。

（2）质量控制 避免溶血、高热和剧烈震荡。因为溶血可使红细胞内LDH和AST等被释放入血，继而出现假性增高，高热和震荡可使酶蛋白变性失活而影响测定结果。

（3）参考区间及临床意义见表4–1–6。

表4–1–6 脑脊液中各类酶的参考区间及异常情况的临床意义

酶	参考区间	异常情况
AST	<20U/L	脑栓塞、脑萎缩、中毒性脑病、急性颅脑损伤等
ALT	<15U/L	中枢神经系统转移癌
LDH	<40U/L	脑组织坏死、细菌性脑膜炎、脑血管病等
CK	0.5~2U/L	化脓性脑膜炎、蛛网膜下腔出血、脑积水、星型脑细胞瘤等

（五）脑脊液检查的临床应用

脑脊液检查对中枢神经系统感染性疾病的诊断具有重要的临床价值。常见中枢神经系统疾病的脑脊液检查结果如表4–1–7。

表4–1–7 常见中枢神经系统疾病的脑脊液检查结果

疾病	外观	蛋白质	葡萄糖	氯化物	细胞	细胞分类	细菌
化脓性脑膜炎	浑浊、脓性、有凝块	↑↑	↓↓	↓	↑↑	N为主	可见致病菌
结核性脑膜炎	雾状微浑，薄膜形成	↑	↓	↓↓	↑	早期：N为主 后期：L为主	抗酸染色阳性或结核分枝杆菌培养阳性
病毒性脑炎	清晰或微浑	↑	正常	正常	↑	L为主	无
乙型脑炎	清晰或微浑	↑	正常	正常	↑	早期：N为主 后期：L为主	无
新型隐球菌脑膜炎	清晰或微浑	↑	↓	↓	↑	L为主	新型隐球菌

续表

疾病	外观	蛋白质	葡萄糖	氯化物	细胞	细胞分类	细菌
脑室及蛛网膜下腔出血	红色浑浊	↑	↑	正常	↑	N为主	无
脑肿瘤	清晰	↑	正常	正常	↑	L为主	无
脑脊髓梅毒	清晰	↑	正常	正常	↑	L为主	无

四、课后讨论

1. 脑脊液蛋白质定性检查方法有哪些？
2. 脑脊液中葡萄糖、氯化物、酶类等的检查方法有哪些？
3. 脑脊液检查的临床意义是什么？

五、任务反馈

填写如下学生自评表。

任务：脑脊液化学成分检查

评价项目	评价标准	分值	得分
脑脊液蛋白质检查	正确操作潘氏试验及结果分析	40	
脑脊液葡萄糖检查	掌握脑脊液葡萄糖检查方法	10	
脑脊液氯化物、酶类检查	掌握脑脊液氯化物、酶类检查方法	20	
脑脊液检查临床应用	掌握脑脊液检查临床应用	10	
学习态度	态度端正、积极好学	5	
协作能力	具有团结协作精神	5	
职业素质	检以求真、验以求实，不弄虚作假，不编造数据	5	
生物安全意识	生物安全意识强，医疗垃圾分类处理，注意做好个人防护	5	
合计		100	

目标检测

参考答案

1. 脑出血时CSF的特点是（　　）

A. 出现血凝块　　B. 二管均呈红色，一管无色

C. 离心后，上清液无色　　D. 离心后，上清液呈黄色

E. 迅速形成薄膜

2. 脑脊液外观呈黄色的原因，下列错误的是（　　）

A. 陈旧性出血　B. 梗阻性黄变症

C. 重症黄疸　D. 脑肿瘤

E. 正常脑脊液

3. 下列脑脊液的异常颜色最为多见的是（　　）

A. 红色　B. 黄色

C. 红褐色　D. 乳白色

E. 以上都不是

4. 正常人脑脊液中主要的蛋白质是（　　）

A. 球蛋白　B. 纤维蛋白原

C. 白蛋白　D. 甲胎蛋白

E. 血红蛋白

5. 正常脑脊液蛋白质定性实验为（　　）

A. 阳性　B. 弱阳性

C. 阴性　D. 中度阳性

E. 不定

6. 脑脊液细胞计数的注意事项中，下列有误的是（　　）

A. 标本采集后应在1小时内完成

B. 穿刺损伤血管所致血性脑脊液，白细胞计数须校正

C. 发现较多红细胞有皱缩等现象，应单独描述报告

D. 注意新型隐球菌与白细胞区别

E. 计数板用毕，用石炭酸消毒处理

7. 正常脑脊液可见（　　）

A. 红细胞　B. 嗜酸性粒细胞

C. 嗜碱性粒细胞　D. 淋巴细胞

E. 中性粒细胞

8. 正常成人脑脊液中红细胞数应为（　　）

A. 0　B.（0~10）$\times 10^6$/L

C.（0~5）$\times 10^6$/L　D.（0~15）$\times 10^6$/L

E.（0~30）$\times 10^6$/L

9. 脑脊液中白细胞数明显升高多见于（　　）

A. 病毒性脑膜炎　B. 脑瘤

C. 脑出血　　D. 结核性脑膜炎

E. 化脓性脑膜炎

10. 确诊化脓性脑膜炎的依据是（　　）

A. CSF 中白细胞数　　B. CSF 中蛋白量

C. CSF 中葡萄糖　　D. CSF 中氯化物量

E. 找到细菌

书网融合……

重点小结

习题

项目二　浆膜腔积液检验技术

学习目标

通过本章内容学习，学生能够：

1. 掌握　浆膜腔积液标本的采集与处理；浆膜腔积液的一般性状、有形成分及化学成分的检查；渗出液和漏出液的特点及区别。

2. 学会浆膜腔积液有形成分及化学成分的检查方法。

3. 树立求真务实的科学态度。

情境导入

情境描述　患者，女，26岁，孕25周。孕产妇产前筛查超声波异常，腹水检查结果如下。

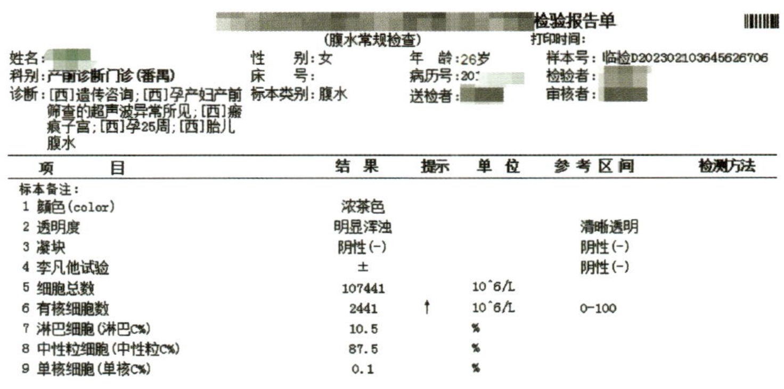

检验报告单

(腹水常规检查)

打印时间：

姓名：　　性　别：女　　年　龄：26岁　　样本号：临检D20230210364562670б

科别：产前诊断门诊(番禺)　　床　号：　　病历号：20　　检验者：

诊断：[西]遗传咨询；[西]孕产妇产前筛查的超声波异常所见；[西]瘢痕子宫；[西]孕25周；[西]胎儿腹水　　标本类别：腹水　　送检者：　　审核者：

项　目	结　果	提示	单　位	参考区间	检测方法
标本备注：					
1 颜色(color)	浓茶色				
2 透明度	明显浑浊			清晰透明	
3 凝块	阴性(-)			阴性(-)	
4 李凡他试验	±			阴性(-)	
5 细胞总数	107441		10^6/L		
6 有核细胞数	2441	↑	10^6/L	0-100	
7 淋巴细胞(淋巴C%)	10.5		%		
8 中性粒细胞(中性粒C%)	87.5		%		
9 单核细胞(单核C%)	0.1		%		

**注：此结果仅对所检测的标本负责，供医师参考，不作为诊断证明之用 **

采样时间：2023-02-10 16:31:56　　报告时间：2023-02-10 17:02:11

讨论　请根据案例讨论浆膜腔积液检查指标及临床意义。

任务一　浆膜腔积液标本采集与一般性状检查

一、任务技能点

（1）浆膜腔积液标本采集

（2）浆膜腔积液标本转运

（3）浆膜腔积液标本接收与处理

（4）浆膜腔积液标本一般性状检查

二、任务导入

请根据“情景导入”案例指导临床正确采集标本及进行一般性状检查。

三、任务指导书

浆膜腔积液指在疾病情况下，胸腔、腹腔或心包腔（总称为浆膜腔）内积聚的过多液体。正常情况下，浆膜腔内仅含有少量的液体起润滑作用。根据积液存在部位不同，分为胸腔积液（胸水）、腹腔积液（腹水）、心包腔积液等。

根据浆膜腔积液产生的原因和性质不同，可分为漏出液和渗出液。漏出液多为双侧性非炎性积液，渗出液多为单侧性炎性积液。漏出液和渗出液产生的机制和原因见下表（表4–2–1）。

表 4–2–1　漏出液和渗出液产生的机制和原因

类型	发生机制	常见原因
漏出液	毛细血管流体静压增高	静脉回流受阻、充血性心衰和晚期肝硬化
	血浆胶体渗透压减低	血浆清蛋白浓度明显减低的各种疾病
	淋巴回流受阻	丝虫病、肿瘤压迫等所致的淋巴回流障碍
	钠水潴留	充血性心力衰竭、肝硬化和肾病综合征
渗出液	微生物毒素、缺氧以及炎性介质	结核性和细菌性感染
	血管活性物质增高、癌细胞浸润	转移性肺癌、乳腺癌、淋巴瘤、卵巢癌
	外伤、化学物质刺激	血液、胆汁、胰液和胃液等刺激，外伤

（一）标本的采集与处理

浆膜腔积液标本由临床医生行浆膜腔穿刺术采集，采集后立即送检。采集的标本分4管，每管1~2ml。第1管供细菌学检查，第2管和第3管分别供化学、免疫学及细胞学检查，并根据需要采用适当的抗凝剂；第4管不加抗凝剂，用于观察积液有无凝固现象。具体见表4-2-2。

表4-2-2　不同用途浆膜腔标本采集要求

检查项目	标本量及抗凝剂
常规检查及细胞学检查	2ml，EDTA-K_2抗凝
化学检验	2ml，肝素抗凝
厌氧菌培养	1ml
结核杆菌检查	10ml

（二）浆膜腔积液标本转运

1.及时送检　为防止标本出现凝块、细胞变形、细菌自溶等，标本采集后应立即在30分钟内送检，否则应将标本置于4℃冰箱保存。

2.生物安全　标本转运时必须保证安全，防止标本溢洒。如标本溢出，应立即用0.2%过氧乙酸溶液或75%乙醇溶液进行消毒。

（三）浆膜腔积液标本接收与保存

1.接收　实验室工作人员对送达的标本进行认真核查，容器标识应与检验申请单一致，标本接收后及时检查，否则应置于2~8℃环境中，并于标本采集后4小时内进行常规检查。

2.保存　浆膜腔积液常规检查、生化检查的标本必须在采集后2小时内送检，否则应将标本冷藏保存。如需进行细胞学计数，可保存24小时。浆膜腔积液内可能含有各种病原生物，应按潜在生物危害物质处理。标本在检验全过程中均需符合实验室生物安全原则，注意个人生物安全防护，检验后标本严格按相关规定处理。

（四）浆膜腔积液一般性状检查

浆膜腔标本接收后，可通过肉眼或简单工具评估标本的一般性状，如确定标本量，观察标本颜色、透明度等。

1.量　正常胸腔、腹腔和心包腔内均有少量的液体。病理情况下液体增多，其量与病变部位和病情严重程度有关，可由数毫升增多至上千毫升。

2.颜色

（1）参考值　清亮、淡黄色。

（2）临床意义　渗出液颜色随病情而改变，漏出液颜色较浅（表4-2-3）。

表 4-2-3　浆膜腔积液常见颜色变化及临床意义

颜色	临床意义
红色	恶性肿瘤、结核病急性期、风湿性疾病等
黄色	各种原因引起的黄疸
绿色	铜绿假单胞菌感染
乳白色	化脓性胸膜炎、丝虫病淋巴结肿瘤、淋巴结结核、慢性肾炎肾变期、肝硬化、腹膜癌等
咖啡色	内脏损伤、恶性肿瘤、出血性疾病及穿刺损伤时积液
黑色	曲霉菌感染

3. 透明度

（1）参考值　清晰透明。

（2）临床意义　积液透明度与其所含的细胞、细菌和蛋白质数量等有关。漏出液因其含细胞和蛋白质少而表现为透明或微浑；渗出液因含细胞、细菌等成分较多而呈不同程度浑浊。

4. 比重

（1）参考值　漏出液 <1.015，渗出液 >1.018。

（2）临床意义　积液比重高低与其所含的溶质有关。漏出液含细胞、蛋白质少比重较低，一般低于1.015。渗出液因含细胞、蛋白质多而比重大于1.018。

5. pH

（1）参考值　7.40~7.50。

（2）临床意义　①胸腔积液：pH小于7.4提示炎性积液；如pH小于7.3并伴有葡萄糖减低，提示有并发症的炎性积液、类风湿积液和恶性积液等；如pH小于6.0，多因胃液进入胸腔使pH降低；见于食管破裂或严重脓胸。②腹腔积液：腹腔积液感染时，细菌代谢产生酸性物质增多，使pH降低；pH小于7.3，见于自发性细菌性腹膜炎。③心包积液：pH明显减低可见于风湿性、结核性，化脓性、恶性肿瘤性、尿毒症性心包炎等，其中恶性、结核性积液pH减低程度更明显。

6. 凝固性

（1）参考值　不易凝固。

（2）临床意义　渗出液因含有较多纤维蛋白原等凝血物质而易于凝固，但倘若含有大量纤维蛋白溶解酶时也可不发生凝固。

四、课后讨论

（1）漏出液和渗出液产生机制和原因分别是什么？

（2）浆膜腔标本采集与处理注意事项分别是什么？
（3）浆膜腔标本一般性状检查包括哪些项目？

五、任务反馈

填写如下学生自评表。

任务：浆膜腔标本采集与一般性状检查

评价项目	评价标准	分值	得分
浆膜腔标本的采集与处理	标本采集	15	
	标本转运	15	
	标本的保存和处理	15	
标本的一般性状检查	能正确完成浆膜腔积液标本的一般性状检查	35	
学习态度	态度端正、积极好学	5	
协作能力	能与队友进行友好、高效率的协调沟通	5	
职业素质	检以求真、验以求实，不弄虚作假，不编造数据	5	
生物安全意识	生物安全意识强，医疗垃圾分类处理，注意做好个人防护	5	
合计		100	

任务二　浆膜腔积液有形成分显微镜检查

一、任务技能点

（1）浆膜腔积液有核细胞计数
（2）浆膜腔积液有核细胞分类
（3）浆膜腔积液病原学检查

二、任务导入

完成“情境导入”案例中浆膜腔积液标本的有形成分显微镜检查。

三、任务指导书

（一）有核细胞计数

（1）检查方法　临床常用的浆膜腔积液细胞计数方法有直接计数法和稀释计数法。直接计数法适用于透明或微浑浊的浆膜腔积液标本，可直接计数细胞总数和有核细胞数。稀释计数法适用于浑浊的浆膜腔积液标本，需要用白细胞稀释液稀释后再进行计数。其检测原理与方法同脑脊液细胞计数法，应计数全部有核细胞（包括间皮细胞）。

（2）质量保证　①标本必须及时送检，以免浆膜腔积液凝固或细胞破坏使结果不准确。计数前必须混匀标本。②因穿刺损伤引起的血性浆膜腔积液，白细胞计数结果必须校正。校正公式如下：

$$\text{白细胞（L）（校正）}=\text{浆膜腔液白细胞（L）}-\frac{\text{浆膜腔液红细胞（L）}\times\text{血液白细胞（L）}}{\text{血液红细胞（L）}}$$

（3）参考值　漏出液 $<0.1\times10^9/L$；渗出液 $>0.5\times10^9/L$。

（4）临床意义　积液出现少量红细胞多因穿刺损伤引起，故少量红细胞对渗出液和漏出液的鉴别意义不大，但若见大量红细胞则提示为出血性渗出液，可来自恶性肿瘤、肺栓塞、结核病等。浆膜腔积液细胞增高的临床意义见表4-2-4。

表 4-2-4　浆膜腔积液细胞增高临床意义

细胞	数量（$\times10^9/L$）	临床意义
红细胞	>100	恶性肿瘤（最常见）、创伤（包括标本采集穿刺伤）、肺栓塞等
淋巴细胞	>0.20	结核性、肿瘤性积液
中性粒细胞	>1.00	化脓性积液

（二）浆膜腔积液有核细胞分类

浆膜腔积液有核细胞分类应在穿刺抽取积液后立即离心沉淀，取沉淀物涂片、瑞氏染色后再行分类计数。

（1）直接分类法　若白细胞数小于 $0.15\times10^9/L$，可不分类计数；否则应进行分类计数。高倍镜下观察细胞核形态并进行分类，分别计数单个核细胞（包括淋巴细胞和单核细胞、间皮细胞）与多个核细胞，共计数100个有核细胞，以百分比表示。

（2）染色分类法　如直接分类不易区分细胞时，可将浆膜腔液离心沉淀，取沉淀物推片制成均匀薄膜，于室温或37℃温箱内干燥，后作瑞氏染色、油镜分类计数100个有核细胞。一般标本中可见中性粒细胞、嗜酸性粒细胞、淋巴细胞、间皮细胞等。如见不能分类的细胞，应另行描述报告。

（3）质量保证　标本离心速度不能太快，否则影响细胞形态；用玻片离心沉淀或细胞室沉淀法收集细胞效果更好。涂片固定时间不能太长，固定温度不宜过高。

（4）临床意义

①中性粒细胞增高：常见于化脓性渗出液（细胞总数常超过 $1.0\times10^9/L$）、结核性早期

渗出液。

②淋巴细胞增高：主要见于慢性炎症如结核、梅毒、肿瘤或结缔组织病所致渗出液；如同时见胸腔积液T淋巴细胞增多，外周血T淋巴细胞减少，且两者之比大于1时，则更支持诊断。也见于慢性淋巴细胞白血病乳糜胸腔积液；如见多量浆细胞样淋巴细胞，可能是增殖型骨髓瘤。

③嗜酸性粒细胞增高：常见于变态反应和寄生虫病所致渗出液；也见于多次反复穿刺、人工气胸、术后积液、结核性渗出液吸收期、系统性红斑狼疮、充血性心力衰竭、肺梗死、霍奇金病、间皮瘤等。

④间皮细胞增多：通常占15%~20%，多出现在漏出液中，也可见于渗出液，表示胸膜受到刺激。

⑤其他细胞：炎症情况下，在大量出现中性粒细胞的同时，常伴有组织细胞出现，如系统性红斑狼疮患者的浆膜腔积液中可偶见红斑狼疮细胞；在陈旧性出血的积液中可见到含铁血黄素细胞。

（三）浆膜腔积液病原学检查

浆膜腔积液微生物检查对明确积液形成原因有重要意义。

1.细菌检查 根据浆膜腔积液标本的一般性状检查结果判断积液性质，如为漏出液，则无需做细菌检查。如为渗出液或疑为渗出液，则须将标本离心后取沉淀物做涂片、革兰染色或抗酸染色、显微镜检查和细菌培养。

感染性积液可同时由多种细菌感染引起，常见的有脆弱类杆菌、大肠埃希菌、铜绿假单胞菌、结核杆菌等。

2.寄生虫检查 浆膜腔积液离心后涂片，显微镜下观察有无寄生虫及虫卵。包虫病胸水可以检查出棘球蚴的头节和小钩；阿米巴病患者的浆膜腔积液中可以找到阿米巴滋养体。

（四）其他有形成分检查

1.结晶 胆固醇结晶呈无色透明，缺角的长方形或方形，可见于陈旧性胸水中脂肪性及胆固醇性胸膜炎的患者中；浆膜腔出血后可见到含铁血黄素颗粒；积液中嗜酸性粒细胞增多时可见夏科—莱登结晶，见于阿米巴病、钩虫病等患者。

2.脱落细胞 可发现恶性肿瘤细胞，是诊断肿瘤有效检查方法之一。

四、课后讨论

1.浆膜腔积液白细胞分类方法有哪些？

2.浆膜腔积液病原学检查包括哪些？

五、任务反馈

填写如下学生自评表。

任务：浆膜腔积液有形成分显微镜检查

评价项目	评价标准	分值	得分
有核细胞计数	能正确计数积液有核细胞数	20	
有核细胞分类计数	正确对积液中有核细胞进行分类计数	30	
细菌检查	正确识别与鉴别积液中的细菌	15	
寄生虫检查	正确识别积液中的寄生虫	15	
学习态度	态度端正、积极好学	5	
协作能力	与同学团结协作完成检验任务	5	
职业素质	求真务实的工作态度	5	
生物安全意识	生物安全意识强	5	
合计		100	

任务三　浆膜腔积液化学成分等检查

一、任务技能点

（1）浆膜腔积液化学成分检查（如蛋白质、葡萄糖、脂类）

（2）浆膜腔积液酶类、肿瘤学标志物等检查

二、任务导入

对“情境导入”案例患者浆膜腔积液行化学成分、酶类等成分检查。

三、任务指导书

（一）浆膜腔积液化学检查

1.蛋白质检查　浆膜腔积液蛋白质检查可定性检查和定量分析。

（1）黏蛋白定性检查（Rivalta试验）　浆膜间皮细胞在炎症反应刺激下分泌黏蛋白增

加。黏蛋白是一种酸性糖蛋白，其等电点为pH 3.0~5.0，在稀乙酸溶液中产生白色雾状沉淀，即Ravalta反应。

Rivalta试验是一种简易黏蛋白筛查试验，可粗略地区分漏出液和渗出液。目前，实验室多采用直接测定各种蛋白质含量和蛋白电泳等方法取代这种粗略的定性试验。

（2）蛋白质定量测定　采用与血清蛋白质相同的方法（双缩脲法）进行测定或采用蛋白电泳试验对蛋白质进行分析，可定量测定清蛋白、球蛋白、纤维蛋白原等的含量。故蛋白质定量和蛋白电泳检查有助于积液性质的判断。

（3）质量控制　①肝硬化腹腔积液因球蛋白增高且不溶于水可呈云雾状浑浊，出现假阳性。②Rivalta试验：在蒸馏水中加冰乙酸后应充分混匀，加标本后应在黑色背景下观察结果。③血性浆膜腔积液应离心后取上清液测定蛋白质。

（4）参考值　Rivalta试验：漏出液为阴性；渗出液为阳性。②蛋白质定量：漏出液<25g/L；渗出液>30g/L。

（5）临床意义　为鉴别渗出液和漏出液以及形成积液的原因，应综合分析浆膜腔积液蛋白质的变化（表4-2-5）。①胸腔积液：蛋白质测定对鉴别积液的性质有一定误差，需要结合其他指标综合判断，如胸腔积液蛋白质与血清蛋白质之比大于0.5，多为渗出液。②心包积液：蛋白质测定对鉴别积液的性质意义不大。③血清腹腔积液清蛋白梯度（serum albumin ascites gradient，SAAG）对鉴别肝硬化腹腔积液与其他疾病所致的腹腔积液有一定鉴别意义。肝硬化门脉高压性积液SAAG常大于11g/L，其他原因的腹腔积液SAAG常小于11g/L。

表 4-2-5　漏出液和渗出液蛋白质测定比较

项目	漏出液	渗出液
Rivalta试验	阴性	阳性
蛋白质定量（g/L）	<25	>30
蛋白电泳	α，γ 球蛋白低于血浆，清蛋白相对较高	与血浆相近
积液/血清蛋白	>0.5	<0.5

2. 葡萄糖定量检查　葡萄糖定量测定方法同血清葡萄糖定量，采用葡萄糖氧化酶法或己糖激酶法。正常参考值为3.6~5.5mmol/L。在病理情况下，由于浆膜腔积液中的细菌或肿瘤细胞分解或利用葡萄糖，导致浆膜腔积液中葡萄糖含量降低。漏出液葡萄糖含量比血糖稍低，而渗出液中葡萄糖含量则比血糖明显降低。因此，积液葡萄糖定量检测对鉴别积液性质有一定的参考价值。

感染性积液中葡萄糖降低最明显，主要见于化脓性感染积液和结核性积液。积液葡萄糖含量低于3.33mmol/L或积液葡萄糖含量与血清葡萄糖含量比值小于0.5，一般见于风湿性积液、积脓、恶性积液、结核性积液、狼疮性积液或食管破裂。

3. 脂类检查 浆膜腔积液中脂类的检查方法同血清胆固醇、甘油三酯测定方法，采用酶法测定。正常参考值为胆固醇1.6mmol/L。甘油三酐0.65mmol/L。腹腔积液胆固醇大于1.6mmol/L时多为恶性积液。而胆固醇小于1.6mmol/L时多为肝硬化性积液。胆固醇增加的积液中有时可见胆固醇结晶。甘油三酯含量大于1.26mmol/L提示乳糜性胸腔积液；小于0.57mmol/L可排除乳糜性胸腔积液。真性与假性乳糜性积液的鉴别见表4-2-6。

表 4-2-6　真性与假性乳糜性积液的鉴别

鉴别点	真性乳糜性积液	假性乳糜性积液
病因	胸导管阻塞或梗阻	慢性胸膜炎症所致积液
外观	乳糜性	乳糜性
乙醇试验	变清	无变化
脂肪含量（%）	>4	<2
脂蛋白电泳	乳糜微粒区带明显	乳糜微粒区带不明显或缺如
胆固醇	低于血清	高于血清
甘油三酯（mmol/L）	>1.26	<0.57
蛋白质含量（g/L）	>30	<30
脂肪	大量，苏丹Ⅲ染色阳性	少量，有较多脂肪变性细胞
胆固醇结晶	无	有
细菌	无	有
细胞	淋巴细胞增高	混合性细胞

（二）浆膜腔积液其他检查

1. 酶类检查

（1）乳酸脱氢酶（LD） 乳酸脱氢酶是一种糖酵解酶，存在于机体所有组织细胞的胞质内，肾脏含量较高。临床多采用酶速率法测定。漏出液中LD含量接近血清；渗出液中LD含量大于200U/L，浆膜腔积液LD/血清蛋白LD大于0.6。

渗出液LD在化脓性感染积液中活性最高，均值可达正常血清的30倍；其次为恶性积液，结核性积液略高于正常血清。恶性胸腔积液LD活性约为患者自身血清的3.5倍，而良性积液约为2.5倍，有助于鉴别诊断。

（2）腺苷脱氨酶（ADA） 腺苷脱氨酶是一种核苷氨基水解酶，广泛存在于全身组织、各种细胞和体液中，在核酸代谢中起重要作用。多采用比色法或紫外分光光度法测定。其参考值为0~45U/L。

在结核性积液中ADA活性升高显著，大于40U/L应考虑为结核性，对结核性胸水诊断的特异性达99%，优于结核菌素试验、细菌学和活组织检查等方法。当经抗结核药物治疗有效时，其胸（腹）水ADA下降，因此可作为抗结核治疗时疗效观察指标。恶性肿瘤、风湿、狼疮性积液亦可升高，漏出液ADA活性低。

（3）淀粉酶（AMY）　淀粉酶检测方法同血清及尿液AMY检测方法，参考值为0~300U/L。

原发或继发肺腺癌患者，胸腔积液中AMY活性明显增高，多>300U/L。各型胰腺炎或胰腺癌患者腹腔积液AMY活性均可增高，可达正常血清的3倍，且比血清酶活性持续时间长。主要用于判断胰源性腹腔积液和食管穿孔导致的胸腔积液，以协助诊断胰源性疾病和食管穿孔等，对食管破裂早期诊断价值很大。

（4）溶菌酶（LZM）　溶菌酶常用ELISA法测定，参考值为0~5mg/L，胸腔积液LZM与血清LZM比值<1.0。溶菌酶主要存在于单核细胞、吞噬细胞、中性粒细胞及类上皮细胞溶酶体内，淋巴细胞和肿瘤细胞无溶菌酶。感染性积液溶菌酶含量增高，恶性积液溶菌酶与血清的比值小于1.0，结核性积液溶菌酶与血清的比值大于1.0。故检测积液溶菌酶有助于鉴别积液良性与恶性。

（5）碱性磷酸酶（ALP）　碱性磷酸酶常用连续监测法或ELISA法测定。参考值为40~150U/L。大多数小肠扭转穿孔引起的腹腔积液ALP活性增高，约为血清的2倍，发病2~3小时即升高，并随病情发展而升高。浆膜表面癌的癌细胞也可释放ALP，故胸腔积液/血清ALP比值大于1.0，而其他癌性胸腔积液比值则小于1.0。

（6）其他　浆膜腔积液其他检测指标的临床意义见表4-2-7。

表4-2-7　浆膜腔积液部分检测指标及临床意义

指标	临床意义
血管紧张素转换酶	结核性积液：显著增高；恶性胸腔积液：<血清水平
纤维连接蛋白	恶性腹腔积液：明显高于非恶性腹腔积液
β-葡萄糖苷酸酶	结核性积液：增高；如与ADA联合检测，则更有助于鉴别诊断
透明质酸酶	胸腔积液中增高：提示为胸膜间皮瘤
铁蛋白	癌性积液：铁蛋白可>600μg/L，积液/血清铁蛋白比值可>1.0，且溶菌酶水平不高 结核性积液：铁蛋白增高，同时溶菌酶极度增高

2.免疫学及肿瘤标志物检查　浆膜腔积液免疫学和肿瘤标志物检测的临床意义见表4-2-8。

表 4-2-8 浆膜腔积液免疫学和肿瘤标志物检测的临床意义

指标	临床意义
癌胚抗原（CEA）	正常：0~5ng/ml（化学发光免疫法）。积液CEA>20ng/ml，积液/血清CEA>1.0时，有助于恶性积液诊断（对腺癌所致积液诊断价值最高）
甲胎蛋白（AFP）	正常：0~8.1ng/ml（化学发光免疫法）。积液AFP与血清浓度呈正相关。腹腔积液AFP>300ng/ml时，有助于诊断原发性肝癌所致腹腔积液
C反应蛋白（CRP）	<10mg/L为漏出液；>10mg/L为渗出液；其灵敏度、特异性均约为80%
癌抗原125（CA125）	腹腔积液CA125增高：可提示卵巢癌转移
组织多肽抗原（TPA）	诊断恶性积液的特异性较高。肿瘤患者治疗后，若TPA又增高，提示肿瘤复发可能
类风湿因子（RF）	积液RF效价>1∶320，且积液RF效价高于血清，可作为诊断类风湿积液依据
鳞状细胞癌抗原（SCCA）	对诊断鳞状上皮细胞癌有参考价值：如积液中浓度增高与宫颈癌侵犯或转移程度有关
Y干扰素（γ-IFN）	结核性积液：γ-IFN明显增高；类风湿性积液：γ-IFN减低
肿瘤坏死因子（TNF）	明显增高见于结核性积液；增高也见于风湿病、子宫内膜异位所致腹腔积液，但程度低

（三）浆膜腔积液检查的临床意义

1.渗出液和漏出液鉴别 原因不明的浆膜腔积液，经检查大致可鉴别是渗出液或漏出液，但许多检测项目仍有交叉判断时应综合分析。漏出液与渗出液鉴别见表4-2-9。

表 4-2-9 漏出液与渗出液鉴别

项目	漏出液	渗出液
病因	非炎症性	炎症性、外伤、肿瘤或理化刺激
颜色	淡黄色	黄色、红色、乳白色
透明度	清晰透明或琥珀色样	浑浊或乳糜样
比重	<1.015	>1.018
pH	>7.3	<7.3
凝固性	不易凝固	易凝固
Rivalta试验	阴性	阳性
蛋白质含量（g/L）	<25	>30
积液/血清蛋白	<0.5	>0.5
葡萄糖（mmol/L）	接近血糖水平	<3.33
乳酸脱氢酶（U/L）	<200	>200
积液/血清乳酸脱氢酶	<0.6	>0.6
细胞总数（$\times 10^9/L$）	<0.1	>0.5
有核细胞分类	淋巴细胞为主，可见间皮细胞	急性炎症以中性粒细胞为主，慢性炎症或恶性积液以淋巴细胞为主
肿瘤细胞	无	可有
细菌	无	可有

2. 不同病因渗出液鉴别

（1）脓性渗出液　黄色浑浊，含大量脓细胞和细菌。常见致病菌为葡萄球菌、大肠埃希菌、脆弱类杆菌属、铜绿假单胞菌等，约10%积液为厌氧菌感染。放线菌性渗出液浓稠恶臭，可见特有菌块；葡萄球菌性渗出液稠厚呈黄色；链球菌性渗出液呈淡黄色，量多而稀薄；铜绿假单胞菌性渗出液呈绿色。

（2）血性渗出液　一般呈红色、暗红色或果酱色，常见于创伤、恶性肿瘤和结核性积液及肺梗死等。肿瘤性血性积液抽取后很快凝固，LD增高，肿瘤标志物阳性，铁蛋白、纤维连接蛋白及纤维蛋白降解产物均增高，而腺苷脱氨酶、溶菌酶却不高，涂片可找到肿瘤细胞；结核性血性积液凝固较慢，腺苷脱氨酶、溶菌酶明显增高；果酱色积液提示阿米巴感染，涂片中可找到阿米巴滋养体，积液呈不均匀血性或混有小凝块，提示为创伤所致。

（3）浆液性渗出液　呈黄色微浑半透明黏稠液体，有核细胞多在（0.20~0.50）$\times 10^9$/L，蛋白质为30~50g/L，常见于结核性积液及化脓性积液早期和浆膜转移癌。无菌积液中葡萄糖与血清葡萄糖相近，而结核性积液葡萄糖减低，可查结核特异性抗体，乳酸脱氢酶、腺苷脱氨酶及溶菌酶等确诊。

（4）乳糜性渗出液　呈乳白色浑浊，以脂肪为主，因胸导管阻塞、破裂或受压引起。常见于丝虫感染、纵隔肿瘤、淋巴结结核所致积液。涂片检查淋巴细胞增多，积液三酰甘油大于1.26mmol/L，当积液含大量脂肪变性细胞时，可呈乳糜样，以类脂（磷脂酰胆碱、胆固醇）为主即假性乳糜。

（5）胆固醇性渗出液　呈黄褐色浑浊，强光下可见许多闪光物，显微镜检查可见胆固醇结晶，与结核杆菌感染有关。

（6）胆汁性渗出液　呈黄绿色，胆红素定性检查阳性。多见于胆汁性腹膜炎引起的腹腔积液。

结核性和恶性胸腔积液鉴别见表4-2-10。

表 4-2-10　结核性和恶性胸腔积液鉴别

鉴别点	结核性	恶性
外观	黄色、血性	血性多见
腺苷脱氨酶	>40	<25
积液/血清腺苷脱氨酶	>1.0	<1.0
溶菌酶（mg/L）	>27	<15
积液/血清溶菌酶	>1.0	<1.0
癌胚抗原（μg/L）	<5	>15
积液/血清癌胚抗原	<1.0	>1.0

续表

鉴别点	结核性	恶性
铁蛋白（μg/L）	<500	>1000
乳酸脱氢酶（U/L）	>200	>500
细菌	结核杆菌	无
细胞	淋巴细胞	可见肿瘤细胞

四、课后讨论

1. 浆膜腔积液蛋白质和葡萄糖检查方法有哪些？
2. 浆膜腔积液相关的酶类检查有哪些？
3. 漏出液和渗出液的区别是什么？

五、任务反馈

填写如下学生自评表。

任务：浆膜腔积液化学成分及其他成分检查

评价项目	评价标准	分值	得分
浆膜腔化学成分、其他成分检查	掌握浆膜腔化学成分及其他成分异常的临床意义	20	
	正确对浆膜腔积液进行化学成分检查及分析	30	
	正确对浆膜腔积液酶类、肿瘤标志物等成分检查及分析	15	
	正确分析应用浆膜腔积液检查	15	
学习态度	态度端正，积极好学	5	
协作能力	与同学团结协作完成检验任务	5	
职业素质	求真务实的工作态度	5	
生物安全意识	生物安全意识强	5	
合计		100	

目标检测

参考答案

1. 漏出液外观呈（　　）

A. 淡黄　　B. 黄色

C. 血性　　D. 脓性

E. 混浊

2. 关于浆膜腔积液的叙述，下列错误的是（　　）

A. 由局部组织发炎所致的炎性积液为渗出液

B. 钠、水潴留引起的积液属漏出液

C. 肝硬化、肾病、贫血、营养不良引起的积液属漏出液

D. 丝虫病引起的积液属渗出液

E. 少数可为寄生虫感染或恶性瘤等刺激而引起的为渗出液

3. 以下不符合漏出液特点的是（　　）

A. 非炎症刺激所致

B. 比重 >1.018

C. 不易凝固

D. 有核细胞数 <0.3×10^9/L

E. 葡萄糖定量与血糖一致

4. 符合漏出性胸腔积液的特点是（　　）

A. 混浊易找到细菌

B. 可有肿瘤细胞

C. Rivalta 试验（+）

D. 有核细胞数 >1000×10^6/L

E. 积液 LD/ 血清 LD<0.6

5. 下列是渗出液常见外观，但除外（　　）

A. 淡黄

B. 黄色

C. 血性

D. 脓性

E. 混浊

6. 渗出液的性质是（　　）

A. 非炎性积液

B. 多混浊

C. 细胞较少

D. 多不能自凝

E. 无细胞

7. 下列积液为渗出液的是（　　）

A. 营养性

B. 肝硬化腹水

C. 结核性胸水

D. 心力衰竭水肿

E. 肾病综合征水肿

8. 渗出液形成的原因多数是（　　）

A. 淋巴管阻塞

B. 静脉阻塞

C. 细菌感染

D. 寄生虫感染

E. 外伤

9. 以下不符合渗出液特点的是（　　）

A. 比重 <1.015

B. 易凝固

C. 蛋白定量 >40g/L
D. 黏蛋白定性试验阳性
E. 有核细胞数 $>1\times10^9$/L

10. 下列为渗出液检验结果的是（　　）
A. 淡黄微浑
B. 有核细胞数 0.05×10^9/L
C. 不易凝固
D. 相对密度为 1.010
E. 积液蛋白 / 血清蛋白（比值）≥0. 5

书网融合……

重点小结

习题

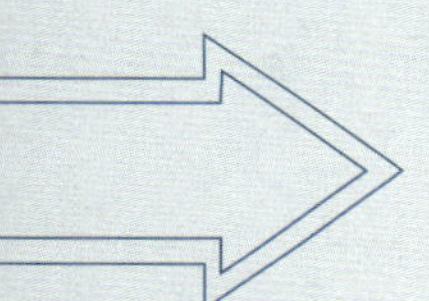

模块五　分泌物检验技术

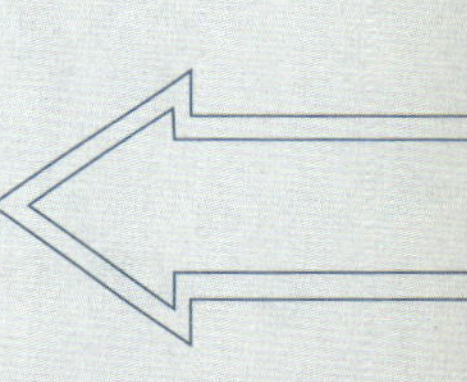

项目一　精液检查

微课 1

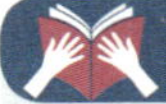

学习目标

通过本章内容学习，学生能够：

1. 掌握精液一般性状检查、显微镜检查原理；了解精液的标本采集与处理、精液化学与免疫学检查。
2. 学会精液一般性状检查、显微镜检查方法。
3. 树立精益求精、求真务实的工作态度。

情境导入

情境描述　患者，男，31岁，结婚3年至今未育。夫妻双方到医院进行检查，妻子各方面检查结果未见异常，该患者精液分析结果如下，请根据结果讨论。

XXX　医院检验报告单

姓　名：　　科　室：治未病中心　　标本条码　　标本类别：精液

性　别：男　　床　号：　　申请医生：　　样 本 号：3170

年　龄：31岁　　住院/门诊号：　　临床诊断：

检查项目：**精液分析三项**

序号	项　目	结果	提示	参考区间	单位	序号	项　目	结果	提示	参考区间	单位
1	颜色	黄白		灰白		13	活动精子密度	7.8	↓	≥14	M/ml
2	量	4.1		1.5-5	ml	14	前向运动精子密度	3.9	↓	5-100	M/ml
3	液化时间	40		20-60	分钟	15	有效精子密度	0.3	↓	≥7	M/ml
4	粘稠度	粘稠		正常		16	精子平均运动率	19		≥5	mic/s
5	禁欲天数	3		2-7	天	17	精子活动指数	26	↓	≥80	
6	酸碱度	7.5		7.2-8.0		18	精子总数	152		≥39	M/Ejac
7	凝集度	阴性(-)		阴性-阴性		19	活动精子总数	31.8		≥16	M/Ejac
8	精子密度	37		≥15	M/ml	20	前向活动精子数	16.1		≥12	M/Ejac
9	精子总活力	21	↓	40-100	%	21	有效精子数	1.2	↓	≥14	M/Ejac
10	前向活动精子率	11	↓	32-100	%	22	形态正常精子率(初筛)	4.6		≥4	%
11	非前向活动精子率	10			%						
12	不活动精子率	79			%						

讨论　1. 该患者不育的可能原因是什么？精液分析中哪些结果正常？哪些结果异常？

2. 为查明该男子不育的原因，还需要完善哪些方面的检查？

任务一　精液标本采集与处理

PPT

一、任务技能点

（1）精液标本采集的准备工作

（2）精液标本采集的方法

（3）标本运送

二、任务导入

指导“情境导入”案例中患者做好精液标本采集前的准备工作，指导其正确采集精液标本并送检。

三、任务指导书

精液指男性或雄性动物在排精时，从尿道排出的胶冻状液体。精液是睾丸所产生的，由精子和精浆组成的混合液体，90%的精液是精浆，其中包括精子分泌物以及附睾、前列腺、精囊、尿道附属腺体等生殖管道腺体的分泌物。

精液检查包括一般性状检查、显微镜检查、化学与免疫学检查、计算机辅助精子分析等。

精液检查的主要目的有：①评价男性生育功能，为不育症的诊断和疗效观察提供依据；②辅助男性生殖系统疾病的诊断；③输精管结扎术后的疗效观察；④计划生育和科研；⑤为人工授精和精子库筛选优质精子；⑥法医学鉴定。

（一）准备工作

（1）向受检者解释精液检查的意义、标本采集方法和注意事项。

（2）标本采集时，最好在实验室附近，室温应控制在20~35℃。室内必须清洁、安静、无人为干扰。

（3）采集标本前禁欲5~7天。

（4）采集标本前排净尿液。

（二）采集方法

采集方法可用手淫法或其他方法。将一次射出的全部精液直接排入洁净、干燥的容器内（不能用乳胶避孕套），贴上标签。采集微生物培养标本须无菌操作。开始射出的精液精子浓度最高，终末部分精子浓度最低。

（三）标本运送

精液采集后应立即送检，存放时间不超过1小时。温度低于20℃或高于40℃将影响精子活动，故冬季应注意保温（25~35℃）送检。

（四）标本采集次数

因精子生成日间波动较大，不能仅凭一次检查结果做诊断。一般应间隔1~2周检查一次，连续检查2~3次，综合分析作出判断。

知识链接

精液（seminal fluid）是由精浆（约95%）和悬浮于精浆中的精子（约5%）组成的混合液体。精浆由精囊液、前列腺液，以及睾丸、附睾、输精管、尿道旁腺、尿道球腺分泌的少量液体混合而成。精浆的化学成分十分复杂，有各种精浆蛋白（白蛋白、免疫球蛋白、纤维蛋白原、α_2巨球蛋白、纤维蛋白等）、酶类（酸性磷酸酯酶、乳酸脱氢酶-X、溶菌酶及激素、微量金属元素等）。精液的有形成分除精子外，还含有少量的白细胞和生殖道脱落的上皮细胞等。

睾丸精曲小管内的生精细胞在腺垂体（脑垂体前叶）分泌的促性腺激素刺激下，经精原细胞、初级精母细胞、精子细胞几个阶段的分化演变，最后发育为成熟的精子，此过程约需70天。70%的精子储存于附睾内，2%储存于输精管内，其余储存于输精管的壶腹腔部，精囊仅存少量。射精时，精子随精浆一起经输精管、射精管和尿道排出体外。

四、课后讨论

1. 精液标本采集前应做哪些准备工作?
2. 精液标本的采集与处理?

五、任务反馈

填写如下学生自评表。

任务：精液标本采集与处理

评价项目	评价标准	分值	得分
精液标本采集与处理	正确指导患者做好精液标本采集前准备	20	
	指导患者正确采集精液标本	40	
	正确运送与保存标本	20	
学习态度	态度端正，积极好学	5	
协作能力	具有团队协作精神	5	
职业素质	检以求真、验以求实，不弄虚作假，不编造数据	5	
生物安全意识	生物安全意识强，医疗垃圾分类处理，注意做好个人防护	5	
合计		100	

任务二　精液的一般性状检查

一、任务技能点

（1）精液的一般性状检查，如颜色、透明度、精液量、黏稠度、酸碱度的检查方法

（2）精液液化时间的测定

二、任务导入

采集精液标本后，进行一般性状检查。

三、任务指导书

精液的一般性状检查包括观察其颜色、透明度，测定精液量、黏稠度、酸碱度等。

（一）颜色和透明度

正常精液为不透明的液体，灰白或乳白色，较黏稠，液化后为较稀薄的半透明乳白色液体，久未排精者可略显浅黄色。

黄色或棕色脓性精液常见于前列腺炎和精囊炎。

若精液呈淡红、鲜红、暗红或酱油色且含大量红细胞者为血性精液，可能是生殖系统炎症、结核、肿瘤或结石所致。

（二）精液量

一定精液量是保证精子活动的间质，可以中和阴道的酸性分泌物，保护精子的生命

力，有利于精子进入宫颈口。精液过多和过少均可能造成不育。

精液测定方法为用小量筒或刻度离心管测定液化后的全部精液量，用毫升数报告。正常男子一次排精量2~6ml，平均3.5ml。精液的一次排出量与排精间隔时间有关。如一次排出精液量过多（>8ml），则精子可被稀释而相应减少，有碍生育。其可能由于垂体性腺激素过高，产生大量雄性激素所致。若禁欲5~7天射精量仍少于2ml，为精液减少；精液量减至数滴，甚至排不出时，称为无精液症，见于生殖系统结核和非特异性炎症。

（三）精液液化时间

精液液化时间是指新排出的精液由胶胨状态转变为稀薄状液体所需的时间。在室温下，正常精液排出后一定时间内可自行液化。若排出的精液超过60分钟仍不液化，始终呈胶冻状或团块状，此时精子会丧失正常泳动力。即使精子总数、密度、正常形态及活动率均正常，精子运送困难，也很难使女方受孕，此因素也是造成男性不育的原因之一，需及时治疗。

1. 测定方法 精液标本采集后立即观察其是否凝固，然后置于37℃水浴箱中，每5分钟检查1次，直至液化，记录精液从凝固至完全液化的时间。

2. 参考范围 室温（25~35℃）下，正常精液排出后60分钟内可自行液化。

3. 临床意义 前列腺炎时，由于其功能受影响，导致精液液化时间延长，甚至不液化，可抑制精子活动力，而影响生育能力。若4小时不液化者，为不育原因之一，可直接报告24小时不液化。

（四）精液黏稠度

精液黏稠度过高或过低可影响精子功能。

1. 测定方法 有直接玻棒法和滴管法。

（1）直接玻璃棒法 将玻璃棒插入精液标本中，提起玻璃棒时可拉起黏液丝。

（2）滴管法 用Pasteur滴管吸入液化精液，然后让精液靠重力滴落，并观察拉丝长度。

2. 参考范围 拉丝长度<2cm，呈水样，形成不连续小滴。

3. 临床意义 精液黏稠度减低，新排出的精液似米汤样，可见于先天性无精囊及精子浓度太低或无精子症；精液黏稠度增加可干扰精子计数、精子活力和精子表面抗体测定。

（五）精液酸碱度

精液酸碱度检查，是由精液的pH来衡量的。正常的精液呈碱性，在碱性的环境下，精子才能够很好地生存，保持其活动力以及生育力。如果精液偏酸，则会影响精子的活动能力和代谢。

1. 测定方法 用精密pH试纸或pH计测定液化后的精液。

2. 参考范围　pH 7.2~8.0。

3. 临床意义　精液pH测定应在排精后1小时内完成，放置时间延长，pH下降。弱碱性的精液可中和阴道分泌物中的有机酸，保护精子活动力，有利于受孕。

（1）pH<7并伴少精症，可能是由于输精管、精囊或附睾发育不全。

（2）pH>8，常见于急性前列腺炎、精囊炎或附睾炎，可能为精囊分泌过多或前列腺分泌过少所致。

四、课后讨论

精液标本一般性状检查主要有哪些项目？

五、任务反馈

填写如下学生自评表。

任务：精液的一般性状检查

评价项目	评价标准	分值	得分
精液标本的一般性状检查	正确操作精液一般性状的检查	20	
	正确测定精液的液化时间	40	
	正确分析检查结果	20	
学习态度	态度端正，积极好学	5	
协作能力	具有团队协作精神	5	
职业素质	检以求真、验以求实，不弄虚作假，不编造数据	5	
生物安全意识	生物安全意识强，医疗垃圾分类处理，注意做好个人防护	5	
合计		100	

任务三　精液的显微镜检查

一、任务技能点

（1）精子存活率测定

（2）精子活动力检查

（3）精子计数

（4）精子形态检查

（5）精液中其他细胞检查

二、任务导入

采集精液标本后，先进行一般性状检查，再进行显微镜检查。

三、任务指导书

（一）精子存活率测定

精子存活率（sperm motility rate）用活精子所占比例表示。

1.测定方法 标本用伊红Y、亚甲基蓝染色后在显微镜下观察并计数。活精子的细胞膜能阻止伊红Y、亚甲基蓝等染色剂进入细胞内，故不被染色；死精子细胞膜完整性受损，失去屏障功能，可被染色成橘红色或蓝色。高倍镜下计数200个精子，以不着色精子的百分率报告。

2.参考范围 有生育能力的男性，精子存活率≥75%（伊红染色法）。

3.临床意义 精子存活率降低是导致男性不育的重要原因。当精子存活率低于40%可致不育。精子存活率降低可见于：①精索静脉曲张；②生殖系统感染；③物理化学因素等。

（二）精子活动力检查

精子活动力（sperm motility）是指精子向前运动的能力，指精子的活动状态与活动质量。

1.原理 精液液化后，将精液滴于载玻片上，显微镜下观察精子的活动情况，计算活动率和活动力。

2.器材 显微镜，载玻片，盖玻片。

3.操作步骤

（1）取液化精液1滴滴于载玻片上，加盖玻片，高倍镜下观察100个精子，计数有尾部活动精子数，计算其百分率，即精子活动率。

（2）观察精子活动力。在观察活动率的同时，观察精子活动的强度。世界卫生组织将精子活动分为a、b、c、d四个级别，即精子活动力。a级：精子呈前向快速运动；b级：缓慢或呆滞前向运动；c级：非前向运动；d级：死精子。

4.质量保证 精子活动力受温度和保存时间的影响。精液排出后于37℃放置8小时，全部精子将失去活动力。因此必须使用液化后的新鲜标本检查。

5.参考范围 排精后60分钟内，具有前向运动能力的精子（a、b级）总和≥50%，或

a级精子>25%。

6.临床意义　精子活动力减弱是导致不育的主要原因。常见于：①精索静脉曲张，由于静脉血回流不畅，导致阴囊内温度升高及睾丸组织缺氧，使精子活动力下降。②生殖系非特异性感染，以及使用某些抗代谢药、抗疟药、雌激素等。

（三）精子计数

通过精子计数可求得精子浓度，乘以精液量还可求得一次射精排出的精子总数。

1.原理　采用碳酸氢钠破坏精液的黏稠度，甲醛固定精子，然后充入计数池，显微镜下计数一定范围内的精子数，换算成每升精液中的精子数。

2.试剂　精子稀释液。

3.器材　显微镜，血细胞计数板，小试管。

4.操作步骤

（1）取稀释液　取精子稀释液0.38ml于小试管内。

（2）加精液　加入混匀的液化精液20μl，充分混匀。

（3）充池　取1滴精子悬液充入计数池内，静置3~5分钟。

（4）观察　高倍镜下计数中央大方格内四角及中央5个中方格内的精子数。

5.计算

精子计数=5个中方格内精子数 × 10^9/L

精子总数=精子浓度 × 精液量

6.参考范围　正常成年男性，精子数量个体间的差异较大，一般>20 × 10^9/L。

7.质量保证

（1）精子数量变异较大，较准确的计数应在2~3个月内分别取3份或更多的精液标本检查。出现1次异常结果，应间隔7天后再复查，反复查2~3次后方能得出较准确结果。

（2）如常规检查未发现精子，应离心后取沉淀物检查，若仍无精子才能确定为无精子症。

8.临床意义　精子计数<20 × 10^9/L为少精子症。

少精子症可见于：①精索静脉曲张；②有害金属和放射性损害；③先天性和后天性睾丸疾病（如睾丸畸形、萎缩、结核、淋病、炎症等）；④输精管、精囊缺陷；⑤老年人在50岁以上者精子生成减少。

（四）精子形态检查

精子形态学检查的方法有两种。①制成新鲜湿片在相差显微镜下直接观察精子形态；②将液化精液涂成薄片，经固定、染色后用亮视野光学显微镜观察。

正常精子形态（图5-1-1）如下：①长50~60μm，分头、体、尾三部分，头部呈梨形或卵圆形，长4.0~5.0μm，宽2.5~3.5μm，顶体界限清楚，占头部的40% ~70%；②中段细，宽度<1μm，长度是头部的1.5倍，且在轴线上紧贴头部；③尾部比中段细，长约45μm，常弯曲，似蝌蚪状；④巴氏染色后正常精子头部顶体染成浅蓝色，顶体后区域染成深蓝色，中段染成浅红色，尾部染成蓝色或浅红色。

异常精子形态（图5–1–2）包括精子头部、颈段、中段和尾部的各种异常（表5–1–1）。

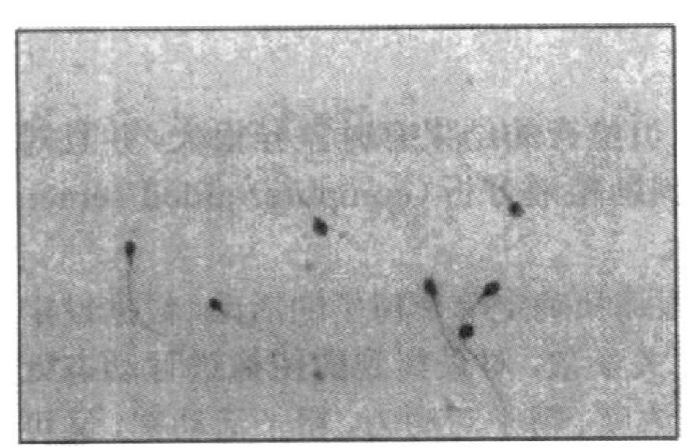

图5–1–1　正常精子形态

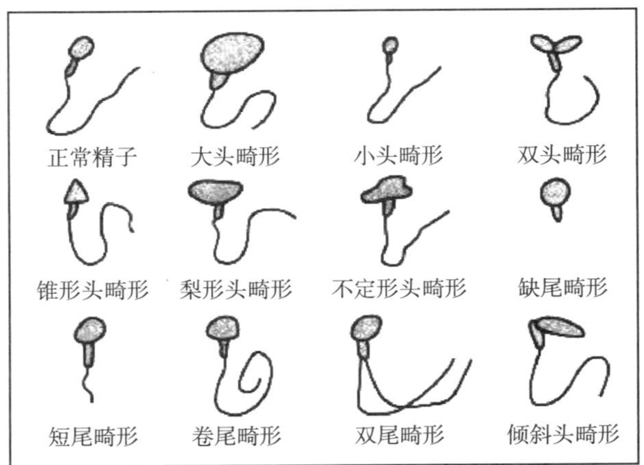

图5–1–2　异常精子形态

表5–1–1　精子形态异常

异常部位	异常表现
头部	大头、小头、双头、多头、无头、锥形头、无定性头、不规则头、有空泡头、头部边缘不齐、顶体过小等
颈段和中段	颈部弯曲、中段不规则、增粗、变细或联合异常等
尾部	双尾、短尾、多尾、断尾、卷曲尾、无尾或逗号样尾、尾部伴有末端异常或联合异常

1.原理　正常精子形似蝌蚪，头部呈椭圆形，尾长可弯曲，经过瑞特染色后，显微镜下观察100~200个精子，观察形态正常和异常精子数及其所占的比例。

2.试剂　Wright染液。

3.器材　显微镜，载玻片，香柏油。

4.操作步骤

（1）涂片并染色　取液化精液1滴滴于载玻片上，直接涂片，自然干燥后行Wright染色。

（2）观察结果　油镜下计数200个精子，观察有无异形精子，同时计数精子凝集情况。

（3）结果判断　①头部异常：有大头、小头、尖头、双头、梨形头、无定形头及头部边缘不齐等。②体部异常：有分支、双支、体部肿胀甚至消失。③尾部异常：有双尾、卷曲尾、断尾、尾部消失等。

5.参考范围　正常形态精子≥30%（异常精子应<20%）。

6.质量保证　①观察精子形态的同时也要注意有无红细胞、白细胞、上皮细胞和肿瘤细胞等。②注意观察有无未成熟的生殖细胞，如发现未成熟生殖细胞，应计数200个生殖细胞（包括精子），计算其未成熟生殖细胞百分率。③如果精子数>10×10^9/L，可直接涂片检查；如果<10×10^9/L，则应将精液离心15~20分钟后，取沉淀物涂片检查。④衰老的精子体部也可膨大并有被膜，不宜列入异形精子。

7.临床意义　畸形精子增加与睾丸、附睾的功能异常密切相关，见于感染、外伤、高温、放射线、乙醇中毒、药物、工业废物、环境污染等，也可见于生殖系统感染、精索静脉曲张、雄性激素水平异常时；某些化学药物（如硝基呋喃妥英）、遗传因素也可影响睾丸生精功能，导致畸形精子增多。

（五）精液中其他细胞检查

在观察精子形态的同时，应注意观察涂片内各种细胞形态的变化，如脱落上皮细胞、红细胞、白细胞、生精细胞等。

1.上皮细胞、红细胞、白细胞　正常育龄男性精液中偶见前列腺上皮细胞（呈柱状或立方形、圆形及多边形）、精囊细胞（呈圆形或卵圆形，嗜碱性，胞质含色素颗粒）、尿道移形上皮细胞（多边形）、柱状或鳞状上皮细胞；少量红细胞和白细胞。

（1）参考范围　极少量白细胞和上皮细胞，红细胞一般不见或偶见。

（2）临床意义　精液中红细胞、白细胞增多，见于生殖道炎症、结核、恶性肿瘤等。

2.生精细胞　未成熟的男性生殖细胞即生精细胞，包括精原细胞、初级精母细胞、次级精母细胞和发育不完全的精子细胞。

（1）质量保证　生精细胞胞体较大，常有1~2个核，有时易与中性粒细胞相混淆，尤其是用未染色精液镜检时不易识别，可用过氧化物酶染色鉴别，前者为阴性，后者为阳性。

（2）参考范围　正常人的生精细胞<1%。

（3）临床意义　当睾丸精曲小管的生精功能受到药物或其他因素的影响或损害时，精液中可见较多的病理型生精细胞。

四、课后讨论

精液的显微镜检查主要有什么内容？

五、任务反馈

填写如下学生自评表。

任务：精液的显微镜检查

评价项目	评价标准	分值	得分
精液的显微镜检查	正确测定精子存活率	15	
	正确检查精子活动力	15	
	正确精子计数	10	
	正确检查精子形态	10	
	正确检查精液中其他细胞形态	30	
学习态度	态度端正，积极好学	5	
协作能力	具有团结协作精神	5	
职业素质	检以求真、验以求实，不弄虚作假，不编造数据	5	
生物安全意识	生物安全意识强，医疗垃圾分类处理，注意做好个人防护	5	
合计		100	

任务四　精液的化学与免疫学检查

一、任务技能点

1. 精液化学检查
2. 精液免疫学检查

二、任务导入

请完成“情景导入”案例中精液标本的化学与免疫学检查。

三、任务指导书

（一）精液化学检查

精液化学成分和某些酶类主要反映了附属性腺的分泌功能，对男性不育诊断、治疗及病因分析有重要临床意义（表5-1-2）。

表 5-1-2　精液化学成分检查的参考范围及临床意义

检查项目	参考范围	临床意义
酸性磷酸酶	磷酸苯二钠法：48.8~280.6U/ml β-硝基酚法：≥每次射精200U 速率法：80~100U/ml	减低见于前列腺炎，可使精子活动减弱，受精率下降；增高见于前列腺癌和前列腺增生
乳酸脱氢酶同工酶-X（LDH-X）活性	电泳法：相对活性≥42.6% 绝对活性（1430±940）U/L	降低见于少精或无精
精浆果糖	间苯二酚比色法：（9.11~17.67）mmol/L 吲引哚比色法：≥每次射精13μmol/L	降低见于精囊炎和雄激素分泌不足；缺如见于先天性精囊缺如、逆行射精等
精子顶体酶活性	速率法：（36.72±21.43）U/L	活性与精子计数、精子顶体完整率呈正相关；活性降低可致不育
中性α-葡萄糖苷酶	比色法：≥每次射精20mU	活性与精子密度、精子活动力呈正相关，有助于鉴别输精管阻塞、睾丸生精障碍所致的无精子症
精浆枸橼酸	紫外比色法：每次射精50μmol 吲引哚比色法：≥每次射精13μmol	含量显著减少见于前列腺炎，与睾酮水平相关，可以判断雄激素分泌状态

（二）精液免疫学检查

据WHO估测，在育龄夫妇原因不明的不育症中，免疫性不育占10%~20%。近年来对免疫性不育机制的研究发展很快，而检测到抗精子抗体是引起免疫性不育的重要原因之一。

1. 抗精子抗体（AsAb）检测　人类精子具有抗原性，在某些病理因素刺激下可在自身或配偶的血液及生殖道分泌物中产生抗精子抗体（AsAb）。AsAb与精子结合后可引起精子凝集、制动，抑制精子的顶体活性，或使精子黏附聚集子宫颈黏液上，难以穿透包围卵细胞的放射冠和透明带，影响受孕，即使完成受精过程亦可导致死胎或流产。因此检测AsAb对免疫不孕症的诊断、疗效观察、病因学研究等具有临床意义。

常用的检测方法有精子凝集试验（SAT）、精子制动试验（STT）、间接免疫荧光试验、放射免疫检测法（RIA）及酶联免疫吸附法（ELISA）等。因SAT法操作简便，故较为常用。

精子凝集试验（sperm agglutination test，SAT）：血清、生殖道分泌物中存在的AsAb与精子膜固有抗原结合，使精子出现头-头、头-尾、尾-尾的凝集现象。镜下观察精子的凝集情况，判断AsAb的凝集效价。

2. 精浆免疫抑制物质测定　人类精液含30多种抗原，之所以进入女性生殖道后通常不引起免疫应答，是因为在精浆中含有免疫抑制物质（seminal plasma immunoinhibition material，SPIA）。SPIA免疫抑制效应可能是多种物质综合作用的结果，其中的妊娠相关蛋白A亦称为男性抑制物质，能抑制机体对精子的免疫反应，保护受精卵免受排斥，以维持正常的生殖过程。据研究，SPIA活性降低与不育症、习惯性流产、配偶对丈夫精液过敏等疾病密切相关。

3. 精浆免疫球蛋白测定　参阅免疫学检验技术。

正常精浆：IgA（90.3±57.7）mg/L

IgG（28.6±16.7）mg/L

IgM（2.3 ± 1.9）mg/L

抗精子抗体（AsAb）阳性者IgM增高，生殖系炎症者分泌型IgA增高。

知识链接

抗精子抗体（AsAb）与男性不育

1899年，Metchnikoff及Landsteiner首先发现精子具有抗原性。1954年，Wilson和Rumke分别在男性不育症待检者中发现了AsAb。后来Franklin和Dukes在女性不孕者中也发现了ASAb。AsAb可存在于血清、精浆、宫颈黏液和精子表面。其可妨碍精子产生，干扰精子获能和顶体反应，影响精子的运行，影响精卵结合，干扰胚胎着床及影响胚胎存活。随着生殖免疫学的发展，免疫性不育越来越引起人们的重视。研究发现，5%的生育男性体内存在AsAb。因此，不是所有的AsAb都会改变精子的生育功能，没有任何一种特异性的AsAb能够完全导致不育。

四、课后讨论

精液的化学与免疫学检查主要检查什么项目?

五、任务反馈

填写如下学生自评表。

任务：精液的化学与免疫学检查

评价项目	评价标准	分值	得分
精液的化学与免疫学检查	正确检查精液的化学成分	20	
	正确分析异常化学成分的临床意义	20	
	正确完成精液免疫学的相关检查	20	
	正确分析异常免疫学指标的临床意义	20	
学习态度	态度端正，积极好学	5	
协作能力	具有团结协作精神	5	
职业素质	检以求真、验以求实，不弄虚作假，不编造数据	5	
生物安全意识	生物安全意识强，医疗垃圾分类处理，注意做好个人防护	5	
合计		100	

任务五　计算机辅助精液分析及临床应用

一、任务技能点

（1）计算机辅助精液分析系统

（2）精子质量分析仪检验

二、任务导入

计算机辅助精液分析系统应用于临床，检测结果更客观、重复性好，并能对图像进行动态分析处理。

三、任务指导书

（一）计算机辅助精液分析系统

传统精液分析有很大的主观性，不同检验人员分析的结果有时相差很大。计算机辅助精子分析（computer-aided semen analysis，CASA）系统是20世纪80年代新发展的技术。通过摄像机或录像机与显微镜连接，确定和跟踪单个精子细胞的活动，根据设定的精子运动的移位、精子大小和灰度及精子运动的有关参数，对采集到的图像进行动态处理分析并打印结果。CASA既可定量分析精子密度、精子活力、精子活动率，又可以分析精子运动速度和运动轨迹特征。

CASA系统检测参数有曲线速度（curvilinear velocity，VCL）、平均路径速度（average path velocity，VAP）、直线运动速度（straight-line velocity，VSL）、直线性（linearity，LN）、精子头侧摆幅度（amplitude of lateral head displacement，ALH）、前向性（straightness，STR）、摆动性（wobbIe，WOB）、鞭打频率（beat-cross frequency，BCF）、平均移动角度（meanangle of deviation，MAD）等。

（二）精子质量分析仪检验

20世纪90年代初，美国发明了精子质量分析仪（sperm quality analyzer，SQA）。1997年，以色列生产出SQA Ⅱ型精子质量分析仪。精子质量分析仪通过显示精子密度、精子活力指数、精子形态等来反映精子的质量。通过显示精子密度、精子活力指数、精子形态等来反映精子的质量。

精子质量分析仪是利用光电检测原理，当光束通过液化的精液时，精液中精子的运动引起的光密度的变化，包括光密度频率变化和振幅变化。频率、振幅变化越大，则精子质量越好；反之，精子质量越差。

SQA检测参数有功能性精子浓度（functional sperm concentration，FCS）、活动精子浓度（motile sperm concentration，MSC）、精子活动指数（sperm motility index，SM）、总功能精子浓度（total functional sperm concentration，TFSC）、总活动精子浓度（total motile sperm concentration，TMSC）。

四、课后讨论

计算机辅助精液分析系统应用于精液分析相对于传统的显微镜检查，有哪些优缺点？

五、任务反馈

填写如下学生自评表。

任务：计算机辅助精液分析及临床应用

评价项目	评价标准	分值	得分
计算机辅助精液分析及临床	掌握计算机辅助精液分析系统原理	20	
	了解精子质量分析仪检验	20	
	正确使用计算机辅助系统分析精液	20	
	正确分析结果	20	
学习态度	态度端正，积极好学	5	
协作能力	具有团结协作精神	5	
职业素质	检以求真、验以求实，不弄虚作假，不编造数据	5	
生物安全意识	生物安全意识强，医疗垃圾分类处理，注意做好个人防护	5	
合计		100	

目标检测

参考答案

1. 有关精液标本的采集和运送，错误的叙述是（　　）
   A. 精液标本是放在洁净的玻璃或塑料容器中
   B. 能用避孕套采集标本
   C. 送检时间不超过1小时
   D. 少精症患者一般应间隔1~2周重复检查，连续2~3次

E. 应保温运送

2. 下列哪项除外是精液检验项目中的主要指标（　　）

A. 精液量　B. 精子成活率

C. 异形精子数　D. 精子计数

E. 总精子数

3. 刚排出的精液具有高度的黏稠性，这种黏稠性与哪种物质的存在有关（　　）

A. 维生素C　B. 纤溶酶

C. 酸性磷酸酶　D. 果糖

E. 凝固酶

4. 正常精液排出体外可自行液化，主要与哪种物质的存在有关（　　）

A. 纤溶酶　B. 凝固酶

C. 酸性磷酸酶　D. 果糖

E. 精子顶体酶

5. 正常精液液化时间一般不超过（　　）

A. 10min　B. 20min

C. 30min　D. 40min

E. 60min

6. 精液液化延缓或不液化常见于（　　）

A. 前列腺炎　B. 精囊炎

C. 睾丸结核　D. 睾丸炎

E. 附睾炎

7. 正常人精液排出后1小时内精子存活率至少应（　　）

A. >10%　B. >30%

C. >60%　D. >90%

E. >95%

8. 根据WHO推荐，将精子活动力分为（　　）

A. 3级　B. 4级

C. 5级　D. 6级

E. 7级

9. B级精子活动是指精子呈（　　）

A. 快速前向运动　B. 慢速或呆滞前向运动

C. 原地打转　D. 非前向运动

E. 不动状态

10. 精子原地打转、活动迟钝应属于精子活力哪一级（ ）

A. a级　　B. B级

C. C级　　D. D级

E. E级

书网融合……

微课

重点小结

习题

项目二　前列腺液检查

学习目标

通过本章内容学习，学生能够：

1. 掌握　前列腺液标本的采集和处理。
2. 学会前列腺液的一般性状检查和显微镜检查技术。
3. 培养求真务实的工作作风。

情境导入

情境描述　患者，男，46岁。反复泌尿系感染，此次又因尿频、尿急、尿痛、尿滴沥、骨盆区域疼痛不适就诊。医生经按摩取前列腺液进行检验，量少2~3滴，呈黄白色脓性，镜下可见卵磷脂小体约++/HP，白细胞15~20个/HP，前列腺颗粒细胞3~5个/HP。

讨论　（1）该待检者应诊断为什么病？

（2）请列出对该病的诊断依据，并说明需要完善哪些相关检查？

任务一　标本采集与处理

PPT

一、任务技能点

（1）前列腺液标本的采集

（2）前列腺液标本检查后的处理

二、任务导入

1. 指导临床正确采集前列腺液标本。
2. 处理好检查后的前列腺液标本。

三、任务指导书

前列腺液检查用于协助诊断前列腺炎症、滴虫、结核、结石、肿瘤等，也可用于性传播疾病的检查。

1. 标本采集 前列腺液标本由临床医师行前列腺按摩术后采集。量少时可直接滴在玻片上，量多时弃去第1滴前列腺液后，收集在洁净干燥的试管内。采集微生物培养的标本应无菌操作，将标本收集在灭菌容器内并立即送检。

疑有前列腺结核、脓肿或肿瘤的待检者禁忌前列腺按摩。一次按摩失败或检查结果阴性而明确有临床指征者，可隔3~5天后复查。检查前3天患者应该禁止性活动，以免白细胞增加。

2. 标本检查后的处理 检验后的标本、试管、载玻片应浸入5%甲酚皂溶液24小时或0.1%过氧乙酸12小时，如试管和玻片需反复使用，还应煮沸、流水冲洗、晾干或烘干备用。

四、课后讨论

前列腺液标本采集与处理注意事项有哪些？

五、任务反馈

填写如下学生自评表。

任务：前列腺液标本采集与处理

评价项目	评价标准	分值	得分
前列腺液标本采集与处理	正确指导患者做好前列腺液标本采集前准备	20	
	指导患者正确采集前列腺液标本	40	
	正确处理检查后的标本	20	
学习态度	态度端正，积极好学	5	
协作能力	具有团结协作精神	5	
职业素质	检以求真、验以求实，不弄虚作假，不编造数据	5	
生物安全意识	生物安全意识强，医疗垃圾分类处理，注意做好个人防护	5	
合计		100	

目标检测

参考答案

疑为前列腺结核、脓肿或肿瘤的待检者禁忌前列腺按摩。一次按摩失败或检查结果阴性，而明确有临床指征者，可（　　）

A. 马上复查
B. 隔1天复查
C. 隔3~5天后重新复查
D. 无需理会
E. 以上选项都不对

任务二　前列腺液一般性状检查及显微镜检查

一、任务技能点

（1）前列腺液的一般性状检查

（2）前列腺液的显微镜检查

二、任务导入

采集前列腺液标本后，进行一般性状检查及显微镜检查。

三、任务指导书

（一）一般性状检查

1. 量　正常前列腺液为数滴至2ml左右。①减少：见于前列腺炎；若前列腺液减少甚至采不出，提示前列腺分泌功能严重不足，常见于某些性功能低下者和前列腺炎。②增多：见于前列腺慢性充血、过度兴奋时。

2. 外观　正常前列腺液呈淡乳白色稀薄黏液状，不透明而有光泽。

（1）红色　为出血的征象，见于精囊炎、前列腺炎、前列腺结核、结石及肿瘤，也可因按摩时用力过重所致。

（2）黄色浑浊、脓性黏稠　提示化脓性感染，见于化脓性前列腺炎或精囊炎。

3. 酸碱度　正常前列腺液呈弱酸性，pH为6.3~6.5。50岁以后略增高。混入较多精囊液时，pH也增高。

（二）显微镜检查

前列腺液通常采用非染色直接涂片法进行显微镜检查，也可采用瑞氏染色、HE染色或巴氏染色法等检查炎症变性的细胞和癌细胞，协助诊断前列腺炎和恶性肿瘤，还可以直接进行革兰染色或抗酸染色，查找病原微生物。

1.涂片直接检查 先低倍镜观察全片，再用高倍镜观察10个视野内的卵磷脂小体、白细胞、红细胞、前列腺颗粒细胞、精子、上皮细胞等有形成分。

统一报告方式：

a.卵磷脂小体

++++：满视野分布均匀/HP；

+++：占视野的3/4；

++：占视野的1/2；

+：占视野的1/4，数量显著减少，分布不均。

b.白细胞、红细胞、前列腺颗粒细胞、上皮细胞、精子等按10个高倍视野的平均值（××~××）个/HP。

（1）卵磷脂小体 呈圆形或卵圆形，折光性强，大小不均，多大于血小板，在前列腺液涂片中均匀分布，布满视野。前列腺炎时卵磷脂小体减少，分布不均，有成簇分布现象，严重者卵磷脂小体可消失。

（2）红细胞 正常前列腺液中偶见红细胞，<5个/HP。在前列腺炎、结核、结石和恶性肿瘤时可见红细胞增多；按摩时手法过重也可见红细胞增多。

（3）白细胞 正常前列腺液中WBC<10个/HP，分散存在。若WBC>15个/HP，且成簇分布，是慢性前列腺炎的指征之一。

（4）前列腺颗粒细胞 细胞体积较大，多为白细胞的3~5倍。含卵磷脂颗粒较多，可能是吞噬了卵磷脂颗粒的巨噬细胞。正常前列腺液中此种细胞不超过1个/HP，前列腺炎时可增多数倍至10倍，并伴有大量脓细胞。老年人的前列腺液中也可见此种细胞增多。

（5）淀粉样小体 圆形或卵圆形，具有同心圆线纹的层状结构，微黄或褐色，形似淀粉颗粒，故名淀粉样小体，其中心常含碳酸钙沉积物。如与胆固醇结合可形成结石。前列腺液中的淀粉样小体随年龄增长递增，无临床意义。

（6）精子 因精囊受挤压而排出，无临床意义。

（7）滴虫 见于滴虫性前列腺炎。

（8）细菌 细菌感染时，经培养可检出致病菌。

（9）其他 偶见碳酸钙-胆固醇结晶、磷酸-精胺结晶、磷酸钙结晶、上皮细胞等。

2.涂片染色检查 当直接显微镜检查见到畸形、巨大细胞或疑有肿瘤时，应将标本制成厚薄适宜的涂片，进行巴氏染色或HE染色检查，有助于前列腺炎和前列腺肿瘤的鉴别。如瑞氏染色发现嗜酸性粒细胞增多，有助于变态反应性或过敏性前列腺炎的诊断。

细菌学检查：前列腺液可直接采用革兰染色或抗酸染色，查找病原菌。革兰染色可检查前列腺和精囊感染的病原菌，以葡萄球菌最常见，其次是链球菌和革兰阴性杆菌（常为大肠埃希菌），也可见到革兰阴性球菌（淋病奈瑟菌的可能性最大）。前列腺液中的致病性分枝杆菌只有结核分枝杆菌一种。抗酸染色有助于慢性前列腺炎与结核的鉴别诊断。如已经确诊为生殖系统结核待检者，则不应该再做前列腺按摩术，以防止细菌扩散。

涂片检查细菌阳性率低，且不易确定细菌种属，需做细菌培养。

知识链接

前列腺液（prostatic fuid）是由前列腺分泌的不透明乳白色液体，是精液的重要组成部分，约占精液的30%。前列腺液主要成分包括蛋白质、葡萄糖、果糖、枸橼酸盐、维生素C、无机盐及多种酶类等。前列腺液有维持精液适宜pH、参与精子能量代谢、抑制细菌生长、促使精液液化等作用。有形成分包括淀粉样小体、卵磷脂小体、上皮细胞、颗粒细胞、血细胞、生精细胞、精子和某些结晶等。

四、课后讨论

标本采集对前列腺液一般性状检查及显微镜检查有什么影响?

五、任务反馈

填写如下学生自评表。

任务：前列腺液一般性状检查和显微镜检查

评价项目	评价标准	分值	得分
前列腺液一般性状检查和显微镜检查	会检查前列腺液的量、外观、酸碱度	30	
	会采用非染色直接涂片法进行前列腺液显微镜检查	30	
	会采用染色法检查炎症变性的细胞和癌细胞	20	
学习态度	态度端正，积极好学	5	
协作能力	具有团结协作精神	5	
职业素质	检以求真、验以求实，不弄虚作假，不编造数据	5	
生物安全意识	生物安全意识强，医疗垃圾分类处理，注意做好个人防护	5	
合计		100	

目标检测

参考答案

1. 正常前列腺液镜检多量、均匀布满视野的是（　　）

A. 红细胞　　B. 卵磷脂小体

C. 淀粉样体　　D. 脓细胞

E. 精子

2. 正常前列腺中WBC应少于（　　）

A. 3/HP　　B. 5/HP

C. 8/HP　　D. 10/HP

E. 15/HP

书网融合……

重点小结

习题

项目三　阴道分泌物检查 微课 2

学习目标

通过本章内容学习，使学生能够。

1. 重点掌握阴道分泌物标本的采集和处理。
2. 学会阴道分泌物的一般性状检验和显微镜检查技术。
3. 培养对病患的耐心、细心、责任心，克服处理标本过程的各种困难。

情境导入

情境描述　患者，女，29岁。因外阴瘙痒和灼热感、排尿困难、疼痛，尿急来医院就诊。检查时发现外阴发炎、糜烂、阴唇水肿、阴道及宫颈黏膜发红。取阴道分泌物进行检验。镜下：脓细胞20个/HP，球菌（++），未见杆菌和上皮细胞，找到阴道毛滴虫。

讨论　（1）该待检者诊断是什么病？

（2）请列出对该病的诊断依据。

任务一　标本采集与制备

PPT

一、任务技能点

（1）阴道分泌物采集

（2）阴道分泌物标本的制备

（3）质量保证

二、任务导入

指导临床采集阴道分泌物，并正确制备标本。

三、任务指导书

阴道分泌物检查常用于雌激素水平的判断和女性生殖系统炎症、肿瘤的诊断及性传播疾病（STD）的检查。包括一般性状检查和显微镜检查。

1. 阴道分泌物采集 阴道分泌物由妇产科医师采集。根据不同的检查项目可自不同部位取材。一般采用消毒刮板、吸管、棉拭子自阴道深部或阴道穹隆后部、宫颈管口等部位采集分泌物，浸入盛有1~2ml生理盐水的试管内，立即送检。

标本采集前，患者应停用干扰检查的药物，月经期间不宜进行阴道分泌物检查，以免影响检查结果。检查前24小时，禁止性交、盆浴、阴道检查、阴道灌洗及局部用药等。检查滴虫时，应注意标本保温（37℃），立即送检。

2. 阴道分泌物标本的制备 制备成生理盐水涂片直接观察阴道分泌物，或制备成薄涂片，以95%乙醇固定，经巴氏染色、吉姆萨染色或革兰染色后，进行肿瘤细胞筛查或病原微生物检查。

3. 质量保证 取材所用的消毒刮板必须是一次性无菌用品，吸管或棉拭子不粘有任何化学药品或润滑剂。阴道窥器插入前必要时可使用少量润滑剂。采集用于细菌学检查的标本，应无菌操作。标本采集后要防止污染。

知识链接

阴道分泌物（vaginal discharge）是女性生殖系统分泌的液体。其主要由阴道黏膜、宫颈腺体、前庭大腺以及子宫内膜的分泌物混合而成，俗称“白带”。

四、课后讨论

简述阴道分泌物检查的临床应用。

五、任务反馈

填写如下学生自评表。

任务：阴道分泌物标本采集与制备

评价项目	评价标准	分值	得分
阴道分泌物标本采集与制备	正确指导患者做好阴道分泌物标本采集前准备	20	
	知道如何采集和制备阴道分泌物标本	40	
	正确运送与保存标本	20	
学习态度	态度端正，积极好学	5	
协作能力	具有团结协作精神	5	
职业素质	检以求真、验以求实，不弄虚作假，不编造数据	5	
生物安全意识	生物安全意识强，医疗垃圾分类处理，注意做好个人防护	5	
合计		100	

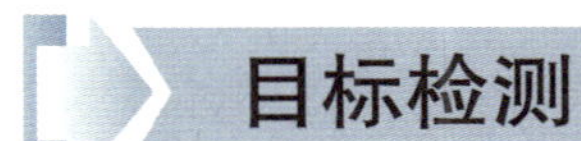

参考答案

阴道分泌物一般的采集方法是（　　）

A. 刮片法　　B. 棉拭子蘸取法

C. 子宫颈管吸取法　　D. 阴道后穹窿吸取法

E. 透明胶纸法

任务二　阴道分泌物一般性状检查

一、任务技能点

（1）阴道分泌物外观检查

（2）阴道分泌物酸碱度检查

二、任务导入

检验阴道分泌物的一般性状。

三、任务指导书

（一）外观

正常阴道分泌物，为白色稀糊状、无气味。其性状与雌激素水平高低及生殖器官充血情况有关：①临近排卵期，白带清澈透明，稀薄似蛋清，量多；②排卵期2~3天后量减少，浑浊黏稠；③行经前，量又增加；④妊娠期，量较多；⑤绝经期后，阴道分泌物减少，因雌激素减少、生殖器官腺体减少所致。

外观异常见于以下情况：

（1）大量无色透明黏性白带，常见于应用雌激素后及卵巢颗粒细胞瘤时。

（2）脓性白带　①黄色或黄绿色，味臭，多见于滴虫或化脓性感染；②泡沫状脓性白带，常见于滴虫性阴道炎；③其他脓性白带，见于慢性宫颈炎、老年性阴道炎、阿米巴性阴道炎、子宫内膜炎及阴道异物引发的感染等。

（3）豆腐渣样白带　是真菌性阴道炎的主要特征，患者常伴外阴瘙痒，分泌物呈豆腐渣样或凝乳状小碎块。

（4）血性白带　①分泌物内混有血液，量不定，有特殊臭味，应警惕恶性肿瘤如宫颈癌；②也可见于宫颈息肉、子宫黏膜下肌瘤、老年性阴道炎、慢性重度宫颈炎及使用宫内节育器的不良反应等。中老年女性患者，尤其警惕恶性肿瘤。

（5）黄色水样白带　是病变组织变性坏死所致。常见于子宫黏膜下肌瘤、宫颈癌、宫体癌、输卵管癌等。

（6）灰白色奶油样白带　黏稠度很低，稀薄均匀，常见于阴道加德纳菌感染。

（二）酸碱度

正常阴道分泌物呈酸性，pH 4.0~4.5。pH增高，见于各种阴道病、幼女及绝经期的妇女。

知识链接

女性在青春期前，两侧大小阴唇闭合紧密，处女膜完整，阴道闭合，各种病原微生物难以入侵。青春期后，受雌激素的周期性影响，阴道鳞状上皮细胞增生，由单层变为复层，中、表层细胞内所含的丰富糖原可被阴道杆菌利用而产生大量乳酸，使阴道呈酸性环境，此时只有阴道杆菌适宜在此环境中生存，其他杂菌则被抑制，阴道趋于清洁，这种作用称为阴道的自净作用。

四、课后讨论

阴道分泌物标本采集对一般性状检验有哪些影响？

五、任务反馈

填写如下学生自评表。

任务：阴道分泌物的一般性状检验

评价项目	评价标准	分值	得分
阴道分泌物的一般性状检验	会检查标本外观	40	
	会检查标本酸碱度	40	
学习态度	态度端正，积极好学	5	
协作能力	具有团结协作精神	5	
职业素质	检以求真、验以求实，不弄虚作假，不编造数据	5	
生物安全意识	生物安全意识强，医疗垃圾分类处理，注意做好个人防护	5	
合计		100	

目标检测

参考答案

1. 正常阴道分泌物pH为（　　）

A. 2.8~3.7　　B. 3.8~4.4

C. 4.5~5.2　　D. 7.31~8.1

2. 奶油样白带常见于（　　）

A. 阴道加德纳菌感染　　B. 念珠菌阴道炎

C. 老年性阴道炎　　D. 输卵管癌

任务三　阴道分泌物显微镜检查

一、任务技能点

（1）阴道清洁度检查

（2）病原学检查

二、任务导入

通过显微镜判断阴道分泌物的清洁度并检查病原体。

三、任务指导书

（一）阴道清洁度检查

阴道清洁度是评价女性生殖系统炎症和卵巢功能的重要指标。育龄期女性阴道清洁度与性激素的周期性变化密切相关。

1. 原理 阴道分泌物是女性生殖系统分泌的液体，通过检查，可用于诊断女性生殖系统炎症、肿瘤及雌激素水平的判断。用显微镜观察阴道分泌物涂片，根据多视野观察到的白细胞（或脓细胞）、上皮细胞、乳酸杆菌、杂菌的数量，将阴道清洁度分成Ⅰ~Ⅳ度，以反映阴道清洁程度。

2. 试剂 生理盐水。

3. 器材 光学显微镜、载玻片。

4. 操作步骤 将阴道分泌物与少许（1滴）生理盐水混合涂片，先用低倍镜观察全片，选择厚薄适宜的区域，再在高倍镜下根据涂片中的白细胞（或脓细胞）上皮细胞、阴道杆菌与杂菌的数量分级判断清洁度，见表5-3-1。

表 5-3-1 阴道分泌物清洁度分级

清洁度	杆菌	球菌	白细胞或脓细胞	上皮细胞	真菌	滴虫	临床意义
Ⅰ度	+++~4+	-	0~5/HP	++++	无	无	正常
Ⅱ度	++	+	5~15/HP	++	无	无	正常
Ⅲ度	+	++~+++	15~30/HP	+	有	有	提示有炎症
Ⅳ度	-	++++	>30/HP	-	有	有	多见于严重的阴道炎

5. 参考范围 Ⅰ~Ⅱ度（无致病菌和特殊细胞）。

6. 临床意义 育龄期妇女阴道清洁度与卵巢功能、女性激素的周期变化特点有关。排卵前期，雌激素逐渐增多，阴道上皮细胞增生，糖原增多，随之阴道杆菌大量繁殖，pH下降，杂菌消失，阴道趋于清洁。当卵巢功能不足、雌激素降低、阴道上皮增生较差或病原体感染时，可见到阴道杆菌减少，杂菌随之增多，导致阴道不清洁，如行经前及绝经后。故阴道清洁度的最佳判定时间应为排卵期。

Ⅲ度：提示炎症，如阴道炎、宫颈炎。

Ⅳ度：多见于严重阴道炎，如滴虫性阴道炎、淋菌性阴道炎等。但在细菌性阴道炎时，仅为阴道杆菌的减少、杂菌的增多，而白细胞不多，上皮细胞却增多，故不能仅用阴道清洁度作为判断是否存在感染的唯一标准，还应根据不同疾病的诊断标准和检查结果进行综合分析。

阴道清洁度与病原体侵袭等因素有关。当阴道炎症时，病原菌或寄生虫消耗了上皮细胞的糖原，阻碍了阴道杆菌的酵解作用。阴道pH上升，阴道杆菌逐渐减少或消失，导致病原菌大量繁殖，阴道清洁度变差。未发现病原微生物而有清洁度不佳者，为非特异性阴道炎。

（二）病原学检查

1.原虫　引起阴道感染的原虫中主要是阴道毛滴虫（TV），可致滴虫性阴道炎。患者外阴灼热、瘙痒，阴道分泌物呈脓性泡沫状，将此分泌物用生理盐水悬滴法置于低倍显微镜下观察，可见波动状或螺旋状运动的虫体将周围白细胞或上皮细胞推动。经瑞氏染色或巴氏染色后在高倍镜下可见虫体（图5-3-1）呈顶宽尾尖倒置梨形，虫体长8~45μm，大小为白细胞的2~3倍。虫体前1/3处有一椭圆形细胞核，染紫红色，似橄榄球状。虫体顶端有4根前鞭毛，后端有1根后鞭毛，体侧有波动膜，借以移动。此时阴道分泌物的清洁度为Ⅲ、Ⅳ度。

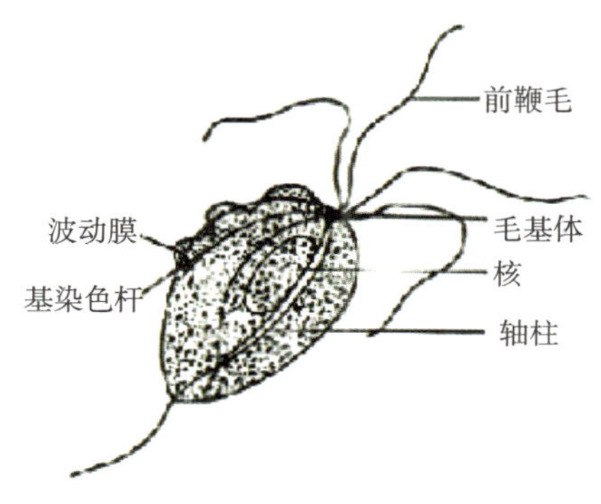

图5-3-1　阴道毛滴虫

阴道毛滴虫生长繁殖的最适pH为5.5~6.0，适宜温度为25~42℃，故在检验时应注意保温，方可观察到阴道毛滴虫的活动。

阴道分泌物中查到阴道毛滴虫是诊断滴虫性阴道炎的依据，近年来采用阴道毛滴虫单抗制备的胶乳免疫凝集试剂盒可提高滴虫性阴道炎的诊断率。

（1）直接涂片法　是目前临床实验室最常用的方法，常与阴道清洁度检验同时进行，应注意保温。在25~37℃的新鲜标本中，镜下可见波状或螺旋状运动的虫体，运动活泼，形态易于辨认。

（2）胶乳凝集快速检验法（LTA）　将结合抗TV抗体的聚苯乙烯胶乳溶液同阴道分泌物混合，抗TV抗体可与分泌物中毛滴虫的可溶或不可溶抗原结合，发生特异性凝集反应。

2.真菌　阴道真菌为条件致病菌，在阴道抵抗力降低或局部环境改变时容易发病，真菌性阴道炎以找到真菌为诊断依据。阴道真菌85%为白色念珠菌，偶见阴道纤毛菌、放线菌等。白色念珠菌感染常见于糖尿病患者、妊娠期妇女、不良卫生习惯或交叉感染。

检验方法有直接涂片法和浓集法。

（1）直接涂片法　于玻片上加10%KOH溶液1滴，将阴道分泌物与其混匀涂片加盖玻片于低倍和高倍镜下观察。可见到单个散在或成群状、链状白色念珠菌的卵圆形、无色透明孢子和假菌丝。

（2）浓集法　取阴道分泌物1ml于清洁干燥的试管中，再加入等量的10%KOH溶液混匀，置37℃水浴3~5分钟后取出，以相对离心力（RCF）40g（500r/min）离心3分钟，取管底沉淀物涂片观察。也可使涂片干燥后做革兰染色或瑞氏染色，于油镜下观察，可见到卵圆形革兰阳性孢子或与出芽细胞相连接的假菌丝，成链状及分支状。

3.淋病奈瑟菌　俗称淋球菌，为革兰阴性双球菌，直径0.6~0.8μm，呈肾形或卵圆形，常成凹面相对排列，是淋病的病原体。淋病是目前世界上发病率较高的性传播疾病之一。人类是淋病奈瑟菌唯一的宿主，性关系紊乱导致淋球菌在人群中的广泛传染及流行。

检验方法有涂片革兰染色法、培养法、免疫学检查法及其他等。

（1）涂片革兰染色法　是查找淋病奈瑟菌的首选方法。以宫颈管内分泌物涂片的阳性率最高，为100%；阴道上1/3部分为84%；阴道口处为35%。一般需将宫颈表面脓液拭去，用棉拭子插入宫颈管1cm深处停留10~30秒，旋转一周取出，将分泌物涂布在玻片上，经革兰染色后油镜检查，查找革兰阴道性双球菌，除可见散在于白细胞之间外，还可见其被吞噬于中性粒细胞胞质之内。

（2）培养法　因淋病奈瑟菌对各种理化因子抵抗力弱，用涂片法可被漏诊，必要时可进行淋病奈瑟菌培养，有利于菌株分型。

（3）免疫学检查法　用单克隆抗体技术生产的淋病抗血清，可与分泌物中的淋病奈瑟菌结合，采用免疫荧光技术，在30分钟内即可准确得出结果。比培养法快，比涂片法准确，较易掌握。

（4）其他方法　如PCR技术、淋病奈瑟菌DNA探针、菌毛探针和RNA探针等。

4.阴道加德纳菌　（Gardherella vaginalis，GV）　其和某些厌氧菌共同引起的细菌性阴道病是女性生殖道的常见病和多发病，为非特异性炎症，亦属于性传播疾病之一。该菌还能以非性行为方式传播。

阴道加德纳菌产生高浓度的丙酮酸和氨基酸，可被阴道厌氧菌群脱羧基生成相应的胺，引起皮肤黏膜过敏、血管通透性增加、上皮细胞脱落，阴道分泌物呈奶油状，大量排出，有恶臭。

（1）阴道加德纳菌检查　待检者阴道分泌物经革兰染色后可见染色不定的小杆菌。大小为（1.5~2.5）μm×0.5μm，具有多形性，呈杆状或球杆状，阴道分泌物pH常>4.5，胺试验阳性。

（2）阴道菌群检查　由于细菌性阴道病时乳酸杆菌减少，加德纳菌增加，可计算乳酸杆菌和加德纳菌的数量变化，作为本病诊断参考。

取阴道分泌物涂片，革兰染色，用油镜观察3~5个视野，计算乳酸杆菌和加德纳菌的数量变化。乳酸杆菌为革兰阳性大杆菌（1~5）μm×1μm，常成双，单根、链状或栅状排列。非细菌性阴道病时乳酸杆菌>5个/油镜视野，仅见少许加德纳菌。细菌性阴道病不仅可见到大量加德纳菌，还有其他细小的革兰阳性或阴性杆菌，乳酸杆菌<5个/油镜视野或无乳酸杆菌。

（3）线索细胞检查　是诊断加德纳细菌性阴道病的重要指标。线索细胞是在阴道鳞状上皮细胞黏附了大量加德纳菌及其他短小杆菌而形成巨大的细胞团，上皮细胞表面毛糙，有斑点和大量的细小颗粒。

细菌性阴道炎的诊断标准是：①阴道分泌物增多，呈稀薄均匀奶油样；②分泌物pH大于4.5；③胺试验阳性；④线索细胞。凡有线索细胞再加上述任意2条，诊断即可成立。

5.衣原体　泌尿生殖道沙眼衣原体感染是目前常见的性传播疾病之一。国外报道生殖道感染率为10.8%，由于感染后无特异症状，易造成该病流行，引起女性急性阴道炎和宫颈炎等。

沙眼衣原体是一类在细胞内寄生的微生物，革兰染色阴性，呈圆形或椭圆形。其具有独特的发育周期，并以二分裂方式繁殖，形成包涵体。

衣原体感染者的白带呈脓性黏液状，与细菌感染的脓性白带不同。采集标本时，取脓性分泌物涂片，或作尿道内拭子，也可刮取宫颈细胞作涂片。经吉姆萨染色，油镜检查时可见到细胞内包涵体，但阳性率很低。

可结合分泌物和尿中多形核白细胞的量进行分析：①尿道内拭子涂片革兰染色可见多形核白细胞>4个/HP。②清晨尿离心沉淀取沉渣检查，白细胞>10个/HP。以上两点可协助诊断。

其他检测方法有直接荧光素标记抗体法、DNA探针技术等。

6.病毒　在人类性传播疾病中有相当一部分是由病毒引起的。可从阴道分泌物中检测的病毒有以下几种。

（1）单纯疱疹病毒（herpes cimplex virus，HSV）　有两种血清型，HSV-Ⅰ和HSV-Ⅱ型，生殖道感染以Ⅱ型为主，约占85%，表现为生殖器官疱疹、溃疡，并通过胎盘引起胎儿感染，发生死胎、流产和畸形。实验诊断多取病损处分泌物涂片进行细胞学检测、病毒培养或荧光素标记抗体检测。在孕期感染的监测中，可采取宫颈部位分泌物做包涵体检查。感染早期靶细胞轻度或中度增大，核呈嗜碱性不透明的匀质状毛玻璃样外观，偶伴有核空泡化。由于核的增殖与胞质肿大而形成多核或巨大细胞。感染晚期可发现细胞核内有嗜伊红包涵体，周围有透明晕。

（2）人巨细胞病毒（human cytomegalo virus，HCMV） 是先天性和围生期感染的常见病原体。HCMV感染多发生在2岁以下，主要是隐性感染，大多数人为长期潜伏感染，机体免疫力下降时易复发感染。若妊娠3个月内发生宫内感染，可引起流产、死胎、早产、小头、智力低下等。核酸检测灵敏度高，不能区分潜伏感染和活动期感染。

（3）人乳头瘤病毒（human papilloma virus，HPV） HPV目前鉴别有50余型。引起女性生殖道感染的有23型，其中最主要的有6、11、16、18、31和33型。HPV感染细胞后的主要表现为：①增殖感染，即病毒在宿主细胞内复制，产生感染子代致使细胞死亡。②细胞转化，引起肿瘤发生，主要是引起生殖道鳞状上皮肉瘤样变，如16、18、31、33、35、29型，尤其是宫颈癌患者以检查出16和18型多见。HPV检测亦可采用传统的病毒培养、分泌物涂片、光镜检测。HE染色可见核周空晕和“气球样”病毒感染空泡细胞，但阳性率很低。下生殖道疣状赘生物者常可进行病理学电镜检查，可见到典型的病毒感染细胞或病毒颗粒。目前常采用病毒相应的寡核苷酸探针，与阴道分泌物中提取的DNA进行斑点杂交或夹心杂交PCR法检测。如采用PCR技术则可检测极微量的HPV（即10^6个细胞中有1个感染细胞）。阴道分泌物检查常用于雌激素水平的判断和女性生殖系统炎症、肿瘤的诊断及性传播疾病（STD）的检查。

四、课后讨论

阴道分泌物标本采集对显微镜检查有哪些影响?

五、任务反馈

填写如下学生自评表。

任务：阴道分泌物的显微镜检查

评价项目	评价标准	分值	得分
阴道分泌物的显微镜检查	会判断阴道分泌物清洁度	40	
	熟悉阴道分泌物病原学检查	40	
学习态度	态度端正，积极好学	5	
协作能力	具有团结协作精神	5	
职业素质	检以求真、验以求实，不弄虚作假，不编造数据	5	
生物安全意识	生物安全意识强，医疗垃圾分类处理，注意做好个人防护	5	
合计		100	

目标检测

参考答案

1. 下列不是阴道清洁度判断指标的是（　　）

A. 阴道杆菌　　B. 红细胞

C. 上皮细胞　　D. 白细胞

E. 杂菌

2. 关于正常阴道分泌物，错误的描述是（　　）

A. 分泌物呈酸性　　B. 球菌很少见

C. 阴道杆菌较多　　D. 白细胞较多

E. 脱落的鳞状上皮细胞较多

3. 阴道清洁度检查结果为Ⅱ度，则其中的上皮细胞数应在（　　）

A. +　　B. ++

C. +++　　D. ++++

E. –

4. 如果阴道分泌物中阴道杆菌++，上皮细胞++，白细胞为10个/高倍，杂菌–，其清洁度应判为（　　）

A. Ⅰ度　　B. Ⅱ度

C. Ⅲ度　　D. Ⅳ度

E. 以上均不对

5. 阴道滴虫检查应注意（　　）

A. 直接涂片染色　　B. 固定后染色

C. 保温及时送检　　D. 培养后证实

E. 巴氏染色

6. 关于阴道分泌物的检验下列说法错误的是（　　）

A. 阴道毛滴虫可引起滴虫性阴道炎

B. 白色念珠菌可引起霉菌性阴道炎

C. 阴道清洁度是以乳酸杆菌、上皮细胞的多少来判定

D. 青春期阴道pH为4.0~4.5

E. 找到线索细胞为诊断细菌性阴道炎的首要条件

7. 关于细菌性阴道炎的判断标准，下列描述错误的是（　　）

A. 阴道分泌物增多　　B. pH值大于4.5

C. 胺试验阳性反应　　D. 涂片找到线索细胞

E. 阴道杆菌增多

8. 阴道内常见的非致病性细菌是（　　）

A. 阴道杆菌　　B. 葡萄球菌

C. 链球菌　　D. 大肠埃希菌

E. 淋病双球菌

9. 下列不能引起阴道炎的病原微生物是（　　）

A. 阴道滴虫　　B. 白色念珠菌

C. 加德纳菌　　D. 乳酸杆菌

E. 真菌

书网融合……

微课

重点小结

习题

参考文献

[1] 陈少华. 临床检验基础[M]. 北京：科学出版社，2016.

[2] 王建中. 临床检验诊断学图谱[M]. 北京：人民卫生出版社，2012.

[3] 尚红，王毓三，申子瑜. 全国临床检验操作规程[M]. 4版. 北京：人民卫生出版社，2014.

[4] 刘成玉，林发全. 临床检验基础[M]. 4版. 北京：中国医药科技出版社，2019.